Erotik &
Leidenschaft

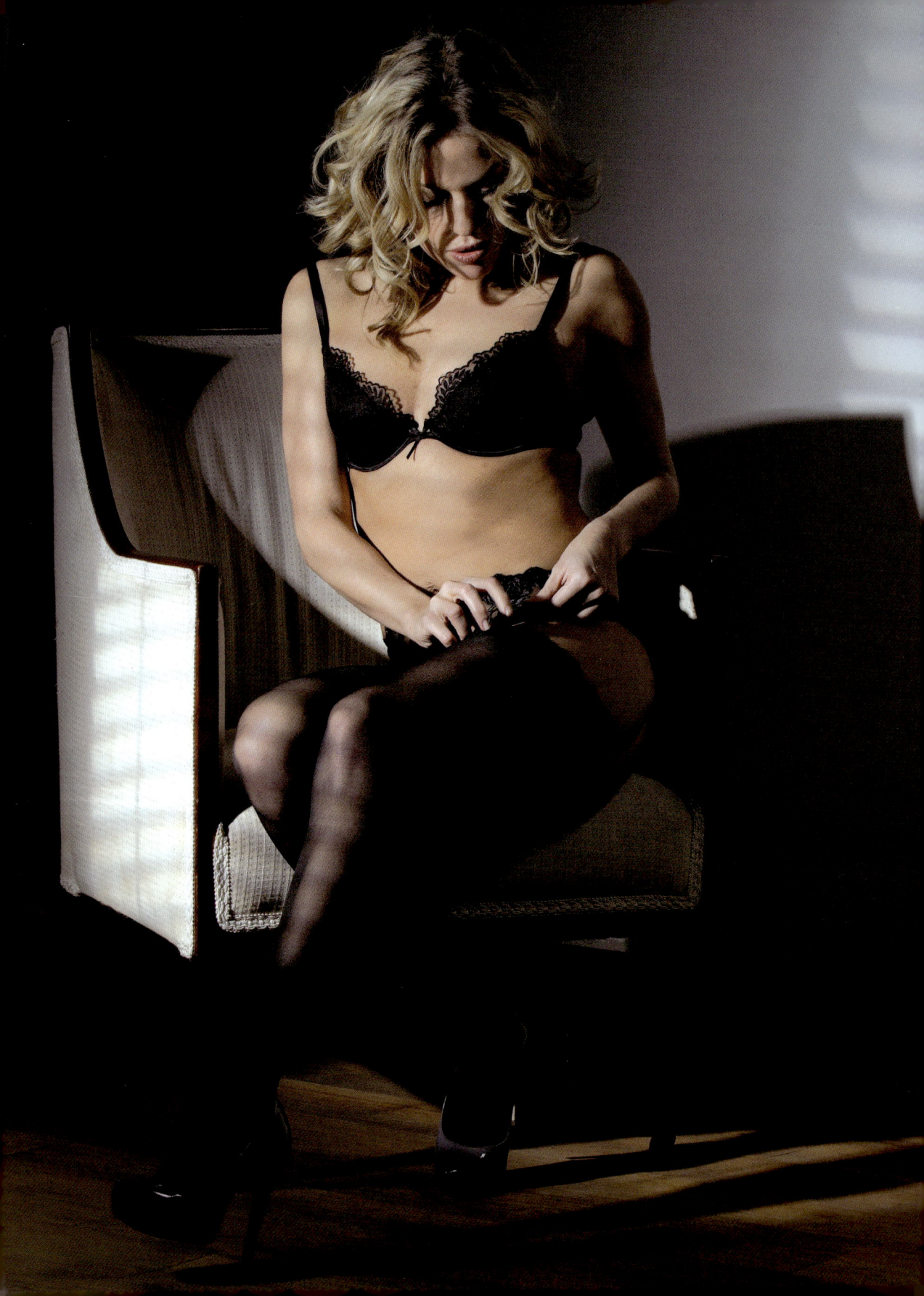

Erotik & Leidenschaft

Was wir uns wirklich wünschen

Tracey Cox

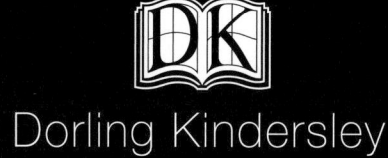

Dorling Kindersley

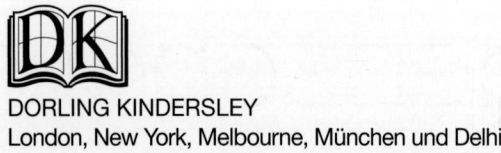

DORLING KINDERSLEY
London, New York, Melbourne, München und Delhi

Gestaltung SEA
Art Director Peter Luff
Herstellung Jenny Woodcock, Mandy Innes
Bildredaktion Helen Spencer, Kat Mead
Programmleitung Stephanie Jackson
Programmorganisation Adèle Hayward
Lektorat Peter Jones
Redaktion Dawn Bates

Fotos Andrew G. Hobbs, John Ross

Für die deutsche Ausgabe:
Programmleitung Monika Schlitzer
Projektbetreuung Kathrin Nord
Herstellungsleitung Dorothee Whittaker
Herstellung Anna Strommer

Bibliografische Information Der Deutschen Bibliothek
Die Deutsche Bibliothek verzeichnet diese Publikation
in der Deutschen Nationalbibliografie;
detaillierte bibliografische Daten sind im Internet über
http://dnb.ddb.de abrufbar.

Titel der englischen Originalausgabe:
Sextasy

Übersetzung Christian Kennerknecht
Lektorat Ingrid Exo

ISBN 978-3-8310-1498-9

Printed in Singapore by Star Standard

Besuchen Sie uns im Internet
www.dk.com

Hinweis
Die Informationen und Ratschläge in diesem Buch
sind von den Autoren und vom Verlag sorgfältig
erwogen und geprüft, dennoch kann eine Garantie
nicht übernommen werden.
Eine Haftung der Autoren bzw. des Verlags und seiner
Beauftragten für Personen-, Sach- und Vermögens-
schäden ist ausgeschlossen.

Erotik & Leidenschaft

Inhalt

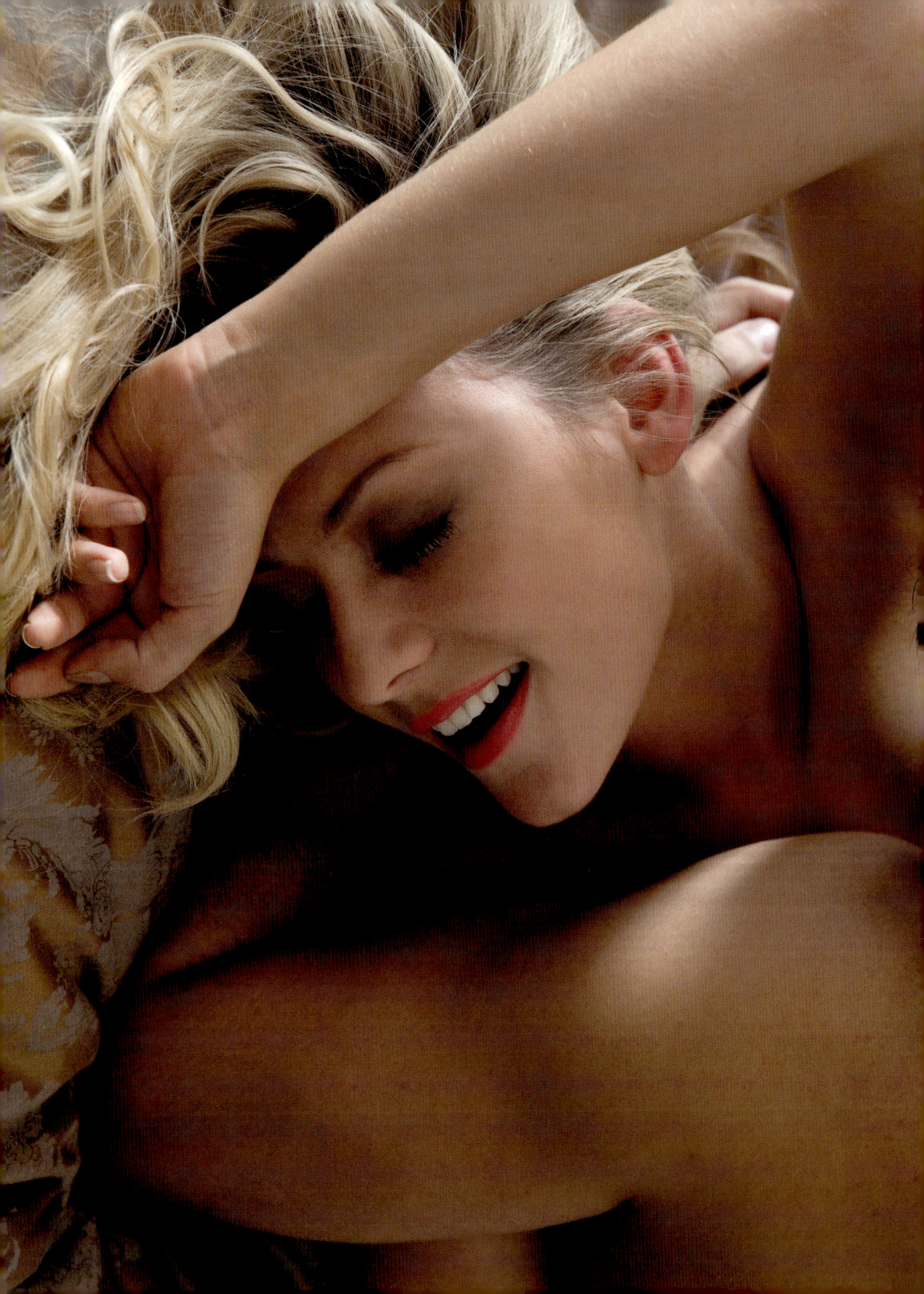

Einleitung

Als Sexspezialistin wird mir niemals langweilig – ich erfahre viel über unser aller größte Obsession, was den meisten entgeht. Abgesehen davon, dass sich in meinem Beruf alles um Sex dreht, ich schreibe Bücher und Artikel zu dem Thema und bin weltweit in Radio und Fernsehen vertreten, bekomme ich sehr viel erzählt.

Aufgrund meines Berufs sind die Menschen mir gegenüber sehr offen. Sie meinen, ich wüsste Bescheid, manche übertreiben, weil sie glauben, mich könnte nichts schocken. Die Leute besuchen meine Webseite, sprechen mich in Warteschlangen auf Flughäfen an, auf Partys vor (und manchmal in) Toiletten, in Bars und Restaurants und einmal sogar in der Gemüseabteilung bei Marks & Spencer, da hatte ich noch Sportsachen an und ein Bund Karotten in der Hand. Die Leute reden drauflos – ich höre zu.

Ich beobachte viel. Ich schaue den Leuten im Flugzeug über die Schulter, um einen Blick auf das erotische Buch zu erhaschen, das sie hinter einem harmlosen Roman verbergen. Ich spähe in Handtaschen und erblicke Vibratoren, Handschellen und dubiose Kondompäckchen – dubios dann, wenn ich weiß, dass ihr Gatte sterilisiert ist. Ich weiß, dass eine Hand auf dem Po sehr viel mehr darauf hinweist, dass ein Paar

es gleich treiben wird, als ein freundschaftlich um die Taille geschlungener Arm. In Flugzeugen erzählen mir Leute mit sechs Gläsern Wein intus heiße Geschichten, in Zügen vertrauen mir stocknüchterne Pensionäre ihre Geheimnisse eines guten Sexlebens über sechzig an. Was passiert mit all den Informationen? Erst einmal nichts, schließlich würde mir niemand mehr etwas erzählen, wenn ich alles gleich ausplaudern würde. Aber sie beschäftigen mich, ich denke darüber nach, wie sie meine Vorstellungen und Ratschläge beeinflussen, die ich den Leuten in meinen Büchern und TV-Shows gebe. Habe ich etwas bisher zu wenig beachtet? Helfe ich den Leuten weiter? »Was ist realistisch und was nicht?«, ist eine Frage, die ich mir dauernd stelle.

Dieses Buch ist das Ergebnis von mehr als 15 Jahren intensiver persönlicher Beschäftigung mit einem Thema, das uns alle nach wie vor fasziniert. Jetzt liegt es an Ihnen, die Informationen zu nutzen, um Ihr Sexleben zu verbessern. Ich habe versucht, das Buch für Singles und für Paare aller Altersstufen ebenso interessant zu machen wie für hetero-, homo- und bisexuelle Menschen. Tut mir leid, dass ich mich trotzdem überwiegend auf Heterosexuelle beziehe, aber es würde zu kompliziert, immer alle Möglichkeiten zu berücksichtigen. Darüber hinaus möchte ich klarstellen, dass ich in allem, was ich vorschlage, davon ausgehe, dass Sie Safer Sex praktizieren oder sich in einer monogamen Beziehung befinden, in der beide getestet sind. Das war's! Die formellen Dinge sind abgehakt, und Sie können loslegen! Ich hoffe, Sie haben ebenso viel Spaß beim Lesen, wie ich ihn beim Schreiben hatte!

Tracey

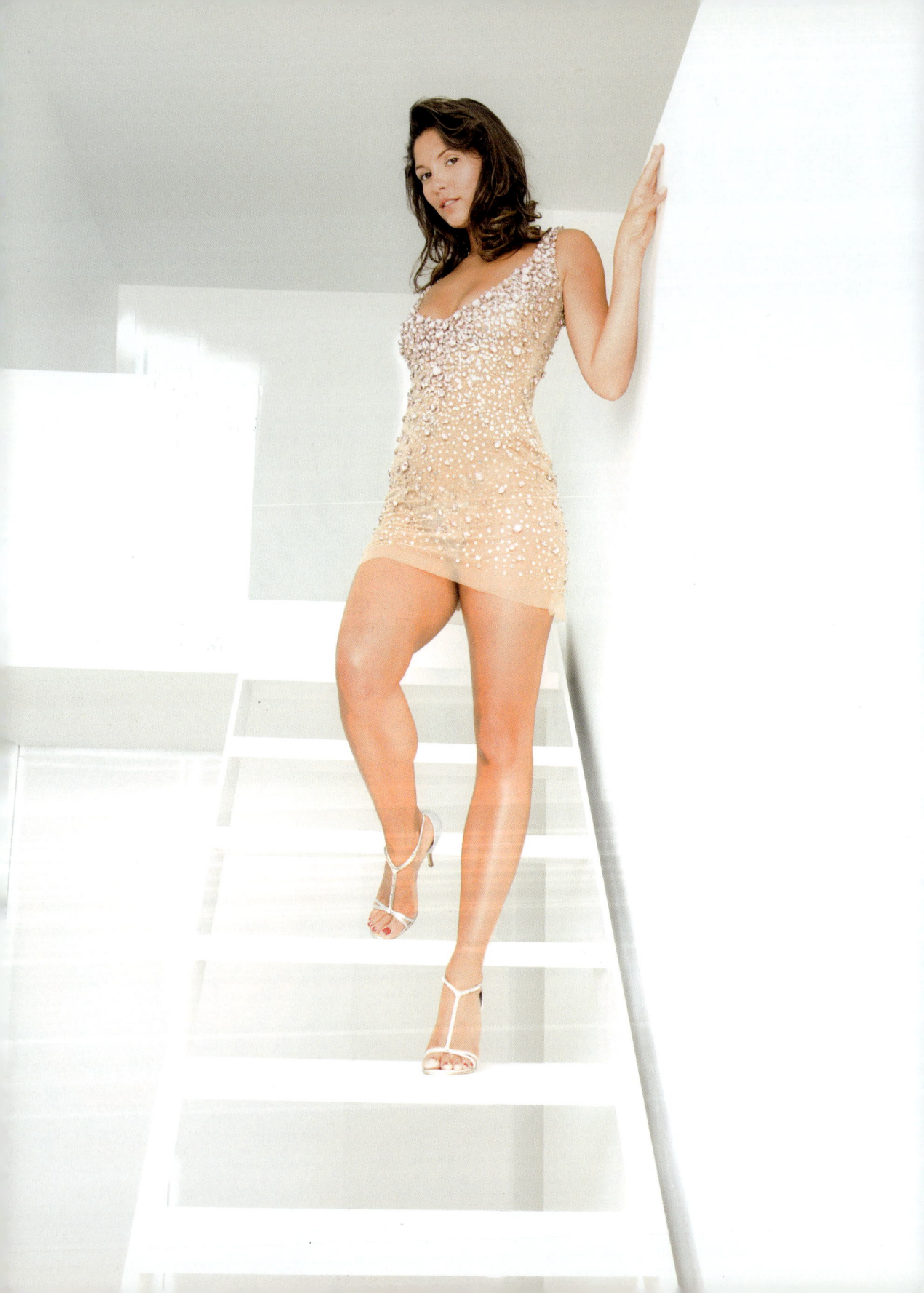

Kapitel

eins

Die

Wahrheit

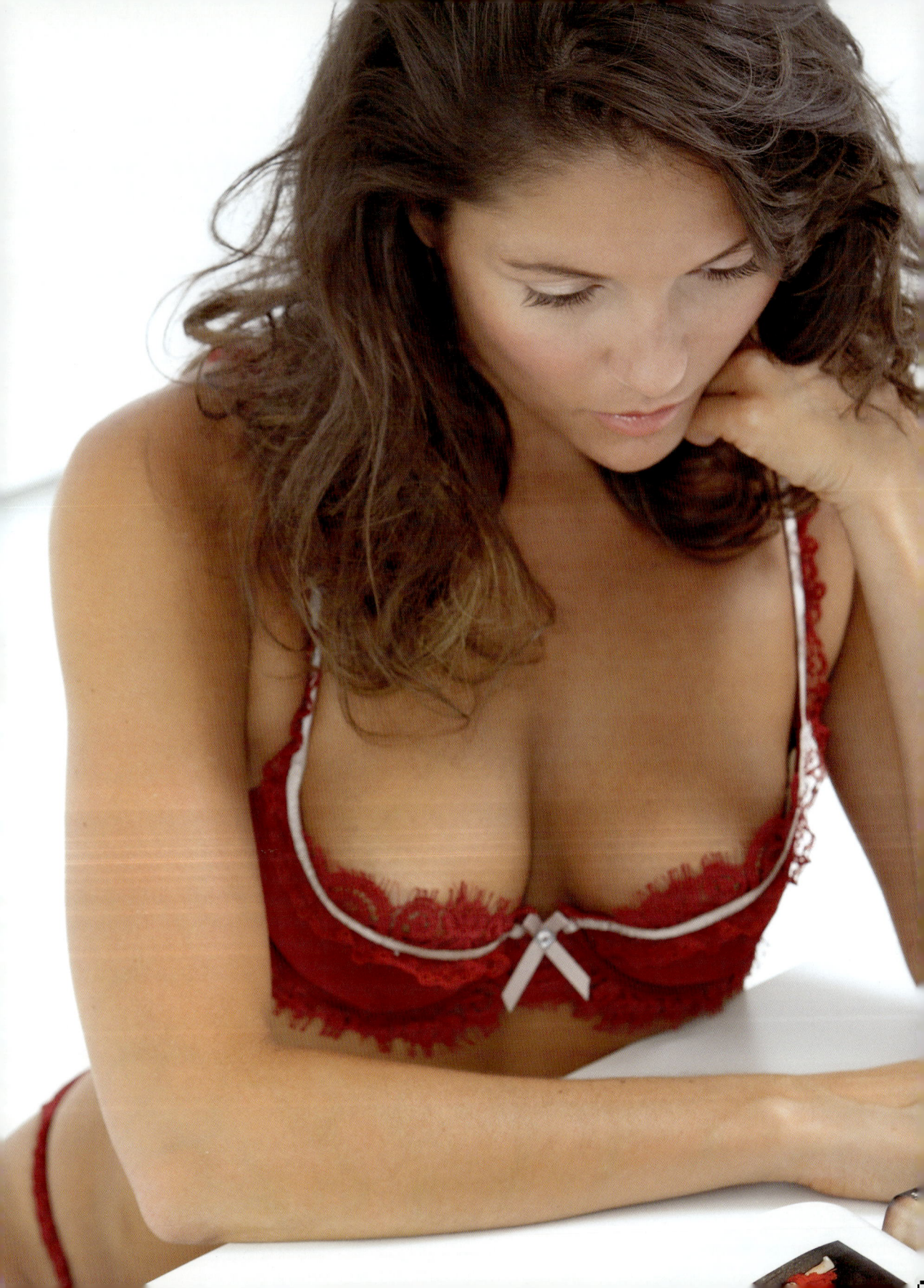

Sexmythen

Wir bekommen immer wieder das- selbe zu hören – aber bringt der Rat von Sexexperten überhaupt etwas? Einige altbewährte Theorien, sagt die Forschung, gelten heute als über- holt. In Wahrheit ist es so …

Ich habe im Lauf der Jahre viele Sexbücher geschrieben und jede Menge Ratschläge erteilt. Das Gros davon, kann ich voller Stolz sagen, hat noch heute Bestand. Seit meinen Anfängen als junge »Sexpertin« wurde viel zu Erregung und Orgasmus geforscht, und wir wissen heute mehr über unsere Sexualität denn je. Das bedeu- tet, dass bestehende Theorien überdacht oder vielleicht ganz neu gefasst werden müssen, und um manch eine tut es mir, ehrlich gesagt, überhaupt nicht leid. (Da gab es z. B. eine, derzufolge wir uns alle als Ärzte und Schwestern verkleiden sollten.)

Da wir alle unterschiedliche Vorlieben und Wünsche haben, gibt es auch keine Pauschallösungen für sexu- elle Probleme. Dennoch wurden bestimmte Ratschläge zu einer Art Standard innerhalb der Ratgeber- und Kummerkastenbranche. Die Frage lautet: Was davon ist Unsinn, und was hat sich bewährt?

Sie sollten über Sex reden
Interessanterweise stellt dieser Rat nur so lange kein Problem dar, wie jemand ein gutes Sexleben hat; erst wenn es nicht mehr so richtig läuft, bekommen die Leute kalte Füße. Dabei können die meisten Paare erst einmal gar nicht genug über Sex reden – sie reden über alles, was sie treiben bzw. gerne treiben würden – bis etwas schief läuft. Dann ist plötzlich Schluss mit lustig, man geniert sich, nachdem *das* passiert ist. Gerade dann also, wenn man wirklich über Sex reden müsste – wenn es ein Problem gibt – schweigen beide. Sex wird zu einem Tabuthema … es kommt gar nicht so selten vor, dass beide tatenlos zusehen, wie ihr Sexleben den Bach runtergeht. Die Wahrheit ist: Jeder hat mal in seinem Leben Sexprobleme, und wenn Sie nicht in der Lage sind, darüber zu sprechen, haben Sie keine Chance, sie zu lösen. Sollten Sie Probleme haben, sich Ihrem Partner zu öffnen, wenden Sie sich jetzt den Seiten 146–153 zu!

Sie sollten Sex-Sessions planen
»Sexperten« und Kummerkastentanten empfehlen oft »Ausgeh-Abende« oder »Sex-Nächte«. Ich habe nichts gegen das Planen, doch sollte man aufpassen, dadurch den Druck nicht noch zu vergrößern. Planen Sie statt eines »Ausgeh-Abends« einen »Wir-Abend«: einen Abend, an dem nur Sie beide es sich gut gehen lassen und etwas Nettes unternehmen – ein romantisches Dinner oder eine Runde Tennis oder einfach nur ohne die Kinder im Garten bei einem Glas Wein sitzen.

Grundsätzlich ist die Planung von Sex-Sessions nicht schlecht – doch Sie müssen sich darauf freuen können, denn sonst erreichen Sie das genaue Gegenteil. Einfach zu sagen »Heute Abend haben wir Sex«, ist ungefähr so sexy, als würden Sie sagen »Heute Abend räumen wir den Schrank auf«. Nur wenn Sie sich etwas trauen, Fesselspiele oder Spanking oder einen Besuch in einem Lap-Dance-Club, dann wird es plötzlich spannend. Mal etwas Freches und wirklich Neues zu planen, ist erotisch, Sex auf die Aufgabenliste zu setzen, ganz und gar nicht.

Sie sollten 20 Minuten oder länger Sex haben.

Diesen Rat verdanken wir einer Untersuchung, derzufolge Frauen bis zu 20 Minuten brauchen, um zu kommen. Darunter sind aber nicht 20 Minuten allgemeines Vorspiel zu verstehen, sondern 20 Minuten andauernder und direkter Klitorisstimulation. Sofern er sich also nun nicht sofort über ihr Kronjuwel hermacht und die Session nicht unmittelbar nach ihrem Orgasmus zu Ende ist, geht die Rechnung nicht auf. Übersehen wurde auch die entscheidende Formulierung »bis zu«. Es kann bei Frauen bis zu 20 Minuten dauern, muss es aber nicht. Viele Frauen kommen schon nach zwei Minuten, während es bei anderen 40 Minuten dauern kann, wenn sie nicht richtig in Stimmung sind.

Eine Mindestdauer für Sex zu veranschlagen, wäre kontraproduktiv. Wenn Sie kaum noch dazu kommen, Ihren Partner auch nur zu küssen, weil Sie zwei kleine Kinder versorgen, arbeiten gehen und ständig am Limit sind, wollen Sie nicht auch noch gesagt bekommen, Sex unter einer halben Stunde lohne sich nicht. Meine Arbeit mit Paaren, bei denen einer oder beide keine Lust mehr hatten, war immer dann am erfolgreichsten, wenn ich ihnen das genaue Gegenteil empfahl, nämlich dreimal in der Woche nicht länger als exakt fünf Minuten Sex zu haben. Diese Viertelstunde ist zumutbar, da kann jemand noch so kaputt oder desinteressiert sein, und derjenige von beiden, der Lust auf Sex hat, bekommt »es« wenigstens dreimal in der Woche. So sind beide glücklich, ich lehne mich entspannt zurück, und kaum sehe ich die beiden das nächste Mal wieder, grinsen sie unweigerlich von einem Ohr zum anderen und beichten mir als Erstes, dass sie das Zeitlimit überschritten hätten. Was nur natürlich ist, tun wir doch alle immer genau das Gegenteil dessen, was man uns sagt. Auf zwei Faktoren kommt es an, damit ein Paar wieder Lust aufeinander bekommt: den Druck wegzunehmen und sie dazu zu bringen, wieder Sex zu haben.

Sie sollten es mit Rollenspielen versuchen

Es gibt Leute, die stehen auf Verkleidungen und sexuelle Szenarios, andere wiederum würden eher für ihre Schwiegermutter strippen (eine, die nicht aussieht wie Mrs Robinson). Generell würde ich sagen, Leute, die gern im Mittelpunkt stehen und unbefangen sind, sollten ruhig einmal Räuber und Gendarm oder Arzt und Krankenschwester spielen, während ich schüchternen, reservierten Leuten davon abrate.

Eine gute Beziehung zeigt sich am Sexleben

Das trifft nicht uneingeschränkt zu, denn oft haben Sie den intensivsten Sex mit jemandem, der Sie eher schlecht behandelt. Sobald große Emotionen im Spiel sind wie etwa Ängste, Verletzlichkeiten oder das Gefühl, nicht so begehrt zu werden, wie man es sich wünscht, steigt beim Sex der Adrenalinpegel. Dadurch prickelt es stärker und fühlt sich viel konzentrierter an. Guter Sex ist nicht immer auch gesunder Sex. Paare, die ständig im Clinch miteinander liegen, haben oft weitaus impulsiveren Sex als Paare, die gut miteinander auskommen. Man weiß heute, dass ein gutes Sexleben und eine gesunde Beziehung einander ausschließen, und dass sich viele Menschen unbewusst für das eine oder andere entscheiden (geben Sie aber jetzt noch nicht auf, Sie finden auf S. 112 Abhilfe). Weiterhin ist statistisch belegt, dass an einer gelungenen Beziehung Sex nur zu einem Viertel beteiligt ist, vorausgesetzt es ist guter und regelmäßiger Sex. Wenn Ihr Sexleben erloschen oder unbefriedigend ist, wird dadurch leider auch Ihre Beziehung insgesamt beeinträchtigt.

Sie wissen genau, ob sie den Orgasmus nur vortäuscht

Männer sind erleichtert, wenn sich beim Orgasmus eine Rötung auf Brust und Hals der Partnerin zeigt. So wissen sie, dass hier nicht geflunkert wird. Das Problem ist nur, dass diese Rötung zwar bei den meisten Frauen vorkommt, aber nicht bei allen. Ein frischer Teint, besagte Rötung, vaginale Kontraktionen, ein gesteigerter Herzschlag und eine danach übersensible Klitoris sind Hinweise, dass sie tatsächlich gekommen ist. Wenn Sie es aber genau wissen wollen, müssen Sie einige Millionen für eine Apparatur locker machen, die die Aktivitäten in der Großhirnrinde misst. So was gibt es, aber ob dieses Ding in Ihrem Schlafzimmer Platz hätte oder aufregender wäre als sich einen Privatjet anzuschaffen, ist fraglich. Mit folgender Methode können Sie auch sicher sein, dass

Ein gewisser Kick ist unerlässlich – deshalb lässt das Verlangen bei gut aufeinander eingespielten Paaren allmählich nach.

Ihre Partnerin Ihnen nichts vormacht: Sagen Sie ihr deutlich, dass es okay ist, wenn sie nicht kommt. Aber nicht nach dem Motto, »Frauen haben eh Probleme damit … also versuchen wir's gar nicht.« Gebt uns Frauen nur lange genug richtig guten Oralsex. Berührt uns gut gegelt an den richtigen Stellen. Zeigt, dass Ihr souverän genug seid, beim Verkehr einen Vibrator einzusetzen. Und ansonsten Klappe halten. Wenn man kurz davor ist, gibt es nichts Schlimmeres, als jemanden, der mit erwartungsvoller Miene fragt »Kommt's dir jetzt endlich?«

Kann neue Wäsche Ihre Sexprobleme wirklich lösen? Nun … ja!

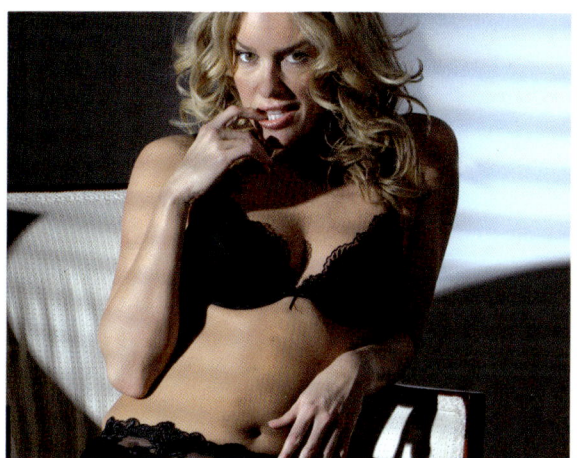

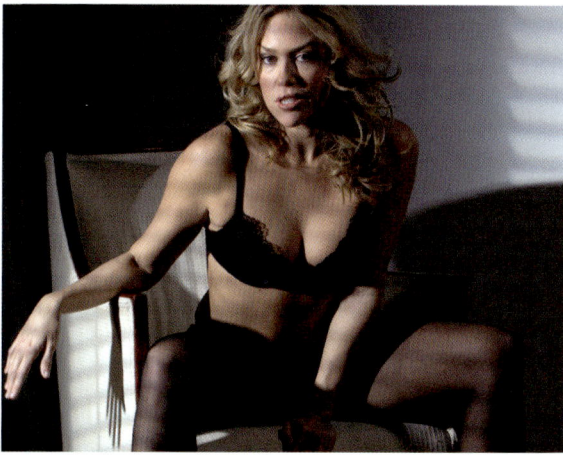

Warum sich der Kauf von Dessous lohnt

Viele glauben, um ein dröges Sexleben zu retten, bräuchte man nur in den nächsten Dessousladen zu gehen und die Partnerin mit Seidenstrümpfen, transparenten Höschen und Spitzen-BHs auszustatten. Kann ein Wäschekauf wirklich die Lösung sein? Nun … ja! Sicher nicht für ernste Probleme, aber wenn sich bei Ihnen nur eine gewisse Routine eingeschlichen hat, können Dessous die Rettung sein. Worauf es ankommt, ist: sich Mühe zu geben.

– Muss er Sie wirklich in diesen grauen Liebestötern sehen? Ja, ich weiß, sie machen eine schlanke Silhouette, aber tun Sie sich beiden einen Gefallen und ziehen Sie sie heimlich an.

– Zeigen Sie sich nie in Strumpfhosen vor einem Mann. Selbst Supermodels machen darin eine schlechte Figur, und wenn die schon schlecht aussehen, wird es an Ihnen genauso furchtbar aussehen wie an mir – absolut indiskutabel.

– Sie müssen gut aussehen, damit Ihr Partner Sie begehrt. Das bedeutet Sport, gesunde Ernährung und ein gewisser Stolz auf Ihren Körper. Wir schlüpfen alle gern in etwas Gemütliches und machen es uns auf dem Sofa vor dem Fernseher bequem – raffen Sie sich ab und an auf, ins Fitnessstudio zu gehen und machen Sie sich ausgehfein für »Verabredungen«.

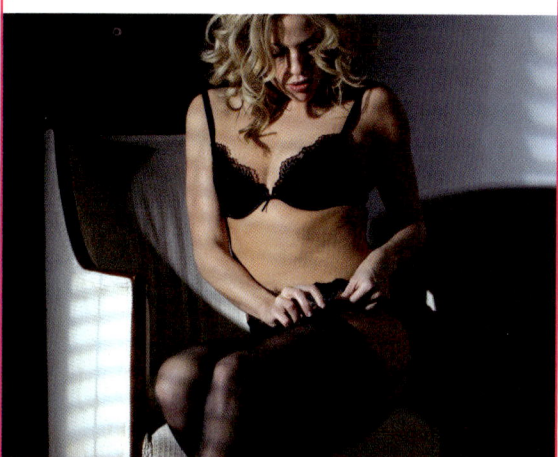

Romantische Männer bekommen mehr Sex

Blümchen kaufen, nette Briefchen schreiben, Händchenhalten, ihren Tag mit ihr besprechen – derlei Ratschläge wurden Männern früher erteilt und ließen so manche Hausfrau dahinschmelzen, auch wenn ihre Steinzeitmänner niemals spontan auf eine dieser Ideen gekommen wären. Was in Wirklichkeit sehr viel besser funktioniert, ist erstaunlich, aber wahr …

– Mehr Hausarbeit. Je mehr Hausarbeit ein Mann übernimmt, umso mehr Sex hat ein Paar – hauptsächlich deshalb, weil sie nicht von der Arbeit nach Hause kommt, nur um weiter zu schuften, während er die Füße hochlegt und fernsieht.

– Folgende Methode ist noch effektiver: Vermeiden Sie Langeweile beim Sex! Überraschen Sie sie doch mal unter der Dusche, überhaupt, lassen Sie sich was einfallen, nicht nur in Bezug auf das Wo, sondern auch auf das Wie. Es gibt keine Regel, wonach Sie zuerst ihre Brüste berühren müssen, dann mit den Händen tiefer gehen, gefolgt von der Zunge und schließlich dem Beischlaf.

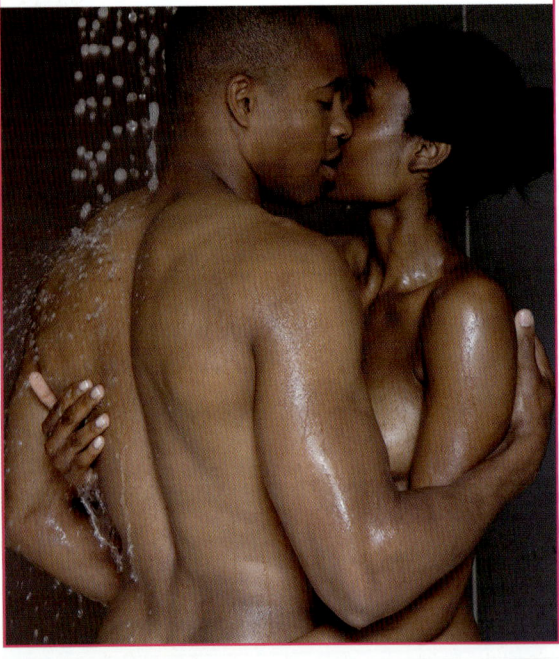

Sein Sex sollte weiblicher sein

Viele Jahre bekamen die Männer gesagt, sich »weiblicher« zu geben. Schluss mit Bumm-Bumm-Sex, Jungs, ein langes Vorspiel ist angesagt. Gebt ihr das Gefühl von Geborgenheit und kapiert endlich, dass Frauen wie Knospen sind, die sanftes Zureden brauchen, ehe sie sich öffnen und »erblühen«. Lieber Himmel, ihnen wurde praktisch geraten, jede Sex-Session mit einer Ganzkörper-Aromatherapie-Massage einzuleiten, der natürlich ein zweistündiges Beziehungsgespräch vorausging. Unabdingbar ebenso die Rosenblätter im Bett, selbst an Montagabenden. Jeder nahm sich diesen Rat zu Herzen – und die Seitensprungrate schnellte in die Höhe.

Natürlich hat das nicht funktioniert. Sonst würden ja die Leute auf die Frage nach dem besten Sex ihres Lebens Folgendes antworten: »Das war, als mein Mann nach zehn Jahren Ehe, einem schönen Vollbad und einer Massage ganz zärtlich im Bett war.« Stattdessen antworten sie: »Als ich es mit einem wildfremden Kerl auf der Flugzeugtoilette getrieben habe.« Heißen, verwegenen, leidenschaftlichen Sex, den hat man meistens mit außerplanmäßigen Sexpartnern an außergewöhnlichen Orten, wenn man Außergewöhnliches treibt. Ohne Kick wird es langweilig – darum bekommen gut eingespielte Paare langfristig Probleme mit der Lust (siehe Seite 106–115). Sicher sollten sich Männer beim Sex auf ihre Partnerin einstellen, aber Frauen können sich auch von den Männern manches abgucken: Die Feste zu feiern, wie sie fallen. Die Einsicht, dass nicht jede Session ewig dauern muss. Hemmungslosen Sex zu genießen, ganz egal, ob die Nachbarn zuhören können. Vielleicht ist ja was dran an dem Ausspruch »Männer sind Schweine«, aber das muss nicht unbedingt etwas Schlechtes bedeuten. Frauen fragen sich viel zu häufig, was »richtig« und was »falsch« ist. Auch von Schwulen kann man in Sachen Sex was lernen (siehe Seite 126–132).

Männer bekamen den Rat mit einer Ganzkörpermassage zu beginnen, aber bitte nur nach einem Beziehungsgespräch.

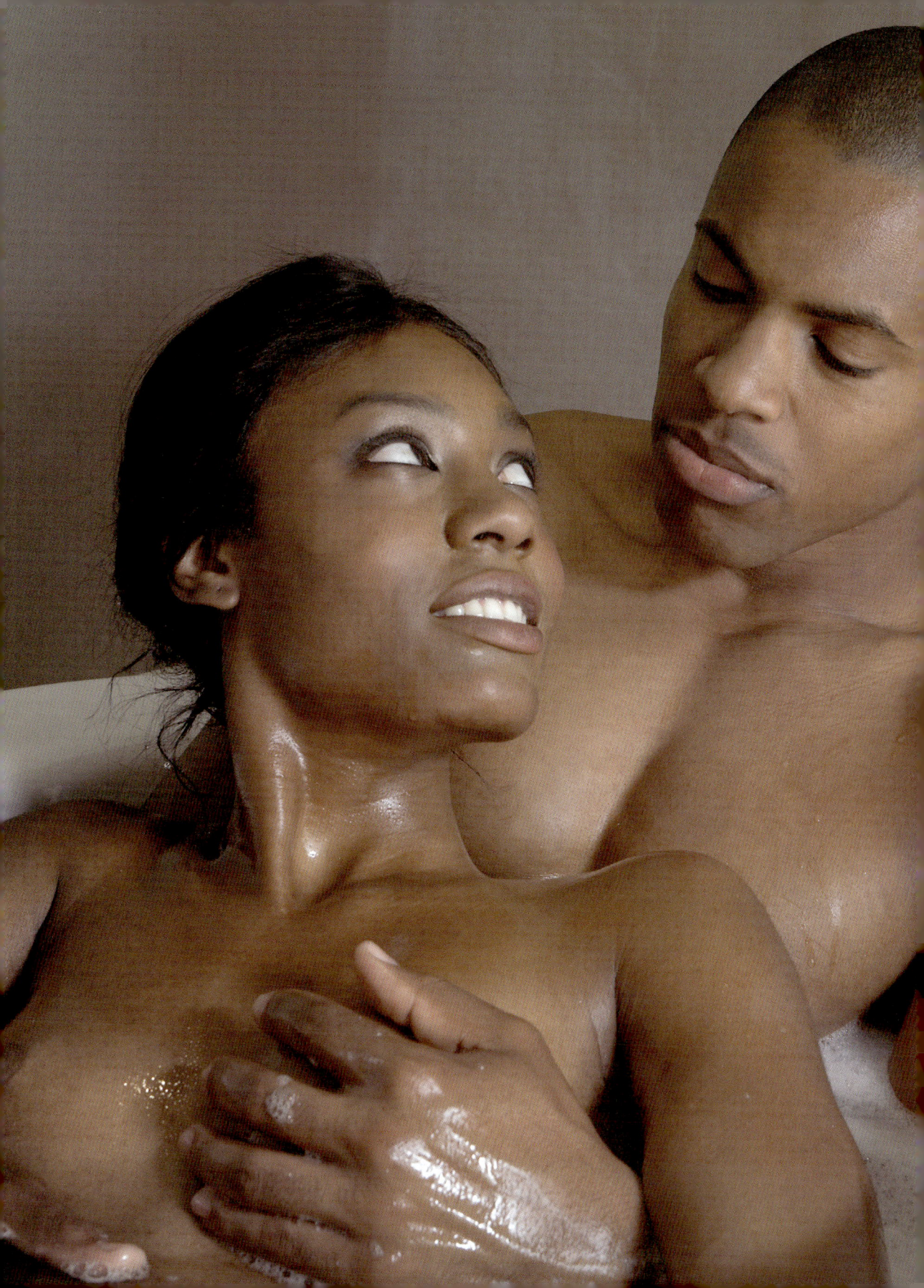

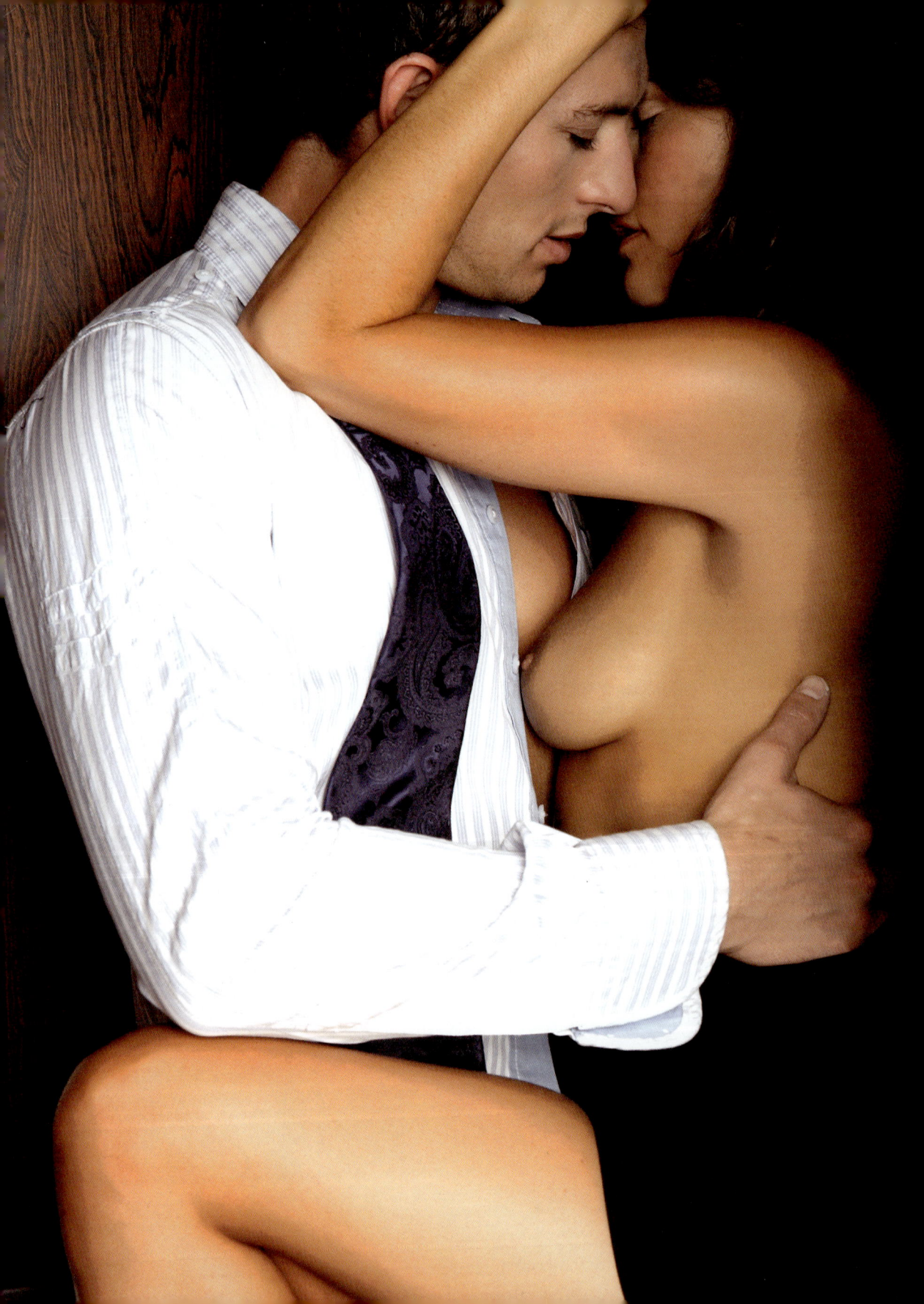

Was wir erleben – Sex mit 20, 30 und 40

Ob Sie mit Ihren Nachbarn Schritt halten, ist bei vielem offensichtlich – weniger beim Sex, der ja meist hinter geschlossenen Türen stattfindet. Wie viele Partner, Orte und Abenteuer sind eigentlich normal für einen 20-, 30- oder 40-Jährigen? Seien Sie gespannt …

Ihre Karriere ist gesichert, die Finanzen geregelt und das Häuschen abbezahlt. Aber wie sieht Ihr sexuelles Resümee aus? Würden Ihre Freunde vor Neid erblassen angesichts einer schier endlosen Liste zahlloser Geliebter, heißer Affären und verwegener erotischer Abenteuer? Oder würden sie insgeheim darüber lachen, wenn sie wüssten, was Sie mit wem zustande gebracht haben, und sich dabei angesichts der eigenen Leistungen selbstgefällig auf die Schulter klopfen? Sicher, auf alkoholseligen Dinnerpartys kommt manches ans Licht, mehr Mut erfordert es jedoch schon, en detail zu schildern, wo man was gemacht hat und ob dabei noch andere Leute zugegen waren – ganz zu schweigen davon, was neulich im Lap-Dance-Club tatsächlich passierte oder wie man seit fünf Jahren Herpes verkraftet.

Ihre Lebensentscheidungen stellen auch die Weichen für Ihre sexuelle Vorgeschichte (wenn Sie mit 19 geheiratet haben, ist die Liste Ihrer Sexpartner sicher kürzer als bei jemanden, der mit 39 geheiratet hat), aber es gibt bestimmte Aussagen, die auf jede halbwegs attraktive und unverklemmte Person in einem gewissen Alter

zutreffen. Ein Teil des Materials, das ich hier präsentiere, basiert auf Studien etwa des Kinsey Instituts oder dem berüchtigten Durex-Report sowie auf Quellen, die sich über Jahre hinweg als verlässlich erwiesen haben (glauben Sie mir, es gibt eine Menge Schrott, auf den das nicht zutrifft). Der Rest schließlich basiert auf meiner eigenen 15-jährigen Erfahrung auf diesem Gebiet. Berufsbedingt kenne ich ja die tiefsten Geheimnisse vieler Leute. Nicht, dass ich sie je ausplaudern würde (nicht einmal nach zehn Gläsern Champagner – also versuchen Sie's erst gar nicht), aber sie ermöglichen Einblicke in das, was wir insgesamt alle so treiben.

Einiges allerdings setze ich grundlegend voraus – dass Sie einigermaßen attraktiv, sozialfähig, kontaktfreudig, gesellig und frei von gravierenden sexuellen Komplexen sind. Aber genug der Vorrede, meine Herrschaften, folgende Aussagen könnten auf jemanden wie Sie in einem bestimmten Lebensalter zutreffen.

In Ihren 20ern

– **Er denkt ständig an Sex.** 85 Prozent aller 20 bis 30-jährigen Männer denken alle paar Stunden an Sex.

– **Sie hat gleichgeschlechtliche Fantasien gehabt oder ist bi-neugierig.** Sich vorzustellen, wie es wäre, mit einer anderen Frau Sex zu haben, gehört fast immer zu den Spitzenreitern weiblicher Fantasien. In Umfragen geben zwar nur vier Prozent aller Frauen an, sie hätten eine lesbische Erfahrung gehabt, aber nach meinem Dafürhalten sind es viel, viel mehr. So wie in gebildeteren Schichten Erfahrungen mit bizarren Praktiken häufiger sind, machen auch eher gebildete und

20er

Bi-Erfahrungen, sexbesessen, Gelegenheitssex, Dreier, Sex unter Drogen

30er

Viel Sex im Freien, viel Oralsex, Sex mit Augenbinde, Spanking, Bondage, Hinderungsgrund Kinder, mehr Orgasmen

40er

Weniger, aber besserer Sex, Erektionsprobleme, Untreue, ungeschützter Sex … wollten wir nicht klüger werden?

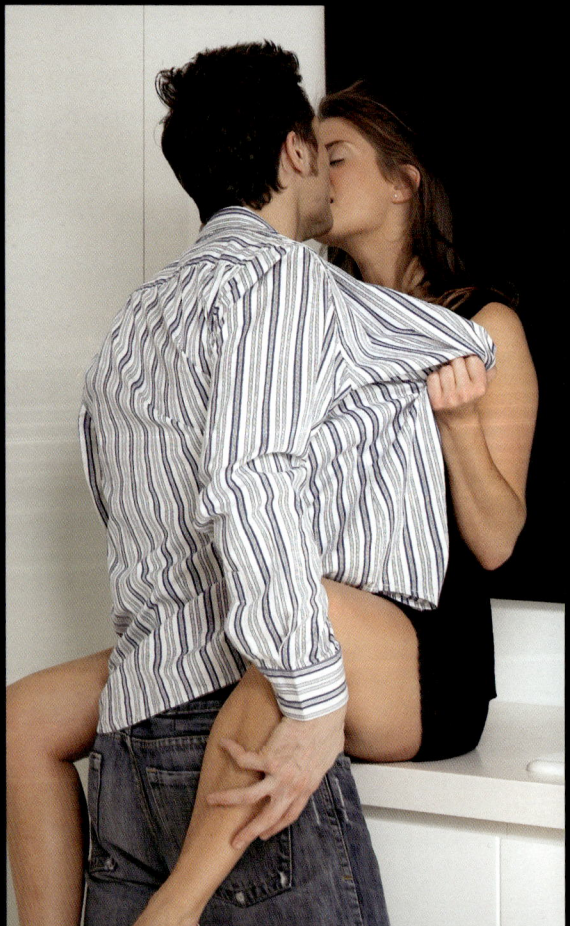

wohlhabende Frauen lesbische Erfahrungen. Anreize gibt es genügend: Einer Umfrage aus dem Jahr 2006 unter 20000 Personen zufolge kommen 76 Prozent aller Frauen, die mit Frauen schlafen, zum Orgasmus (im Vergleich zu 50 Prozent der Frauen, die mit Männern schlafen). Lesbische Frauen sind am wenigsten promisk und sie geben in punkto Befriedigung die höchsten Werte an. (Warum bin ich da noch hetero?)

– **Fast alle kennen »die Schubkarre«.** In diesem Alter experimentieren die meisten von uns mit Stellungen – je artistischer und verrückter, umso besser! Auch erste Versuche mit »Deep Throat« (siehe Seite 45) sind bei ihr in diesem Alter am wahrscheinlichsten.

– **Etwa einer von zehn hat Dreier-Erfahrungen in seinem Leben,** die meisten machen sie mit Anfang zwanzig. Gruppensex kommt nicht so häufig vor, wie viele glauben. Diejenigen, die ihn ausprobiert haben, kehren nach dem ersten oder zweiten Mal zur Zweiervariante zurück. Je weniger Sie über die Beteiligten wissen, umso eher erleben Sie einen Dreier als positiv. Wahrscheinlich ist auch, dass Sie in Ihren Zwanzigern einen Strip-oder Lapdance-Club besuchen – mit Freunden, immer häufiger auch mit der Partnerin.

– **Etwa ein Viertel von Ihnen hatte Sex unter Drogen.** Zugedröhnt von einem Joint oder rasierklingenscharf nach einer Nase Koks, ungefähr ein Viertel bis vieleicht ein Drittel von Ihnen hatte Sex im Drogenrausch. Mancher hat's genossen, mancher nicht. Die Liebesdroge Ecstasy z.B. macht eher Lust auf Kuscheln und Sie liegen sich eher in den Armen, als dass Sie sich die Kleider vom Leib reißen. Koks törnt vielleicht an – aber letztlich ist die Wirkung frustrierend, weil er oftmals keine Erektion bekommt und sie demzufolge vielleicht keinen Orgasmus. Nach einem Joint lassen Sie sich sicher mehr Zeit bei der Liebe (was immer gut ist). Leider jedoch verlangsamt sich alles so sehr, dass Sie beide völlig vergessen, was Sie tun, und letztlich einschlafen (nicht so gut).

n Ihren 30ern

Fast alle von Ihnen hatten Sex im Freien. Wie n guten alten Teenagerzeiten, als wir unsere ersten Erfahrungen hinter dem Fahrradschuppen, im Gebüsch oder im Auto machten, haben die meisten in hren Dreißigern Sex in der Öffentlichkeit, und zwar am iebsten im Schutz der Dunkelheit im Park, am Strand oder im eigenen Garten. Beliebt sind auch Wasserspiele (anderer Art). Sex unter der Dusche ist beinahe selbstverständlich, auch im Whirlpool probieren wir's n diesem Alter aus, weil wir uns nun die entsprechenden Einrichtungen oder Hotels leisten können.

Erfahrungen mit Bondage, Augenbinden und spielerischem Spanking haben etwa 20 Prozent von hnen gemacht. Entweder Sie oder Ihr Partner hat sich die Hände binden oder an einen Stuhl oder an jenes Himmelbett im Hotel fesseln lassen (das Sie nur zu dem Zweck ausgesucht haben), in dem Sie Ihr Liebeswochenende verbracht haben. Viele haben weiterhin Spaß mit Fesselspielen, aber nur 5 bis 10 Prozent der Bevölkerung wenden sich hartem SM zu.

Sie wird schwule Freunde haben. Heterofrauen lieben schwule Männer, und schwule Männer lieben Heterofrauen. Warum? Weil wir uns ähnlicher sind, als Sie glauben. Schwedische Forscher haben herausgefunden, worauf diese schon notorische Anziehung beruht – wir haben beide symmetrische Gehirne. Heteromänner und lesbische Frauen haben asymmetrische Gehirnhälften. Das ist nicht nur ein weiterer Beweis dafür, dass die sexuelle Orientierung nicht rei gewählt ist, sondern erklärt auch, warum fast alle

One-Night-Stands

44 Prozent aller Erwachsenen weltweit haben diese Erfahrung gemacht – obschon er wahrscheinlich mehr Spaß dabei hatte als sie.

– Einer neueren Umfrage zufolge bereut knapp die Hälfte der Frauen nach einem One-Night-Stand ihre Entscheidung, während vier von fünf Männern die Nacht mit einer quasi fremden Frau toll fanden. Den Grund kann man vielleicht in einem Satz zusammenfassen: Er hatte einen Orgasmus, ihr bleibt ein flaues Gefühl.

– Das Wesentliche eines One-Night-Stands besteht im Egoismus der Beteiligten. Beide wollen ein kurzes, aber heftiges Vergnügen. Von daher wird er sich kaum zwei Stunden lang mit ihr beschäftigen, um ihr das zu geben, was er in drei Minuten haben kann.

– Einen Ausgleich kann sie nur herstellen, indem sie die Kontrolle übernimmt. Sie sollte ihm genau sagen, was sie gern hätte und wie sie es gern hätte, damit sie ihre Befriedigung bekommt, ehe er an seine eigenen Bedürfnisse überhaupt nur denken kann.

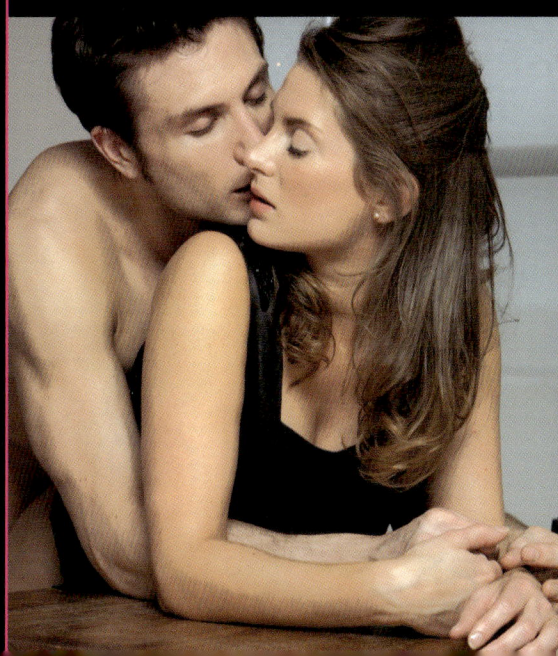

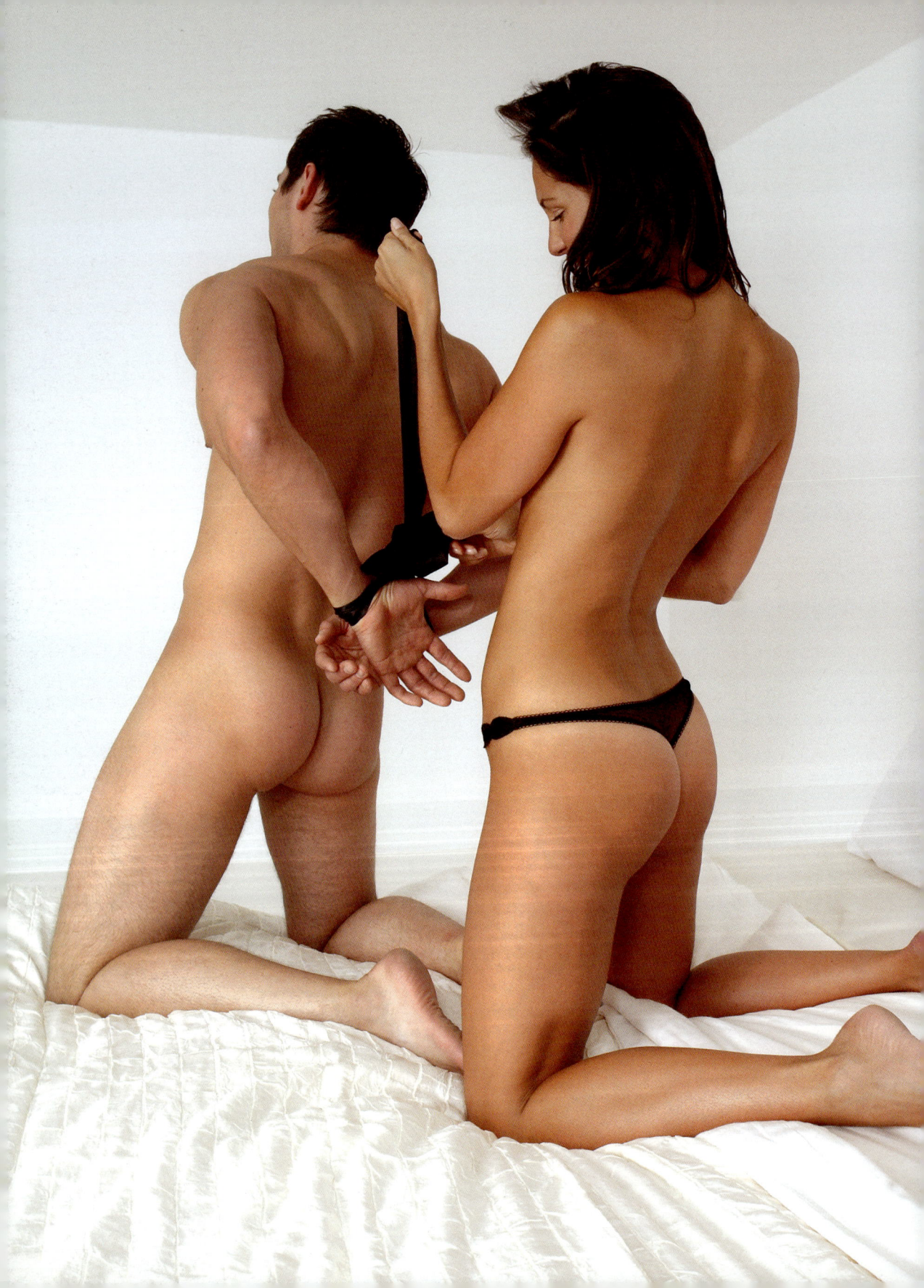

Von den Frauen Anfang dreißig haben 87 Prozent Erfahrung mit Oralsex. Die restlichen 13 Prozent stehen praktisch kurz davor.

anspruchsvollen und klugen heterosexuellen Groß-
städterinnen mindestens einen oder zwei Schwule zu
ihren besten Freunden zählen.

– **Hat man erst Kinder – ist es aus mit dem Sex.**
Neueste Forschungen behaupten das Gegenteil.
Während einer Schwangerschaft hat ein Paar vier bis
fünf Mal pro Monat Sex. Nach der Geburt pausieren
die meisten für sieben Wochen, nach vier Monaten
sind sie mit vier bis fünf Mal pro Monat wieder dabei.
Sechs Monate nach der Geburt hat ein Paar durchschnittlich drei bis fünf Mal monatlich Sex. Soweit die
Statistik – ich habe meine Zweifel. Die Hunderte von
Briefen, die ich zu diesem Thema bekomme, bringen
mich zu der Einschätzung, dass die meisten Paare,
solange der Nachwuchs noch sehr klein ist, einmal
im Monat Sex haben, und erst nach zwei Jahren läuft
das Sexleben wieder halbwegs normal. Wie übersteht
man das? Machen Sie sich nichts vor. Sagen Sie sich
stattdessen immer wieder, dass es nur vorübergehend
ist, seien Sie weiter zärtlich zueinander, und wenn Sie
Sex haben, dann Quickies.

– **Die Zahl ihrer Orgasmen steigt.** 90 Prozent der
Frauen über dreißig kommen regelmäßig zum Orgasmus, im Vergleich zu nur 23 Prozent bei den jüngeren
Frauen. Masturbation und Oralsex stehen dabei im
Vordergrund – weshalb Cunnilingus nun zu den bevor-
zugten Praktiken gehört. Überhaupt kommen verheiratete Frauen angeblich am liebsten durch Oralsex
zum Orgasmus. So wie Analsex noch vor nicht allzu
langer Zeit als schrecklich »pervers« galt, heute aber
von vielen Paaren wie selbstverständlich praktiziert
wird, war auch Oralsex in früheren Zeiten etwas
äußerst Gewagtes. So hatten in den 1930er-Jahren
nur 44 Prozent der Frauen Erfahrung mit Oralsex.
Heute liegt dieser Anteil bei den Frauen Anfang dreißig bei 87 Prozent. (Die restlichen 13 Prozent stehen
praktisch kurz davor.)

In Ihren 40ern

– **Mehr als die Hälfte aller Männer** bekommt Erektionsprobleme. Bis zu 52 Prozent zwischen vierzig und
siebzig stellen fest, dass ihr Penis plötzlich ein Eigenleben entwickelt. Erektionsstörungen sind eindeutig
altersbedingt: 39 Prozent der Männer ab einem Alter
von vierzig Jahren leiden darunter, bei den über 70-
Jährigen sind es sogar bis zu 67 Prozent.

– **Fast die Hälfte hat Erfahrungen mit Untreue.** Die
offiziellen Zahlen bewegen sich zwischen 22 und 41
Prozent, wobei ich eher in Richtung des höheren Werts
tendiere. Tut mir leid, wenn das nun Folgende ziemlich
niederschmetternd klingt, aber es gehen selbst diejenigen fremd, die angeben, in ihrer Ehe »ziemlich glücklich« zu sein. Die Wahrscheinlichkeit einer Affäre ist in
dieser Gruppe zweimal größer als bei denjenigen, die
in einer »sehr glücklichen« Ehe leben. In einer anderen
Studie liegt der Anteil der Männer, die sagen, sie hätten
»schwere Eheprobleme« gehabt, ehe sie fremdgegan-
gen sind, bei nur 25 Prozent im Vergleich zu 48 Prozent
bei den Frauen. Wie glücklich muss man also sein, um
gegen Seitensprünge immun zu sein? Das Problem
liegt einigen Experten zufolge darin, dass wir »ultra-
glücklich« sein wollen und Erwartungen haben, die nur
schwer zu erfüllen sind. Welche Faktoren führen nun
zur Untreue? Besonders groß ist das Risiko, wenn Sie
schon sehr lange zusammen sind, vor Ihrer Beziehung
viele Partner hatten, männlich sind, in der Stadt leben
und mehrmals täglich an Sex denken.

– **Sie werden höchstwahrscheinlich ungeschützten
Sex haben.** Man weiß heute, dass Menschen über
vierzig besonders lax mit Safer-Sex-Regeln umgehen!
Die Zahl sexuell übertragbarer Infektionen hat sich
bei den über 45-Jährigen in nicht einmal zehn Jahren
verdoppelt; heute steigt diese Rate noch schneller an
als unter Teenagern. Die Annahme, nur junge Menschen hätten derlei Krankheiten, ist ungefähr ebenso
dumm, wie zu glauben, »nette« Menschen hätten so
was nicht. Dann ist da noch das Risiko einer Schwangerschaft. Auch wenn Kinder längst kein Thema mehr
für Sie sind, könnte Ihr Körper anderer Meinung sein,
es sei denn, Sie verhüten. Es gelten für Sie dieselben

Der Mile High Club

Trotz des ominösen Rufs, der den Mile High Club umgibt, haben nur zwei Prozent aller Erwachsenen tatsächlich den Mut aufgebracht, es zu tun.

– Seien Sie gewarnt, es ist nicht erlaubt. Seien Sie möglichst diskret und hinterlassen Sie keine verdächtigen Spuren. Wählen Sie einen Nachtflug! Dann ist die Beleuchtung gedämpft, und die meisten Passagiere schlafen.

– Auf ein zuvor verabredetes Zeichen hin öffnet einer von Ihnen die Tür und verschwindet auf dem Klo. Der andere wartet kurz und stellt sich dann vor die Tür. In einem günstigen Moment klopfen Sie und gehen ebenfalls hinein.

– Nun muss es schnell gehen. Mehr als ein Quickie ist nicht drin. Ob Sie jemand bemerkt hat, wissen Sie erst, wenn Sie wieder herauskommen. Wenn dann jemand vor der Tür wartet, wird's brenzlig – entschuldigen Sie sich, lächeln Sie verschmitzt, in der Hoffnung, dass die Person Humor hat. Für den Zweiten wird es dann schon peinlicher. Aber wenn es Spaß gemacht hat – was soll's?

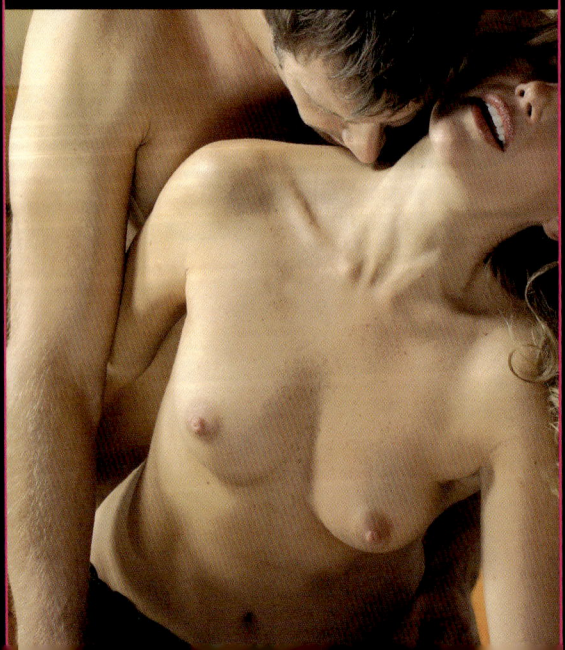

Regeln wie für Halbwüchsige: Benutzen Sie beim Sex immer ein Kondom. Wenn Sie in einer monogamen Beziehung leben, machen Sie beide einen Gesundheitscheck, bevor Sie das Kondom weglassen. Absolut safen Sex gibt es nicht – Kondome schützen nicht gegen alles, und Sie wissen nie, ob ihr Partner wirklich treu ist. Entscheidend ist letztlich immer Ihr Gewissen.

– **Sie haben weniger Sex als zuvor** – dafür aber besseren. Die Gruppe der 18- bis 29-Jährigen hat durchschnittlich 112 Mal im Jahr Sex, die der 30- bis 39-Jährigen 86 Mal. Kaum haben Sie jedoch die magische Grenze der 40 überschritten, fällt Ihr Wert auf 69 ab. Aber es gibt keinen Grund zur Verzweiflung: Die Häufigkeit nimmt zwar ab, aber der Sex ist befriedigender.

– **Fast ein Drittel aller verheirateten Männer konsumiert regelmäßig Pornos im Internet**. 77 Prozent der Onlinezeit insgesamt geht auf das Konto von Männern, und Sexseiten werden zu zwei Dritteln von Männern aufgerufen. Die meisten Frauen über vierzig haben sich einschlägige Seiten angesehen. Trotz des großen Interesses werden nur wenige (1 Prozent) süchtig und von denen sind 38 Prozent verheiratete Männer. In meinem Bekanntenkreis sehen sich alle Männer über sechzehn regelmäßig Pornos im Internet an. Da kann einer noch so oft sagen, es sei nur eine vorübergehende Marotte – es stimmt nicht. Mehr über Net-Sex finden Sie auf den Seiten 132–135. Die gute Nachricht ist, dass Sex im Alter anscheinend besser wird. Ein Vergleich heutiger Zahlen mit einer Studie aus 1971 hat ergeben, dass die über 70-Jährigen mehr Sex haben als je zuvor. 68 Prozent der verheirateten Männer und 56 Prozent der Frauen gaben an, noch Spaß am Sex zu haben, im Vergleich zu 52 und 38 Prozent damals.

Lesbische Frauen sind am wenigsten promisk und geben kontinuierlich die höchsten Befriedigungswerte an. (Warum bin ich da überhaupt noch hetero?)

Die offizielle Sex-Statistik

Wie oft?

Männer haben 104 Mal im Jahr Sex, Frauen 101 Mal. Einer von fünf Erwachsenen hat drei bis vier Mal in der Woche Sex, fünf Prozent täglich. Die Zahlen für die einzelnen Altersgruppen schwanken. Aber tatsächlich gibt es in punkto Häufigkeit kaum Unterschiede in der Altersklasse von 20 bis 45 – alle Zahlen liegen in dem Bereich zwischen 108 und 112.

Das umtriebigste Volk?

Am meisten Sex haben mit 138 Mal pro Jahr die Griechen; auf dem hintersten Platz liegen mit 45 Mal die Japaner. (Man führt das auf die große Arbeitsbelastung und sehr kleine Wohnungen zurück, welche die Paare noch dazu oft mit den Eltern teilen.)

Wer ist sexbesessen?

54 Prozent der Männer denken mindestens einmal täglich an Sex, während es bei den Frauen nur 19 Prozent sind.

Das erste Mal?

Das Durchschnittsalter für das erste Mal liegt bei Männern bei 16,9, bei Frauen bei 17,4.

Wer ist hetero, homo oder bi?

90 Prozent der 18- bis 44-jährigen Männer betrachten sich als hetero, 2,3 Prozent als schwul, 1,8 Prozent als bi und 3,8 Prozent als »etwas anderes« (hallo?). 90 Prozent der 18- bis 44-jährigen Frauen betrachten sich als hetero, 1,3 Prozent als lesbisch, 2,8 Prozent als bi und 3,8 Prozent als »etwas anderes«. 20 Prozent aller Schwulen waren einmal heterosexuell verheiratet.

Was ist das bevorzugte Heiratsalter?

Ihre erste Ehe gehen die meisten mit Ende zwanzig, Anfang dreißig ein. Sind wir erst einmal unter der Haube, haben 45 Prozent mehrmals im Monat Sex. 34 Prozent haben zwei bis drei Mal in der Woche Sex und nur 7 Prozent vier Mal oder öfter pro Woche. 13 Prozent der verheirateten Männer und 12 Prozent der verheirateten Frauen hatten im ganzen letzten Jahr nur ein paar Mal Sex.

Wie viele Partner?

Dem Durex-Report zufolge liegt der weltweite Durchschnitt für Männer und Frauen bei neun Partnern im Lauf eines Lebens (10,2 für Männer und 6,9 für Frauen). Verglichen mit dem Kinsey-Report von 2005, der noch vier Partner für Frauen und sechs bis acht für Männer angab, wäre das ein Anstieg.

Masturbationsrate?

98 Prozent der Männer und 44 Prozent der Frauen haben masturbiert. Männer befriedigen sich zwölf Mal pro Monat selbst, Frauen ungefähr fünf Mal. Fast 85 Prozent der Männer und 45 Prozent der Frauen, die mit einem Partner zusammenleben, masturbieren dennoch.

Wo treiben wir es?

Außerhalb des Betts ist der häufigste Ort das Auto (50 Prozent), gefolgt von der Toilette (39 Prozent), dem Schlafzimmer der Eltern (36 Prozent) und dem Park (31 Prozent). Nur 15 Prozent der Befragten hatten Sex am Arbeitsplatz. 22 Prozent der Amerikaner und Kanadier hatten Sex vor einer Kamera.

Sind wir glücklich mit unserem Sexleben?

44 Prozent aller Erwachsenen sind mit ihrem Sexleben zufrieden. Mit der Häufigkeit am wenigsten zufrieden sind Männer – 41 Prozent hätten es gerne öfter, vergleichen mit 29 Prozent bei den Frauen. Vier von zehn möchten Neues ausprobieren.

Was törnt Frauen an?

Frauen haben eher solo einen Orgasmus als mit einem Partner. 75 Prozent aller Männer und 29 Prozent aller Frauen haben mit dem Partner immer einen Orgasmus.

Wie steht es mit der Einhaltung von Safer-Sex-Regeln?

Frauen zeigen eine etwas geringere Risikobereitschaft als Männer – 45 Prozent bei ihr, 48 bei ihm. Die Risikobereitschaft steigt mit dem Lebensalter – 65 Prozent der 45- bis 55-Jährigen hatte ungeschützten Sex, verglichen mit 33 Prozent der 16- bis 20-Jährigen. Griechen, Norweger und Schweden benutzen am seltensten ein Kondom, Inder, Hongkonger und Spanier am häufigsten.

Sex beginnt im Kopf

Sie meinen, Sie hätten Ihr Liebesleben im Griff? Mitnichten. Die
Bezeichnung »Love Junkie« trifft
die Sache recht genau: Wir stehen
unter dem Einfluss von Hormonen.

Ob es sich um einen vielsagenden Blick, einen One-
Night-Stand oder um eine Ehe mit Kindern handelt – wir
bilden uns gern ein, wir würden unser Beziehungsleben
frei gestalten. Glauben Sie wirklich, Sie selbst würden
frei entscheiden, in wen Sie sich verlieben? Und wem Sie
wieder den Laufpass geben? Wann, wo und wie? Pustekuchen! Hormone entscheiden über Ihre Zukunft – nicht
Ihr Verstand oder Ihr Herz oder was auch immer. Logik
und Gefühle haben nicht die geringste Chance gegen
die geballte Kraft eines Chemiecocktails aus Hormonen
und Neurotransmittern, den unser Gehirn von der Phase
der ersten Verliebtheit an freisetzt. Und die einzelnen
Stoffe sind ebenso flüchtig wie wirksam, alle kämpfen sie
gegeneinander um die Vorherrschaft. Ist es da ein Wunder, dass unter diesen Bedingungen unser Liebesleben
nicht immer glatt verläuft?

Wenn jemand verliebt ist, werden im Gehirn dieselben
Stoffe freigesetzt, wie wenn jemand fremdgeht oder
wenn ein Süchtiger seinen Stoff bekommt. Zu sagen,
sie seien hochwirksam, ist eine Untertreibung, als würde
man sagen, ein Atombombenabwurf könnte einigen
Schaden anrichten. »Das Gehirn ist eine Chemiefabrik
auf der Suche nach Liebe«, sagt Daniel Amen, einer der
führenden Neurowissenschaftler. Und die Anthropologin
Helen Fisher warnt: »Schlafen Sie nicht mit jemandem,
in den Sie sich nicht verlieben möchten, weil genau das

passieren könnte.« Wir sind »Love Junkies« – vollständig
unter dem Einfluss von Hormonen. Sex erzeugt Bin-
dungen, aber schon ein einziger Blick auf einen gut
aussehenden Fremden kann eine chemische Reaktion
auslösen, die Ihnen den Kopf verdreht. Wenn Sie als Paar
eine Chance haben möchten, müssen Sie sich mit diesen
neurologischen Fakten vertraut machen. Schon allein
über die drei Phasen eines Beziehungsverlaufs Bescheid
zu wissen, bereitet Sie auf manches vor.

Anziehungsphase

Seine Traumfrau ist in der Regel jung, gesund und gut
gebaut, denn Männer sind auf fruchtbare Frauen programmiert (schmale Taille, breites Becken), wohingegen
Frauen nach guten Versorgern Ausschau halten (große
Brieftasche, Sportwagen). 50 Prozent unseres Gehirns
sind dem Gesichtssinn gewidmet, weshalb das Aussehen anfangs so wichtig ist.

Der Chemiecocktail

- **Testosteron** wird hauptsächlich von den Hoden produziert, in geringen Mengen aber auch von den Eierstöcken. Es ist für den Trieb verantwortlich. Östrogen wird
  überwiegend in den Eierstöcken erzeugt, aber auch in
  ihrem und seinem Gehirn. Es steuert den Monatszyklus,
  sorgt aber auch für eine gute Scheidenbefeuchtung.

- **Stickoxid** wird im Erregungszustand von unseren
  Genitalien freigesetzt. Es bewirkt eine Erweiterung
  der Blutgefäße und damit eine verstärkte Blutzufuhr
  in gewissen Teilen – etwa seinem Penis. Potenzmittel
  wie Viagra und Cialis (siehe Seite 33–34) fördern die
  Freisetzung von Stickoxid.

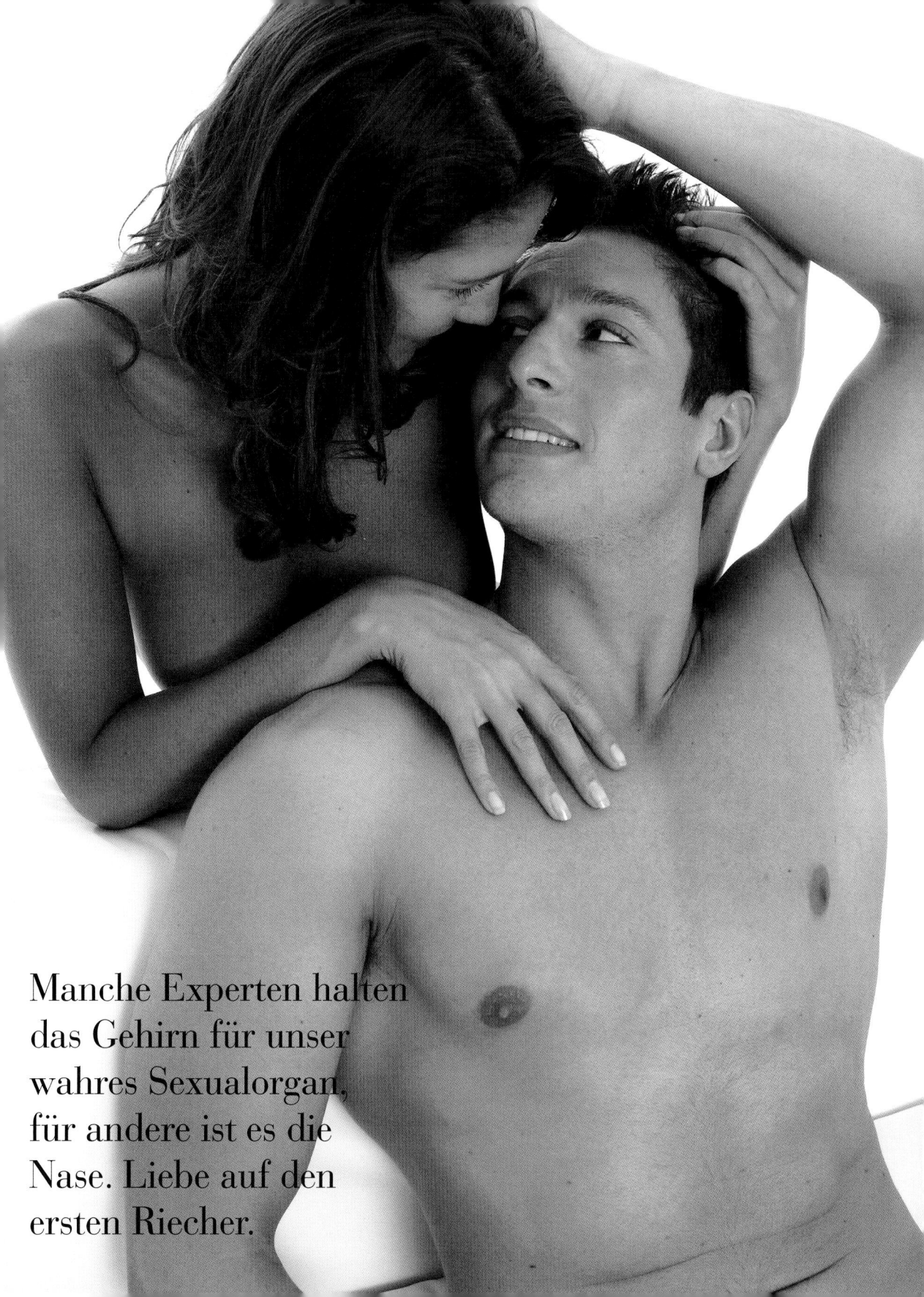

Manche Experten halten
das Gehirn für unser
wahres Sexualorgan,
für andere ist es die
Nase. Liebe auf den
ersten Riecher.

– **Pheromone** sind Dufthormone, die hauptsächlich mit dem Achselschweiß abgegeben werden. Wie sie letztlich funktionieren, ist der Forschung noch ein Rätsel. Klar ist, dass sie mit darüber bestimmen, mit wem und mit wem nicht. Der jeweilige Geruch ist von entscheidender Bedeutung: Zahllose Experimente bewiesen, dass wir uns von Personen fernhalten, deren Duftnote uns nicht passt. Manche Wissenschaftler behaupten sogar, dass die Nase unser wahres Sexualorgan sei.

Mögliche Probleme

Keine, wenn Sie beide Single sind und im Bann dieser Anziehung stehen. Riesig, wenn Sie anderweitig gebunden sind. Der Mix aus Hormonen und Chemie ist hochwirksam. Wenn er seinen Zauber entfaltet und Sie dem Verlangen nachgeben, sind alle Gedanken an mögliche Konsequenzen wie weggewischt. Sehen Sie weg, nehmen Sie Reißaus, geben Sie sich einen Schlag aufs Haupt – egal was, brechen Sie den Zauber beizeiten.

Verliebtheitsphase

Sie befinden sich in einer Art von Beziehung. Dies ist die »Honeymoon«-Phase trunken-träumerischer Verliebtheit. Sie können an nichts anderes denken als an diesen Menschen, und in den ersten beiden Wochen wären Sie jederzeit bereit, mit ihm durchzubrennen. Sie sind manisch glücklich, wenn Ihre Gefühle erwidert werden, stürzen aber in tiefste Verzweiflung, wenn er nur fünf Minuten später anruft als versprochen. Man kann es schon fast Besessenheit nennen, so oft wie Sie an den anderen denken.

Der Chemiecocktail

– **Adrenalin und Noradrenalin** – Neurotransmitter, die in der Nebenniere, im Rückenmark und im Gehirn erzeugt werden. Man nennt sie auch »anregende Neurotransmitter«, weil sie das berühmte kribblige Gefühl im Magen bewirken, einen beschleunigten Herzschlag und einen kleinen Hormonrausch. Letzteres ist gut für unsere Erregung und die Orgasmusfähigkeit.

– **Dopamin** ist der unumstrittene Star unter den Neurotransmittern, die bei einer Verliebtheit mitmischen, weil es die »großen Drei« steuert: Motivation, Konzentration und Wohlbefinden. Im Belohnungssystem des Gehirns spielt der Stoff eine wichtige Rolle. Er gibt uns Anreize zur Glückssuche und hilft uns, am Ball zu bleiben, wenn wir es gefunden haben.

– **Serotonin**, der im Mittelhirn erzeugte Wohlfühl-Neurotransmitter, steuert unsere Gefühle, Stimmungen und die Flexibilität unseres Denkens. Seltsamerweise haben wir, wenn wir verliebt sind, oft nur wenig von dem sogenannten »Glückshormon« im Blut. Das ist der Grund, warum wir uns oft unsicher und betrübt, dann wieder ekstatisch fühlen.

– **PEA (Phenylethylamin)** beschleunigt den Informationsfluss zwischen den Nervenzellen und wirkt somit ein bisschen wie Adrenalin. PEA stellt sicher, dass wir all die »Liebes«-Gefühle auch wahrnehmen, und veranlasst die Flutung unseres Gehirns mit euphorisierenden Stoffen.

Mögliche Probleme

Dopamin und Serotonin liegen in der Verliebtheitsphase im Widerstreit, weil der Serotoninspiegel umso niedriger ist, je höher der Dopaminspiegel ansteigt. Das bedeutet einerseits, dass große Mengen Dopamin alles tun, damit wir uns liebenswert verhalten, während ein niedriger Serotoninspiegel andererseits bewirkt, dass wir durch obsessives Grübeln die falschen Schlüsse ziehen und uns so eher veranlasst, uns unbeliebt zu machen. PEA hat möglicherweise fatale Folgen, wenn Sie schon vergeben sind und sich neu verlieben. Es macht uns impulsiv – und verleitet dazu, lieber erst zu vögeln und später dann an Ehepartner, Kinder oder Haus zu denken. Zu spät leider.

Bindungsphase

Die emotionale Achterbahnfahrt der ersten Verliebtheit ist überstanden, Sie erreichen die Phase der »wahren Liebe«. Es geht ruhiger und weniger verrückt zu als vorher, aber ebenso intensiv. Sie fühlen sich Ihrem Partner zugehörig und sind auf eine stille Art glücklich und im Frieden mit sich und der Welt. Dies ist auch die Phase nachlassender Lust. Wer müht sich schon mit Sex ab, wenn man es sich auf dem Sofa vor dem Fernseher bequem machen kann?

Der Chemiecocktail

– **Oxytocin** wird von der Hypophyse ausgeschüttet und spielt eine wichtige Rolle bei der Fortpflanzung. Es stärkt überdies die Paarbindung und wird daher auch »Kuschelhormon« genannt. Wenn Sie mit Ihrem

Geliebten Händchen halten oder ihn umarmen, schnellt mit Ihrer Stimmung auch der Oxytocinpegel in die Höhe. Vor allem beim Sex kommt es zu einer vermehrten Ausschüttung von Oxytocin, die im Orgasmus kulminiert, wobei er nach dem Orgasmus einen 500 Mal höheren Pegel hat als sonst. Dieses Hormon wird übrigens auch beim Stillen freigesetzt und lässt das Baby einschlafen, was erklären könnte, warum Männer wegdösen, wohingegen sie gerade mal in Fahrt gekommen ist. Oxytocin hat auch die Wirkung, beim Sex vergessen zu können, was einen am Partner stört – noch ein Grund dafür, warum ein Paar, das viel Sex hat, sich besser versteht. Oxytocin fördert auch das Vertrauen. Na, wenn der Stoff nicht gut ist!

– **Vasopressin** kommt in seinem Gehirn in größeren Mengen vor als bei ihr – kein Wunder, ist es doch für »männliche« Verhaltensweisen wie Dominanz, sexuelle Ausdauer und Territorialdenken verantwortlich. Es sorgt auch für die richtige Stimmung, wenn er verliebt ist.

Mögliche Probleme
Wieder sind es unterschiedlich hohe Konzentrationen verschiedener Hormone, die Probleme bereiten. Werden große Mengen Oxytocin und Vasopressin ausgeschüttet, geraten Dopamin und Noradrenalin ins Hintertreffen. Mit der Verliebtheit ist es also zu Ende, sobald man sich bindet, und es hat sich ausgeknistert. Schlimmer noch, große Mengen an Vasopressin bewirken, dass er ganz den liebevollen und zärtlichen Beschützer herauskehrt, aber sein Trieb leidet darunter. Je mehr Liebe im Spiel ist, umso mehr Vasopressin hat er im Blut, was wiederum den Testosteronpegel senkt. Im Klartext bedeutet das: Je stärker er sich gebunden fühlt, umso weniger hat er Lust, Sie um den Verstand zu vögeln. Na toll.

PEA ist fatal. Es macht uns impulsiv und verleitet dazu, erst zu vögeln und später, leider zu spät, an Ehepartner, Kinder oder Haus zu denken.

Tricksen Sie Ihr Gehirn aus

So können Sie die Hormone überlisten …

– Vergessen Sie alles, was man Ihnen gesagt hat. »Vertrauen, Nähe, Zuverlässigkeit, Romantik – sind der Lust eher abträglich«, sagt der amerikanische Sexualtherapeut Ian Kerner.

– Bleiben Sie dem Kick auf der Spur. Der Reiz des Neuen verleitet das Gehirn, die Art von Hormonen zu produzieren wie zu Beginn. Verlassen Sie Ihre Komfortzonen und suchen Sie das Abenteuer.

– Sitzen Sie sich nicht auf der Pelle. Ohne Anstrengung gibt's auch keine Belohnung. Wenn Sie mit Ihrem Partner sowieso regelmäßig Sex haben und ihn zudem ständig sehen, wird daher kein Dopamin ausgeschüttet. Trennungen hingegen erhöhen Spannung und Neugier.

– Nach einem Krach ist der Versöhnungssex besonders heiß, weil Wut die Adrenalinproduktion und in der Folge auch die Dopaminproduktion anregt. War die Beziehung gefährdet, wissen wir den Partner erst richtig zu schätzen.

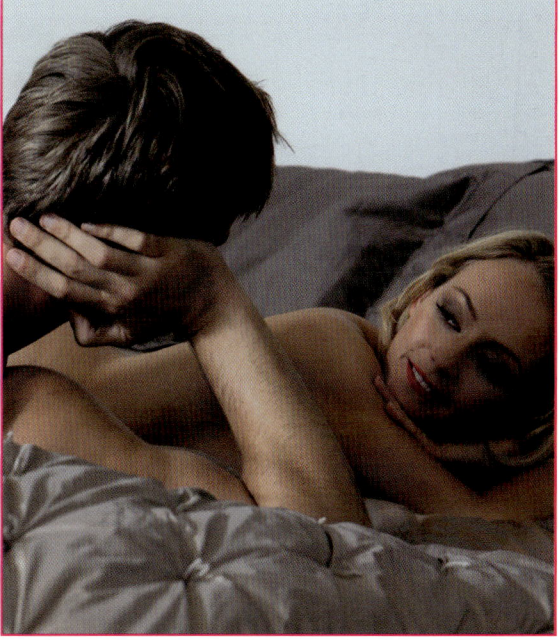

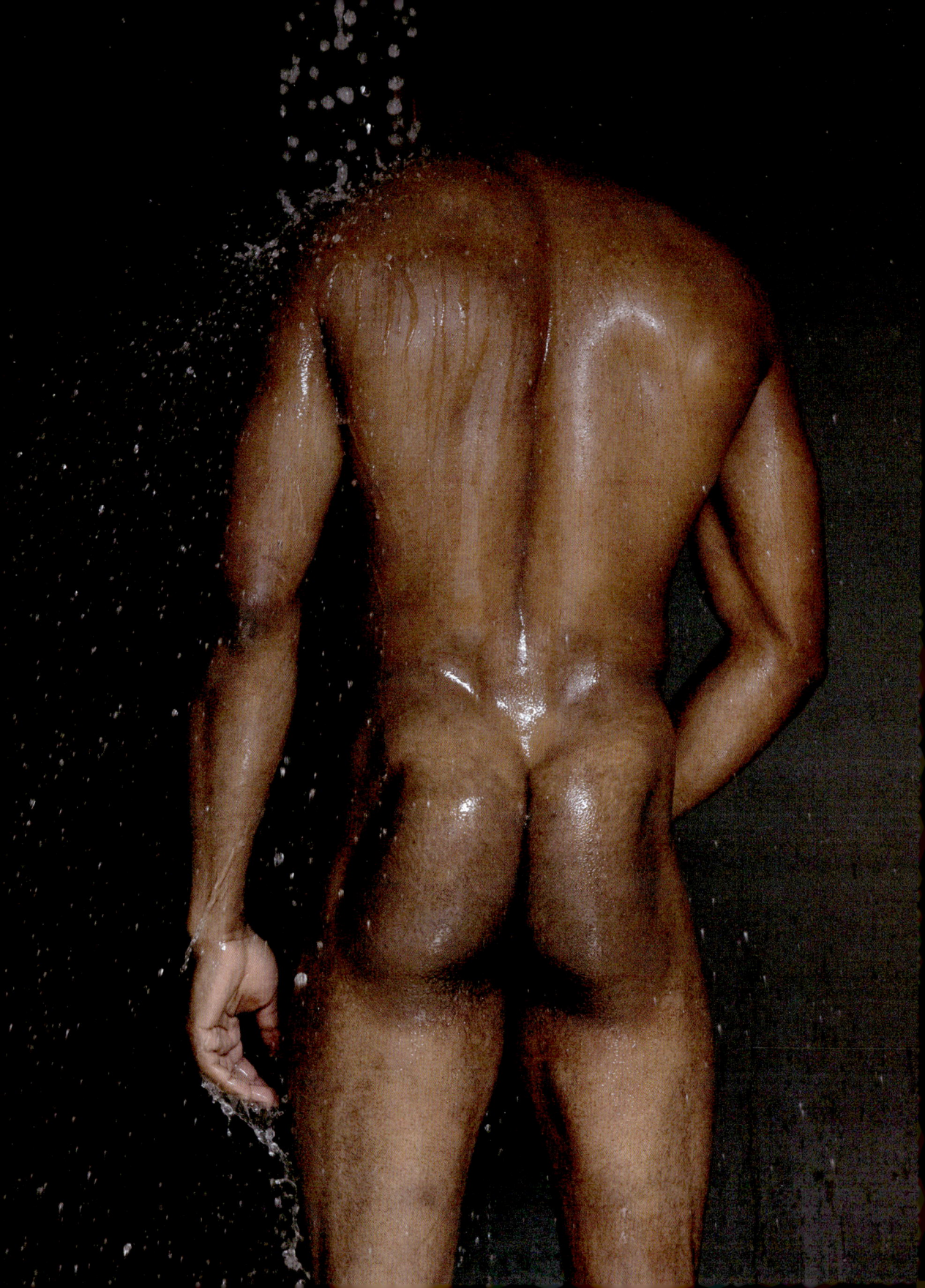

Harte
Tatsachen

Er ist Gegenstand der Verehrung und Grund zur Besorgnis – Anlass genug, um mit den Mythen zum besten Stück aufzuräumen. Männer aufgepaßt – aber auch die Damen profitieren davon, zu wissen, worum sich bei ihm alles dreht.

Mal ehrlich: Wenn Sie allen Ihren bisherigen Freundinnen eine Frage stellen könnten, welche wäre das? Ich wette:»Wie groß/dick/hart ist mein Penis im Vergleich zu anderen?« (dicht gefolgt von:»Und wie bin ich im Bett?«) Ich bin immer wieder erstaunt, wie sehr das sexuelle Selbstvertrauen der Männer vom Penis abhängt. (Dabei sind Sie nicht der einzige, der den Penis für den wichtigsten Körperteil hält: Die den Penis umgebende Hülle ist fester als die Gehirnhaut!) Ich muss sagen, irgendwie kapier ich's ja schon, den ganzen Stolz und die Paranoia. Aber ich muss auch sagen, ich bin sehr froh darüber, keinen zu haben.

Penisse sind zuweilen recht eigensinnig – und man sieht auch noch genau, was sie vorhaben. Frauen können tricksen (Gleitmittel täuschen Erregung vor, Gestöhn Orgasmus), aber was bei Ihnen abläuft, ist sehr viel offensichtlicher. Weshalb Sie Schluss machen sollten mit dem Glauben, Sie könnten Ihren Penis, a) steuern (Sie können's nicht), und b), er sollte sich so verhalten wie seine Pornokollegen. Geben Sie dem Burschen eine Chance. Er ist kein Roboter, sondern aus Fleisch und Blut. Und so wie Sie kann er müde sein, gestresst, überreizt und manchmal entschieden unbeeindruckt.

Vielleicht haben Sie in der Vergangenheit schlechte Erfahrungen gemacht, wenn Ihr Penis sich nicht so verhalten hat, wie er»sollte«. Der Grund dafür ist aber oft, dass Sie selbst die Nerven verlieren und Ihre Partnerin darauf einsteigt. Oder sie glaubt auch an den Mythos des»perfekten Penis«, weil Männer es vor Frauen stets zu verbergen versuchen, wenn es mal nicht so gut läuft.

Je ehrlicher Sie Ihrer Partnerin gegenüber zugeben, dass Ihr Penis durchaus ein nicht immer vorhersehbares Eigenleben führt, umso lockerer geht sie damit um, wenn es mal nicht so läuft wie geplant. Außerdem besteht in 99, nein 100 Prozent aller Fälle der Grund für ihre Besorgnis darin, dass sie glaubt, Sie selbst wäre schuld an dem Debakel. Sie könnte zu dick sein oder ihre Brüste nicht groß genug, bla, bla, bla. (Vergessen Sie eines nicht: Wenn sie Sie mag, mag sie auch Ihren Penis.)

Das Problem lässt sich lösen, indem Sie schwören – eine Hand auf Ihrem Penis, die andere auf Ihrem Herzen –, dass Sie von nun an Ihrer jetzigen und allen zukünftigen Partnerinnen die Wahrheit und nichts als die Wahrheit über Ihren Penis und sein Verhalten sagen werden. Das ist ein riesiger Schritt in die richtige Richtung. Und gegen die restlichen Nöte hilft sicher das Folgende …

Jungs, denkt daran, nicht jede Erektion muss knüppelhart sein,»passabel« reicht uns voll und ganz.

Die Funktionsweise

Der Penis ist ein fleischiges Organ, das im schlaffen Zustand vom Unterbauch herabhängt. Bei Erregung richtet er sich auf und wird dicker und länger, bis er aufwärts weisend vom Körper absteht.

– Obwohl er sich steinhart anfühlt (nun, mit 18 ist das so), sind im Penis keine Knochen – die Steifigkeit kommt allein dadurch zustande, dass sich drei sogenannte Schwellkörper im Penis mit Blut füllen. Zwei Schwellkörper liegen an der Oberseite des Penis, ein weiterer befindet sich an der Unterseite. Im unteren Schwellkörper verläuft die Harnröhre, durch die auch das Sperma herausgeschleudert wird. Das Ganze wird von einer extrem stabilen und reißfesten Hülle umgeben (der Buckschen Faszie). Für die Versteifung sind vor allem die oberen Schwellkörper verantwortlich, die über eine eigene Arterie mit Blut versorgt werden, was letztlich die Erektion bewirkt.

– An der Oberfläche treten deutlich sichtbar Adern hervor. Dort befindet sich die »Schaltzentrale« der Nervenversorgung, aber da sie sich in viele kleinere Netzwerke aufspaltet, ist das ganze Organ hochsensibel.

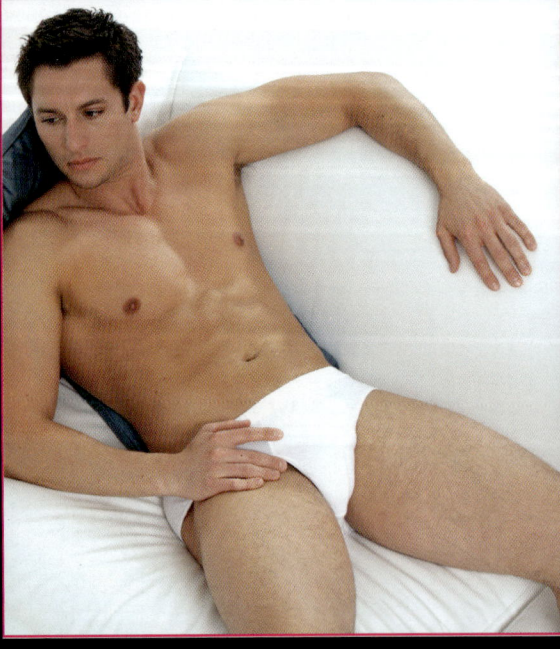

Erektions-Sektion

Erektionsarten

– **Der erste Erektionstyp** verdankt sich dem Gehirn: Diese sogenannte psychogene Erektion kommt zustande, wenn das Gehirn erotische Reize erkennt – real wie fantasiert. Wenn Sie kein Interesse mehr an Sex haben, leidet vor allem dieser Erektionstyp darunter.

– **Der zweite Erektionstyp** ist eine Reflexerektion und kommt durch direkte genitale Stimulierung zustande. Stress und Depressionen wirken sich negativ aus.

– **Der dritte Erektionstyp** tritt nachts unbewusst in der Phase des REM-Schlafs (engl. rapid eye movement) auf und ist höchst signifikant. Wenn Sie unter Erektionsstörungen leiden, nachts aber mit einem Ständer aufwachen, ist Ihr Problem wohl eher ein psychologisches und kein körperliches. Ein Mann bekommt meist sieben Erektionen am Tag – fünf davon sind nächtliche.

Klassifizieren Sie Ihre Erektion

Die meisten Männer bewerten ihre Erektion mit nur zwei Aussagen – er steht oder steht nicht. Sextherapeuten dagegen arbeiten mit einer Skala von 1–10. Das ist diagnostisch sinnvoll und ermöglicht es dem Klienten, positiv zu bleiben, auch mal zu sagen: »Heute habe ich eine 6. Toll!« Nicht jede Erektion muss knüppelhart sein, »passabel« reicht voll und ganz. Versuchen Sie, es so zu sehen: Wenn 0 »überhaupt keine Erektion« bedeutet, dann haben Sie eine 1, wenn Blut einströmt, und eine 2, 3, 4 oder 5, wenn genügend Blut vorhanden ist.

Die 10 entspricht übrigens Ihrer persönlichen Version der härtesten Erektion – die 10 von Long Dong Silver ist hier nicht maßgeblich. (Oder doch? Der berühmt berüchtigte Pornostar hatte angeblich einen 45 cm langen Penis, der nie richtig steif wurde. Heute weiß man, dass der Pornohengst mit einem Kunstpenis, einer Schaumstoff-Latex-Hülle, auftrat, aber die Geschichte ist dennoch toll!) Beim Sex verstärkt sich die Erektion meist sowieso, und je mehr direkte Stimulierung der Penis bekommt, umso härter bleibt er dann auch. Es ist auch völlig in Ordnung, wenn Sie nur mittels direkter Stimulation eine Erektion bekommen. Manche Männer werden von einem erregenden Anblick hart, andere wollen berührt werden. Sogar ganz ohne Erektion erregt zu sein und ohne Erektion zum Orgasmus zu kommen, ist möglich.

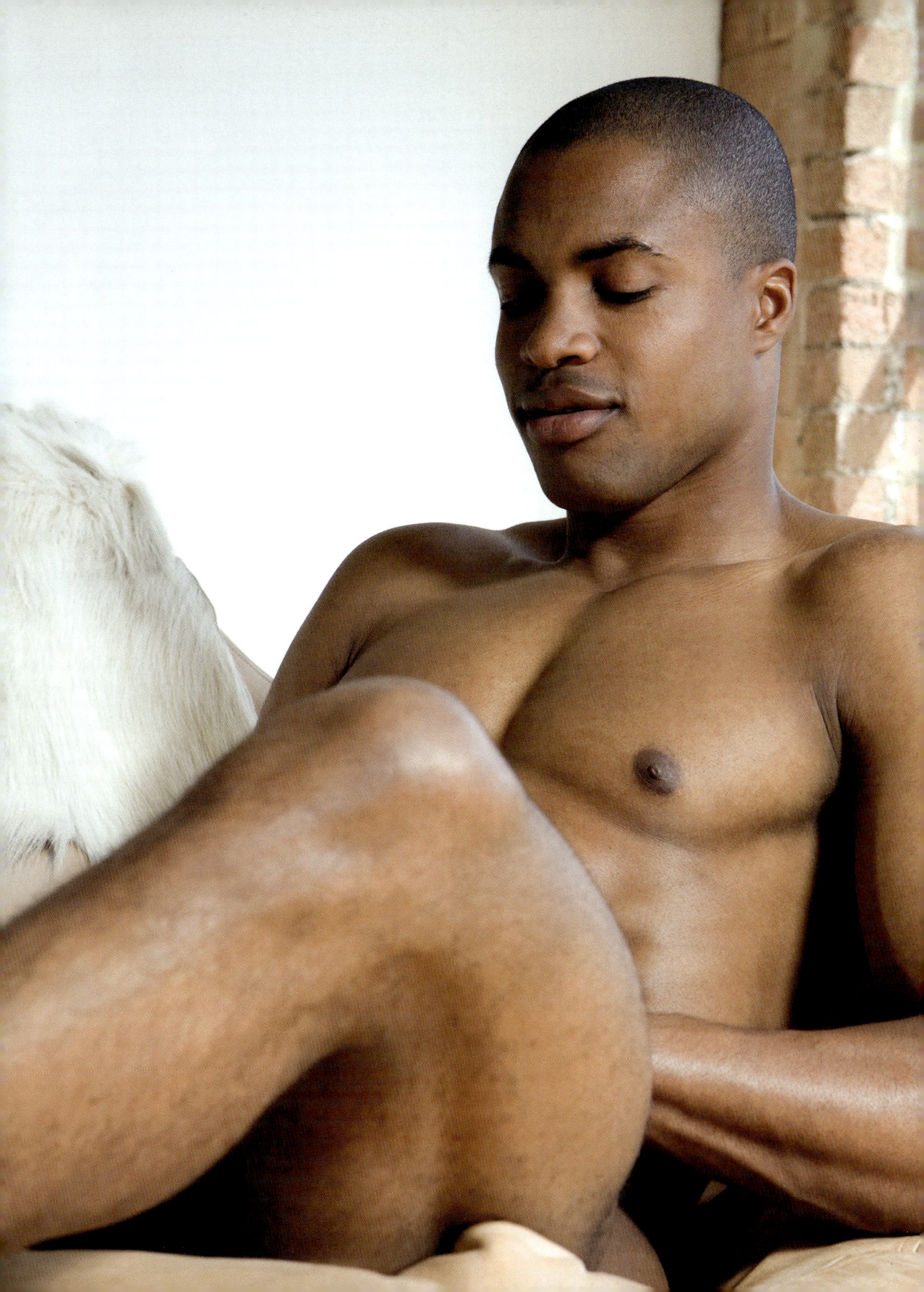

1

Kürzen Sie Ihr Schamhaar – so wirkt Ihr Penis größer, und sie hat mehr Lust aufs Blasen. Weniger Bauch lässt Ihren Penis größer wirken.

2

Um durchzuhalten, sollten Sie ein Kondom verwenden, da dadurch die Empfindsamkeit reduziert wird. Oder masturbieren Sie kurz zuvor.

3

Wenn Sie mit Kondomen die Erektion verlieren, benutzen Sie größere und dünnere, und tragen Sie zusätzlich einen (wahlweise vibrierenden) Penisring, damit es besser sitzt.

4

Überlegen Sie es sich gut, ob Sie rauchen. Raucher leiden doppelt so häufig unter Impotenz als Nichtraucher.

Party-Knüller

Plaudern Sie auf Partys nicht immer über denselben Kram. Geben Sie mal ein paar pikante Details zum Penis preis – die Aufmerksamkeit ist Ihnen sicher …

– Teens halten eine Erektion bis zu einer Stunde, im Alter zwischen 20 und 40 sind es noch etwa 40 Minuten und zwischen 66 und 70 sind Sie mit sieben Minuten gut dabei.

– Männer mit großen Hoden gehen häufiger fremd und haben laut einer Studie ein um 30 Prozent größeres Verlangen nach Sex als der Durchschnitt.

– Zwei von tausend Männern können sich selbst fellationieren. Fragt sich in Anbetracht der gekrümmten Haltung nur, wie viel Spaß das macht.

– Sexuell aktive Männer haben seltener Erektionsprobleme. Bei der Erektion wird der Penis kräftig durchblutet und mit Sauerstoff versorgt, das hält das Muskelgewebe im Inneren gesund. Sauerstoffmangel kann zur Bildung von Kollagen führen und senkt das Erektionsvermögen. Eine finnische Studie mit Männern zwischen 55 und 75 ergab, dass diejenigen die weniger als einmal pro Woche Sex hatten, doppelt so häufig an Impotenz erkranken als jene, die wenigstens einmal wöchentlich Sex hatten.

– Pro Schuss wird im Schnitt ein Teelöffel Ejakulat freigesetzt, bei gesunden Männern mit gutem Flüssigkeitshaushalt, in drei bis zehn Schüben und einem Abstand von 0,8 Sekunden und mit einer Geschwindigkeit zwischen 40 und 45 km/h. Zwischen 15 und 60 stößt ein Mann durchschnittlich 28–47 Liter Sperma aus, die 350–500 Milliarden Spermazellen enthalten.

– Eine Beschneidung senkt nicht das Risiko von Peniskrebs oder einer Geschlechtserkrankung. Dieses Märchen tischte man Eltern auf, die es sinnlos fanden, Jungs zu beschneiden. Ein Nutznießer der Beschneidung ist die Wissenschaft: Hunderttausende von Vorhäuten wurden für Forschungszwecke an Pharmafirmen und Labors verkauft.

Probleme mit dem Penis

Was ist, wenn die Erektion beim Sex nachlässt?
Genauso wenig, wie Sie auf Kommando eine Erektion
bekommen, ejakulieren Sie auch nicht immer genau im
erwünschten Moment. Ebenso irrig ist die Annahme,
Männer würden zu Beginn einer Session eine Erektion
bekommen und bis zum Sch(l)uss durchhalten. Es spielt
keine Rolle, dass Sie sie zwanzig selbstlose Minuten
lang oral verwöhnt haben, keine Rolle, dass sie mal kurz
zum Pinkeln verschwindet, keine Rolle, dass Ihr Handy
zwischendurch klingelt, nein, es ist normal, andauernd
steinhart zu bleiben. Tatsächlich? Was meinen Sie?

Es ist völlig normal, dass die Erektion schwankt; Sie können sie zwischendurch sogar fast ganz verlieren, ehe Sie
kurz davor noch einmal richtig hart werden. Wie hart Sie
sind, hängt von der Blutmenge im Penis, also Ihrer Erregung ab. Da Sie aber beim Sex nicht immer gleich stark
erregt sind, ist es logisch, dass Ihr Penis darauf reagiert.
Vermeiden Sie es auf alle Fälle, in Panik zu geraten, falls
Sie merken, dass Ihre Erektion nachlässt. Dadurch würden
Sie sich verkrampfen und die Blutzufuhr abschneiden, die
Sie aber für eine Erektion brauchen. Besser ist es, sich
zu entspannen. Entspannen Sie Ihren Penis und die ihn
umgebenden Muskeln. Machen Sie eine Pause, und wenden Sie sich ihr zu, um den Druck wegzunehmen. Dann
gehen Sie's wieder an, indem Sie auf Ihre Empfindungen
achten und nicht darauf, wie hart Sie sind.

Was kann ich mit einem halberigierten Penis anfangen?
Sie müssen nicht hart sein, um Verkehr zu haben, auch
wenn das geile »Schieb ihn rein« nun mehr zu einem
(leicht würdelosen) Gefummel verkommt. Verwenden
Sie Gel, und nehmen Sie eine seitliche Stellung ein, etwa
die »Schere« (ein Bein oben, das andere dazwischen).
Dann soll sie Ihren Penis einführen, und zwar vom
unteren Ende her – das obere flutscht von allein. Nun
machen Sie zunächst gar nichts, außer ein wenig mit
der Beckenbodenmuskulatur zu arbeiten, während
sie ihre Scheidenmuskeln spielen lässt. Genießen Sie
es einfach, knutschen Sie, entspannen Sie sich. Dann
versuchen Sie ein paar vorsichtige Stöße.

Soll ich sicherheitshalber eine Viagra einwerfen?
Wenn Sie bei Potenzproblemen Viagra verschrieben
bekommen haben, dann ja. Ich würde es aber trotzdem
nicht empfehlen. Ich weiß, manche nehmen es, nur

Krumm wie eine Banane

Wenn Sie häufig masturbieren, könnten Sie
eine Penisverkrümmung bekommen. Von der
Peyronie'schen Krankheit sind überwiegend
Männer zwischen 40 und 60 betroffen. Trotz
laufender Forschungen gibt es derzeit noch keine
Behandlungsmöglichkeit.

– Eine mögliche Ursache für die Erkrankung sind
  Verletzungen, wie sie bei heftigem Masturbieren
  oder beim Verkehr entstehen können. Wenn Sie
  betroffen sind, bekommen Sie unter Umständen
  später Probleme, wenn Sie Ihren Penis nicht
  gesund erhalten (siehe Kasten gegenüber).
  Sorgen Sie deshalb für eine gute Durchblutung
  durch regelmäßigen Sex.

– Aber vielleicht ist ein krummer Penis ja gar nicht
  so schlimm. Eine gute Freundin schwärmt geradezu von den Vorteilen. Aufgrund des Knicks
  legt sich der Penis dicht an das Schambein
  an, was ideal ist für eine direkte Stimulierung
  des G-Punkts! Der Knick begünstigt auch eine
  sonst nicht mögliche Stimulierung der vorderen
  Scheidenwand.

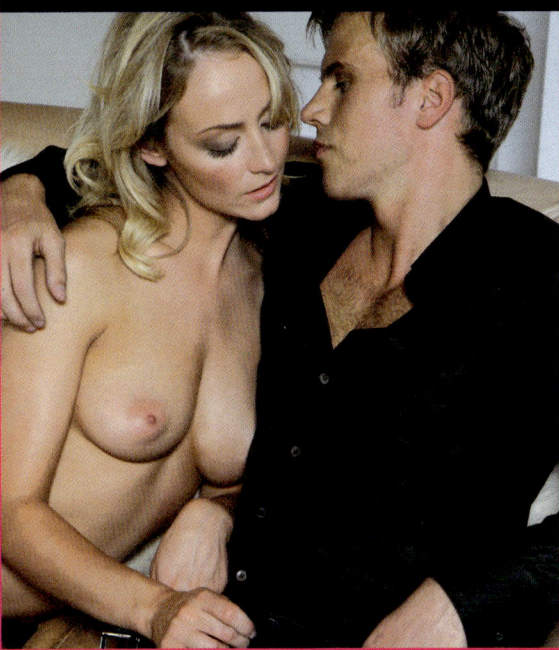

Kein Problem, sie zwanzig selbstlose Minuten lang oral zu verwöhnen, oder wenn sie mal kurz zum Pinkeln verschwindet, Sie erwarten eine steinharte Dauererektion.

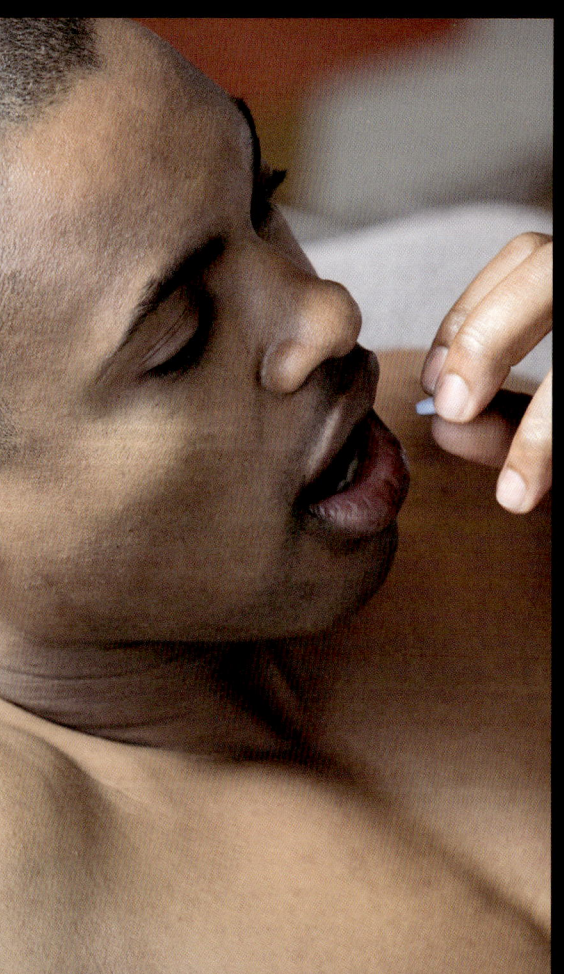

um zu sehen, was passiert. Vielleicht bekommen Sie ja eine wunderbar kolossal-harte Erektion und haben den Sex Ihres Lebens. Oder aber Sie bekommen kolossale Kopfschmerzen, Verdauungsstörungen oder Übelkeit. Und falls Sie Herzprobleme haben, von denen Sie bis dato nichts wussten, bekommen Sie vielleicht ernste Schwierigkeiten. Es lohnt sich also nicht wirklich. (Sie sollten, statt im Internet einzukaufen, auf alle Fälle zum Arzt gehen und sich vor der Einnahme untersuchen lassen.) Diese so genannte Potenzpille wurde ursprünglich als Herzmedikament entwickelt. Es wirkt, indem es ein bestimmtes Enzym blockiert; dadurch entspannen sich die Muskelzellen im Schwellkörper, und es kommt zu einem vermehrten Bluteinstrom und zu einer dauerhaften Erektion. Die Wirkung setzt nach einer Stunde ein und hält rund vier Stunden an.

Viele glauben, man würde von Viagra automatisch eine Erektion bekommen, was jedoch nicht stimmt, denn damit es wirkt, müssen Sie schon einigermaßen »in Stimmung« sein. Außer Viagra gibt es noch Levitra und Cialis. Levitra hat weniger Nebenwirkungen und wirkt schneller. Cialis hält bis zu 36 Stunden vor, was den Druck nimmt, »es« möglichst bald tun zu müssen«. Alle diese Informationen sind hilfreich für Männer über fünfzig, dem Alter, in dem Sie am ehesten zu diesen Pillen greifen.

Kann man sich den Penis brechen?
Streng genommen nicht, weil es keine Knochen gibt, aber schwere Verletzungen sind möglich. Bei meinem Ex ist es mal passiert. Anstatt mich zu treffen, geriet er an die Bettkante – Hartholz. Es hat höllisch wehgetan, aber danach spürte er ein paar Wochen lang nichts mehr, bis er eines Tages (am zweiten Weihnachtstag) feststellte, dass er nicht mehr pinkeln konnte. Eine ungute Sache, wenn einem nach unzähligen Weihnachtsbieren der Bauch fast platzt und plötzlich eine Ader an der Eichel hervortritt. Wir gingen sofort in die Notfallambulanz, wo man einen Katheter legte – von dem Unfall war leider auch die Harnröhre betroffen. (Er hatte mir verschwiegen, dass er seit der Zeit in fünf verschiedene Richtungen pinkelte.) Heute geht es ihm wieder gut, aber solche Unfälle können nun mal passieren – meistens dann, wenn der erigierte Penis auf einen harten Gegenstand trifft. Meist hört man noch ein Knacken, aber in dem Moment ist es schon zu spät. Sollte der Penis danach zur Seite zeigen (was aber Gott sei Dank selten vorkommt), müssen Sie sofort zum Arzt.

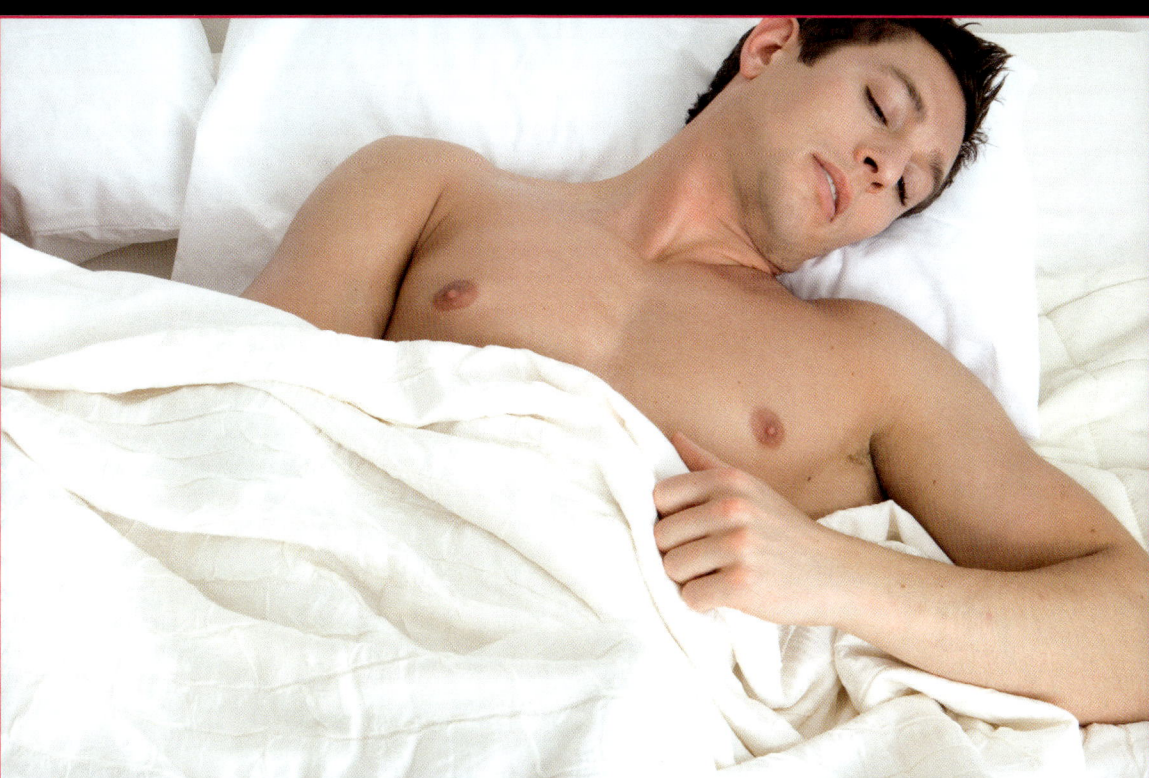

Sie möchten schnellere oder stärkere Erektionen?

Dr. Barbara Keesling ist eine Sextherapeutin aus Kalifornien mit jeder Menge praktischer Erfahrung – sie ist selbst mit ins Bett gesprungen, um Paaren bei der Lösung ihrer Sexprobleme zu helfen (nein, ich selbst stehe nicht als »Leihpartnerin« zur Verfügung). Einige Tipps aus ihrem Buch *Sexual Pleasure* sind unübertrefflich, weshalb ich sie hier übernehme.

Für schnellere Erektionen

– Angeblich ist eine Massage der Peniswurzel und des Schafts wirkungsvoll – fünf Minuten täglich mit Gel oder unter der Dusche. Nehmen Sie nicht die Hand, die Sie sonst an sich legen, um nicht erregt zu werden. Dies ist eine Massage, keine Masturbation.

– Hilfreich soll es sein, die Beckenbodenmuskulatur zu entspannen; je entspannter, umso besser die Blutzufuhr zum Penis. Nach ca. drei Wochen stellen Sie fest, dass Sie schneller eine Erektion bekommen.

Für stärkere Erektionen

– Die meisten Männer spannen ihren Beckenboden an, wenn ihr Penis zu erigieren beginnt. Das wirkt vorübergehend, hat aber bald den gegenteiligen Effekt, weil es die Blutzufuhr abschneidet. Sie sollten lieber versuchen, sich in dem Moment ganz bewusst zu entspannen.

– Lassen Sie sich von Ihrer Partnerin unterstützen: Sie wird neben Ihnen liegen und Sie stimulieren.

– Merken Sie, dass Sie sich beim Aufkommen der Erektion verkrampfen, bitten Sie Ihre Partnerin um eine Pause. Entspannen Sie den Beckenboden – erst dann darf sie weitermachen. Üben Sie das noch ein wenig. Gehen Sie beim nächsten Mal wieder so vor.

– Machen Sie dieselbe Übung nun, nachdem Sie bereits eingedrungen sind. Halten Sie nach ein paar Stößen inne, ehe Sie weitermachen. In dieser Zeit entspannen Sie bewusst Ihren Penis. Behalten Sie diese Methode bei, selbst wenn Sie mit Ihrer Erektion zufrieden sind – das steigert den Reiz für beide.

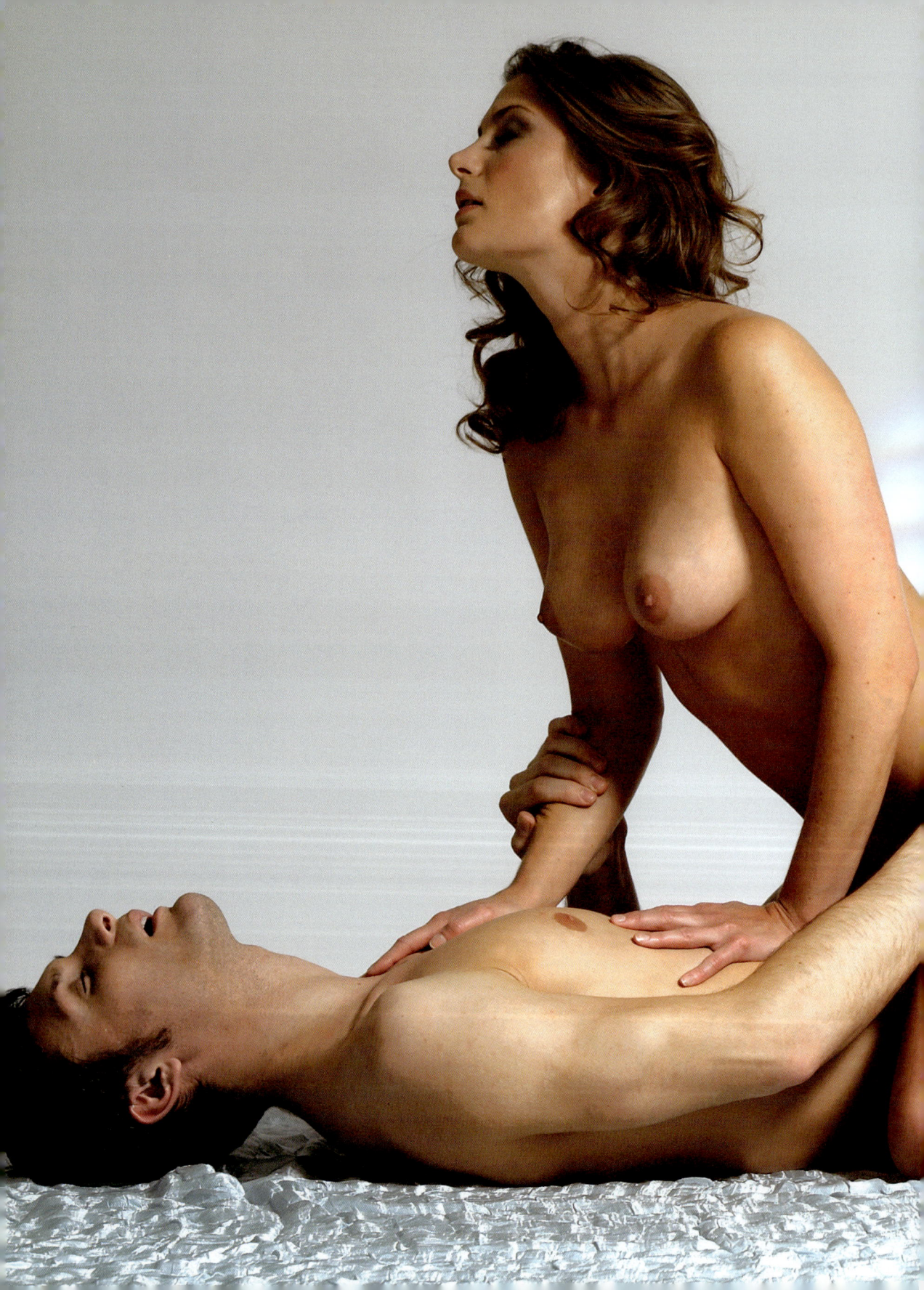

Kapitel zwei

Gewusst wie –
Wünsche erfüllen

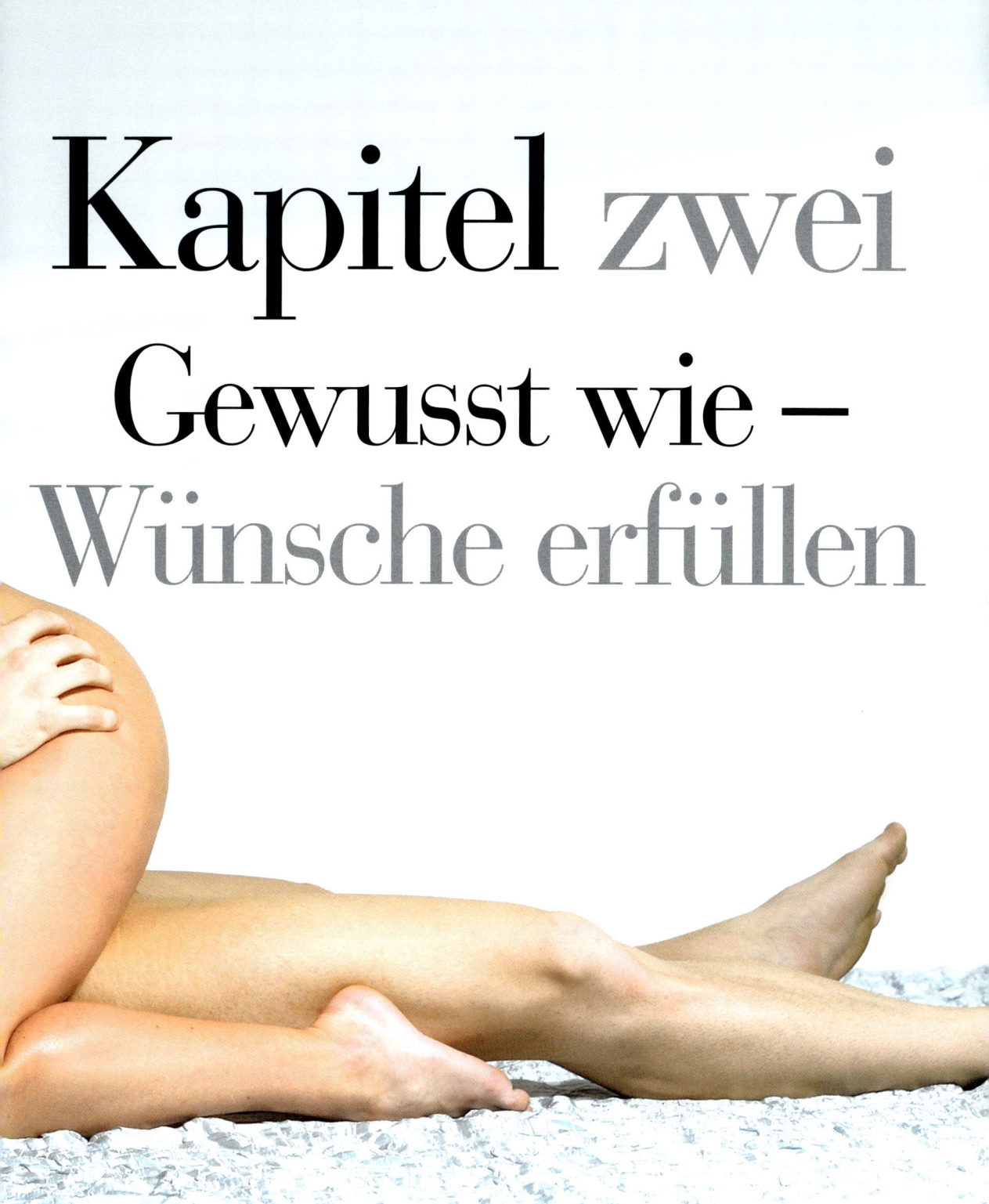

Mit dem Mund

Oralsex gehört mit zum Besten, was das Leben zu bieten hat. Um ihn richtig gut zu machen, muss man einfach nur das Geben genauso genießen wie das Nehmen.

Wer meine Bücher kennt, weiß, dass ich ein besonderer Fan von Oralsex bin. Okay, das ist leicht untertrieben, würde ich doch alles dafür tun, um an einen Typen ranzukommen, der sich verführerisch an den Fingern leckt. Sicher gibt es außer mir noch viele, die jederzeit ihre Seele dafür verkaufen würden. Daher ist es auch so wichtig, es richtig zu machen, was teils Technik, teils Einstellungssache ist. Hauptsache, Sie sind mit Begeisterung dabei. Hier finden Sie jeweils spezifische Anleitungen und Grundlegendes, das beide betrifft.

– **Es ist ein Vergnügen, keine Pflicht.** Wenn Sie Ihrem Partner mit Oralsex nur einen Gefallen tun wollen, hat keiner was davon, egal wie geschickt Sie Ihre Zunge einsetzen. Den Partner zu verwöhnen, sollte für Sie genauso erfüllend sein wie für ihn. Der beste Oralsex ergibt sich spontan, nicht, wenn Sie darum gebeten werden.

– **Vergessen Sie, was in Pornofilmen passiert.** Es ist irreführend. In Pornofilmen geht er auf Distanz, wenn er sie leckt, und Sie sehen genau, was passiert. In der Realität ist das normalerweise gar nicht möglich, weil er sein Gesicht in ihrem Schoß vergräbt und das fühlt sich sehr viel besser an. In Pornofilmen praktiziert man auch ständig »Deep Throating«, was nicht notwendig ist. Und an der Klitoris saugen die Darsteller so fest, als wäre sie aus Kaugummi.

– **Ihre Preziosen sollten appetitlich sein.** Duschen Sie regelmäßig und vermeiden Sie unmäßigen Wildwuchs (Jungs, rasiert euch bitte, ehe ihr zu uns abtaucht. Bartstoppeln sind zwar sexy, scheuern aber die Beine wund). Manche mögen rasierte Schamhaare, weil es sauberer aussieht und man ihre Klitoris leichter findet. Andere dagegen törnt es total ab, weil es aussieht »wie bei einem Baby«. Entscheiden Sie selbst und achten Sie darauf, wie Ihr Partner darauf reagiert.

– **Sagen Sie, wie Sie's gern hätten.** Ich meine, nach dem fünften oder sechsten Mal sollte es möglich sein, über die Vorlieben zu sprechen. Sprechen Sie zuerst darüber und machen Sie es dann vor. Er kann an ihrem Finger lutschen, um zu zeigen, was er mag, und sie kann zu dem Zweck seine Handfläche ablecken. Dann probieren Sie's an den tatsächlichen Körperteilen, aber es sollte möglichst hell im Raum sein – besonders er muss sehen, was er tut. Anstatt zu befehlen, geben sie taktvolle Hinweise. »So ist es gut« oder »vorhin war es schöner« ist besser als »hör auf, das mag ich nicht«.

– **Einfühlungsvermögen ist wichtig.** Wir sind alle anders, und um das Beste zu sein, was Ihrem Partner je passiert ist, sollten Sie ein gutes Gespür für seine Reaktionen entwickeln. Es ist gut, verschiedene Techniken anzuwenden, aber wichtiger ist es, sich auf die jeweilige Person einzustellen. Auf das Timing kommt es ebenfalls an.

– **Es sollte auf Gegenseitigkeit beruhen.** Natürlich müssen Sie nicht ständig dasselbe tun, aber auf lange Sicht sollte das Verhältnis ausgewogen sein. Wenn Ihr Partner ständig oralen Sex möchte, sich aber selbst nie revanchiert, sollten Sie nein sagen. Ein solches Verhalten ist egoistisch und nicht akzeptabel.

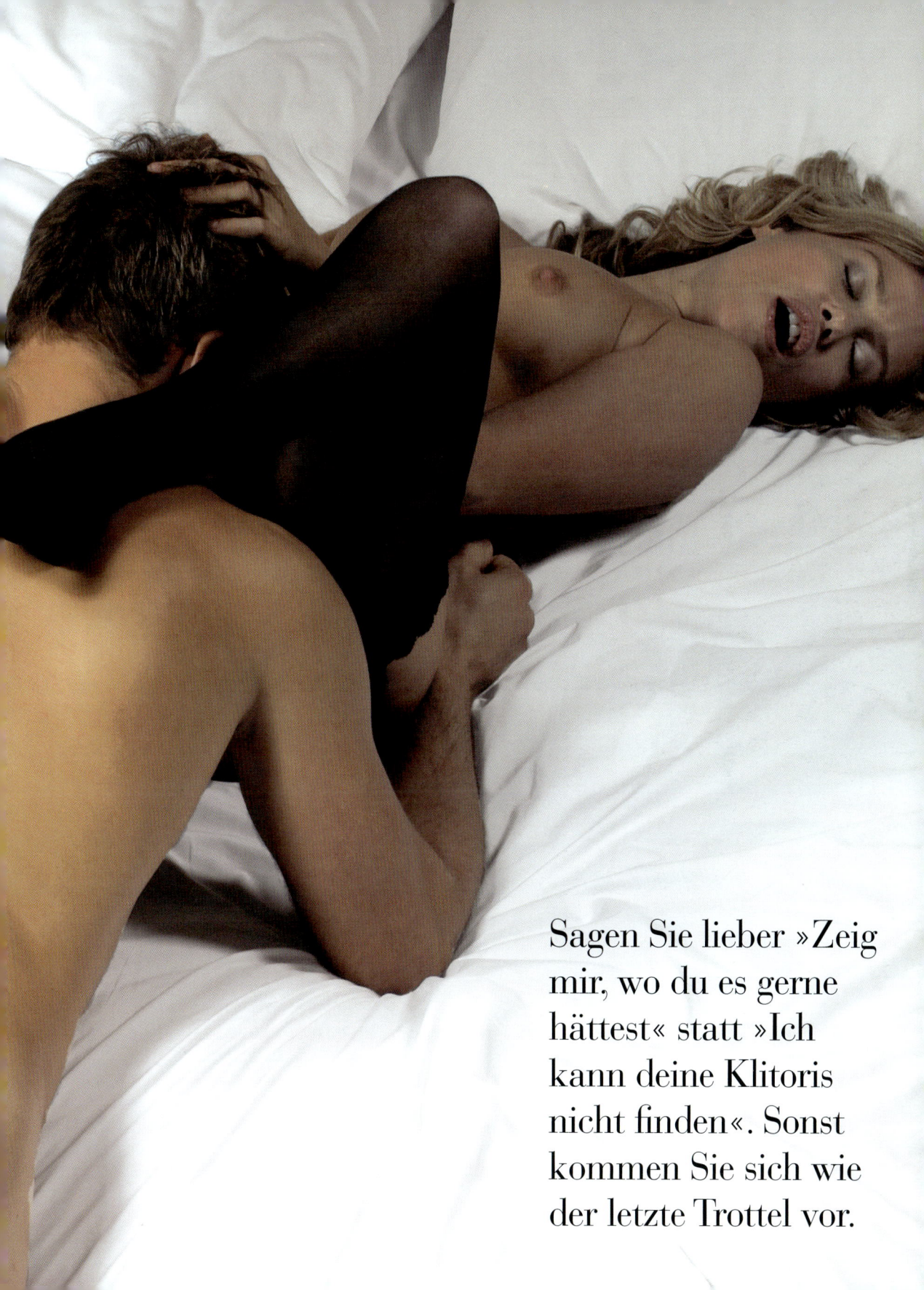

Sagen Sie lieber »Zeig mir, wo du es gerne hättest« statt »Ich kann deine Klitoris nicht finden«. Sonst kommen Sie sich wie der letzte Trottel vor.

Oralsex für sie

Auf die Position kommt es an

– **Sie braucht ewig.** Machen Sie's ihr im Sitzen, über einen Sessel gebeugt oder auf der Küchentheke sitzend, wobei sie möglichst weit nach vorne rutschen sollte. Legen Sie sich ein Kissen unter die Knie, das ist bequemer und Sie können die Höhe variieren, was angenehmer für Ihren Nacken ist, Sie können die Finger einsetzen und Sie sehen besser. Sie kann auch die Beine auf Ihren Schultern oder etwas anderem in der Nähe ablegen.

– **Sie ist pingelig, oder Sie wissen nicht, was sie wirklich will.** Rittlings auf Ihrem Gesicht ist eine Möglichkeit. Sie liegen auf dem Rücken, sie geht an Bord, so oder so herum, je nachdem ob Sie ein Busen- oder Po-Mann sind. Mit den Händen kann sie sich an der Wand oder Bettkante abstützen. Sie hat so die volle Kontrolle und kann je nach Lust und Laune höher oder tiefer gehen. Ein Kissen im Nacken macht es Ihnen bequemer, wenn auch manche Männer in der Position Platzangst bekommen. Wenn sie zu tief heruntergeht, ist das so, wie wenn Sie beim Blasen an ihrem Hinterkopf Druck ausüben.

– **Sie ist gehemmt.** Da empfiehlt sich die traditionelle Stellung, bei der sie auf dem Rücken liegt, Sie zwischen ihren Beinen. So kann sie sich bequem entspannen, sich konzentrieren oder ihren Fantasien hingeben, bis es soweit ist. Ein Kissen jeweils unter ihrem Po und unter Ihrer Brust macht die Sache noch bequemer.

– **Sie bettelt danach.** Sie steht, Sie knien vor ihr. Das ist ideal, wenn es mal dringend ist, und die Stellung kommt den Alphaweibchen entgegen, die Sie gerne so schamlos unterwürfig vor sich sehen. Wenn ihre Knie zu zittern beginnen und sie nicht mehr stehen kann oder sie im Stehen nicht kommen kann, darf sie sich an eine Wand lehnen oder Sie machen beide auf dem Boden weiter. Eine andere gute Stellung: Sie geht im Bett auf alle Viere und Sie schlüpfen darunter.

– **Sie möchten sie beeindrucken.** Legen Sie sich rücklings aufs Bett und lassen Sie den Kopf über die Bettkante hängen. Dann stellt sie sich über Ihren Mund. Oder Sie liegen zunächst zwischen ihren Beinen, gehen dann auf die Knie und legen sich ihre Beine auf die Schultern und machen dann weiter. Noch was ganz Heißes: Sie beugt sich mit gespreizten Beinen und dem Kopf nach unten über das Sofa, und Sie lecken von hinten. Dazu brauchen Sie zwar eine Zunge wie eine Eidechse, aber es funktioniert.

Lassen Sie sie abheben

– **Ziehen Sie ihr nicht einfach den Slip vom Leib.** Lecken Sie sie stattdessen durch den Stoff hindurch, lang, feucht und aufreizend. Dann schieben Sie das Teil zur Seite, gehen sehr nah ran, hauchen sie an und lassen Ihre Zunge einmal langsam und genüsslich über sie gleiten. Halten Sie sie noch mehr hin, indem Sie den Slip wieder zurückschieben und weiter durch den Stoff lecken.

– **Ziehen Sie ihr den Slip ganz aus** und sehen Sie sie einen Moment lang einfach nur an. Dann blicken Sie zu ihr hoch und sagen: »Gott, bist du schön.« Dann küssen Sie sich vom Bauch an abwärts zu den Schenkeln.

– **Vorausgesetzt, Sie haben sie bereits ausreichend gefingert** (siehe Seite 82), sollte sie offen sein. Falls ihre Schamlippen noch geschlossen sind, gehen Sie mit Ihrer Nase ran. So weiß sie, dass Sie ihren Geruch oder ihre Säfte nicht abstoßend finden.

– **Entspannen Sie bewusst Ihre Zunge,** den Nacken und die Gesichtsmuskeln; so verkrampfen Sie sich nicht, und für sie fühlt es sich auch besser an. Machen Sie die Zunge abwechselnd spitz und dann wieder breit, um eine große Fläche damit abzudecken.

Stellen Sie sich vor, Sie hätten einen Dreier mit Angelina Jolie, Pamela Anderson oder der heißen Kleinen, die Sie jeden Morgen im Zug sehen. Oder mit dem heißen Typen. Tun Sie alles, um Ihrer müden Zunge das Letzte abzutrotzen.

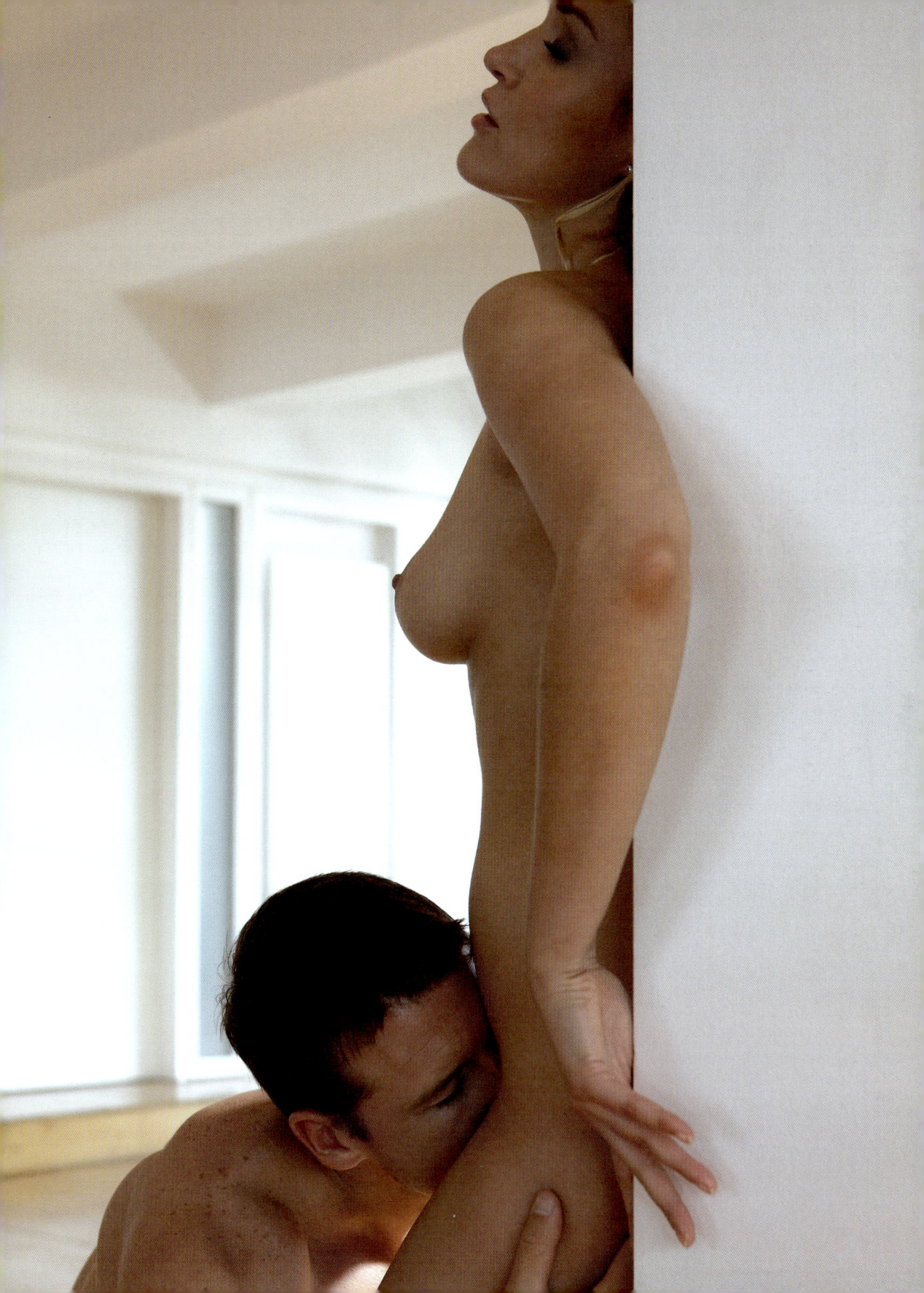

– **Achten Sie auf genügend Speichel** im Mund, damit Ihre Zunge sanft gleitet und sich nicht wie Sandpapier anfühlt. Dann stecken Sie sie flach zwischen die Schamlippen und lassen sie hin- und hergleiten, um einen weichen, aber pulsierenden Druck auszuüben. Ihr Mund liegt ganz an.

– **Achten Sie auf ihre Körpersprache.** Wenn sie bei der ersten Berührung der Klitoris aufstöhnt, muss das kein gutes Zeichen sein. Vielleicht tut es ihr weh. Kräftiges Lecken mit gespannter Zunge fühlt sich nicht gut an. Manche Frauen bevorzugen ein Saugen an der Klitoris, wie sie es in den Filmen machen, aber die meisten hassen das! Lassen Sie es besser sein und probieren Sie eine sanftere Technik.

– **Klar steht die Klitoris im Mittelpunkt,** aber konzentrieren Sie sich anfangs nicht allzu sehr darauf. Dringen Sie mit der Zunge bloß ein wenig ein, und lassen Sie sie dann kreisen (die meisten Nerven befinden sich sowieso ganz vorne). Lecken Sie zwischendurch ihre Brüste, beißen Sie in ihren Nacken, streicheln und lecken Sie ihre Schenkel oder zwischen Anus und Vagina. Oder probieren Sie mal das Rimmen (mit der Zunge um den Anus fahren). Dann wenden Sie sich wieder dem kleinen Mann im Boot zu, möglich wären: Lecken mit flacher Zunge, flatterndes Hin und Her, Kreisen, Zickzackbewegungen. Wechseln Sie zwischen langsamen, schnellen, zarten und härteren Gangarten ab (ich sagte »härter«, nicht hart).

– **Lecken, nicht züngeln.** Wahrscheinlich wird sie heftiges Züngeln ablehnen. »Ich hasse es, wenn sie züngeln«, war eine der häufigsten Antworten von Frauen auf meine Frage, welche Technik sie beim Oralverkehr bevorzugen.

– **Eine einfache Methode, ihre heißeste Stelle zu finden,** ist es, die Ziffer acht mit der Zunge nachzuzeichnen oder alle Buchstaben des Alphabets zu lecken (eher die kleinen, weil sie runder sind). So verhindern Sie eine Überstimulierung ihrer Klitoris, und es ist ein tolles Zungentraining. Üben Sie mit Ihrer Handfläche – garantiert tut Ihnen die Zunge noch vor dem mmmmm weh.

– **Wie beim Verkehr haben die Frauen letztlich zwei oder drei Lieblingstechniken,** eine davon mit absoluter Orgasmusgarantie. Welche das sind, sollten Sie

Wo ist bloß diese Klitoris?

Wenn Sie die Klitoris nicht finden, ist sie vielleicht noch nicht so weit. Die Klitoris schwillt im Erregungszustand an und tritt hervor.

– Wenn sie noch immer unsichtbar ist, sagen Sie »zeig mir, wo du es gerne hättest« statt »ich kann deine Klitoris nicht finden«. Sonst kommen Sie sich wie der letzte Trottel auf der Sexschule vor. Sie suchen am oberen Ende ihrer Vagina nach einer winzigkleinen Perle, die noch dazu unter einem Häutchen verborgen sein könnte.

– Im Erregungszustand tritt die Klitoris oft hervor. Wenn nicht, lecken Sie sanft über das Häutchen oder kreisen Sie mit der Zungenspitze darüber und nutzen es als eine Art »Puffer«, wie eine Vorhaut, oder setzen den Handballen auf ihr Schambein, die Finger in Richtung Bauch und drücken dagegen. Das legt ihre Klitoris frei.

– Lecken Sie sanft an den Seiten entlang, umkreisen Sie das Ding oder belecken Sie die Wurzel. Lecken Sie nicht direkt darüber, und denken Sie daran: mit breiter Zunge, feucht und langsam, langsam und nochmals langsam.

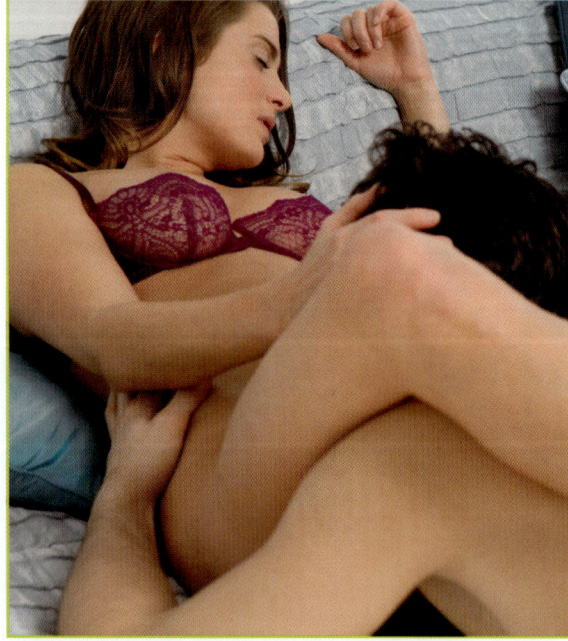

Oralsex für ihn

Auf die Position kommt es an

– **Er braucht ewig.** Er steht, die Beine gespreizt, während Sie vor ihm knien. Es ist die klassische Porno-Stellung, und sie wird seine Fantasie beim Masturbieren schon oft beflügelt haben. Außerdem erweisen Sie so seinem besten Stück alle Ehre. (Noch spannender ist es, wenn Sie dabei völlig nackt sind, er ganz angezogen oder umgekehrt.) Sie erreichen so gut seine Hoden, den Damm und den Anus – und wenn Sie ihn dort stimulieren, schafft er auch die letzte Hürde.

– **Er wird selbst aktiv.** Fesseln Sie ihn, damit klar ist, wer das Sagen hat. Bondage hilft Ihnen, die »Gute Mädchen tun das nicht«-Attitüde abzulegen, so wie es ihn dazu zwingt, die »Ich sollte das Heft in der Hand haben«-Attitüde aufzugeben. Sie haben die Kontrolle, was auch bedeutet, dass er nicht mit der Hand am Kopf nachdrücklich wird oder in den Mund stößt.

– **Er ist schüchtern.** Mon dieu! Bitten Sie ihn, sich aufs Bett zu knien, am Kopfende mit dem Rücken zur Wand. Sie strecken sich, Gesicht nach unten, vor ihm aus, und er verliert alle Befangenheit, da er nur den erfreulichen Anblick Ihres Rückens, Pos und der Beine vor sich hat. Zu empfehlen wäre auch die gute alte 69er-Stellung (siehe Seite 121), weil es garantiert keinen Blickkontakt gibt.

– **Er bettelt darum.** Er liegt rücklings auf dem Bett, Arme und Beine abgestreckt. Dann setzen Sie sich abgewandt auf ihn. Fixieren Sie mit den Füßen seine Handgelenke und stützen Sie sich, ganz Domina, mit den Händen auf seine Schenkel. Sie haben nur Ihre Zunge frei, er aber wird so was von angetörnt sein.

– **Sie möchten ihn beeindrucken.** Machen Sie's halböffentlich, und wenn es nur zehn Sekunden sind. Solch spielerischer Exhibitionismus kommt immer gut (ist aber auch strafbar, also übertreiben Sie's nicht). Wenn Sie wirklich punkten möchten, legen Sie sich aufs Bett, den Kopf über die Bettkante. Dies ist die ideale Stellung für »Deep Throat«. Es kommt darauf an, die Kehle gerade auszurichten, dann versuchen Sie die Muskulatur möglichst gut zu entspannen. Atmen Sie durch die Nase ein, wenn er in Ihren Mund eindringt. Atmen Sie aus, wenn Sie ihn tief aufnehmen. Wenn Sie würgen müssen, schlucken Sie; das sollte helfen. (Üben Sie zuerst mit einer Karotte oder einem Dildo.) Nun ist »Deep Throat«, wie wir alle wissen, nur eine nette Spielerei. (Die meisten Nerven sind an der Eichel, nicht am Schaft.) Aber es ist sehr pornomäßig, und Sie wirken dadurch völlig ungehemmt und schrecklich erfahren.

Lassen Sie ihn abheben

– **Beginnen Sie, wenn er die Hose noch anhat.** Durch die Jeans (ja, wirklich – mit sehr fester Zunge) und dann durch die Unterwäsche. Gehen Sie ihm mit flacher Zunge an den Slip und schieben Sie den Stoff um den Schaft.

– **Auch wenn er schon steht wie 'ne Eins,** stürzen Sie sich nicht darauf, als wär's der Joystick Ihrer neuen Spielkonsole. Tasten Sie sich mit der Zunge heran, um die Preziosen herum und an der Schenkelinnenseite entlang wieder nach oben. Dann geht es mit den Händen langsam weiter (siehe Seite 83).

– **Wählen Sie sich Ihre Stellung bewusst aus,** besonders wenn es das erste Mal ist, weil Sie es bequem und beide Hände frei haben möchten. Eine Hand sollten Sie meist am Schaft haben, damit Sie dem Penis nicht ständig hinterherjagen müssen, als würden Sie Würstchenschnappen spielen, was eher abtörnt.

– **Wenn Sie richtig verdorben sind** (und auch sonst), haben Sie schon längst etwas Vorsaft – mit dem Finger aufgenommen, auf Ihre Lippen gestrichen und ihn dann geküsst. Wenn nicht, machen Sie's jetzt oder führen Sie bei sich selbst die Finger ein und tragen Sie Ihr eigenes natürliches Gleitmittel auf den Penis auf.

Man kann das Orgasmus-Jo-Jo auch auf die Spitze treiben, sodass der Penis »Leck mich!« sagt und aussteigt. Bringen Sie ihn ein paar Mal bis kurz davor, keine zehn Mal.

Die Grundtechnik

Umfassen Sie ihn an der Wurzel – das hält das Blut im Penis und er bleibt schön hart – und umschließen Sie dann die Eichel mit dem Mund.

– Natürlich soll er schon was spüren, aber vermeiden Sie es, sich festzusaugen.

– Drücken Sie die Zunge flach gegen das Eichelbändchen (Frenulum) und reiben Sie sanft darüber. Dann beginnen Sie mit der Hand-Mund-Technik, indem Sie abwechselnd mit der Hand und dem Mund am Penis auf- und abgleiten, bis er praktisch keinen Unterschied zwischen Hand und Mund mehr feststellen kann.

– Sie schließen die Hand auf dem Weg nach oben und öffnen sie abwärts wieder leicht. Kurz vor dem Orgasmus erhöhen Sie den Druck. Falls er es ohne Hand bevorzugt, halten Sie den Penis mit einer Hand an der Wurzel fest.

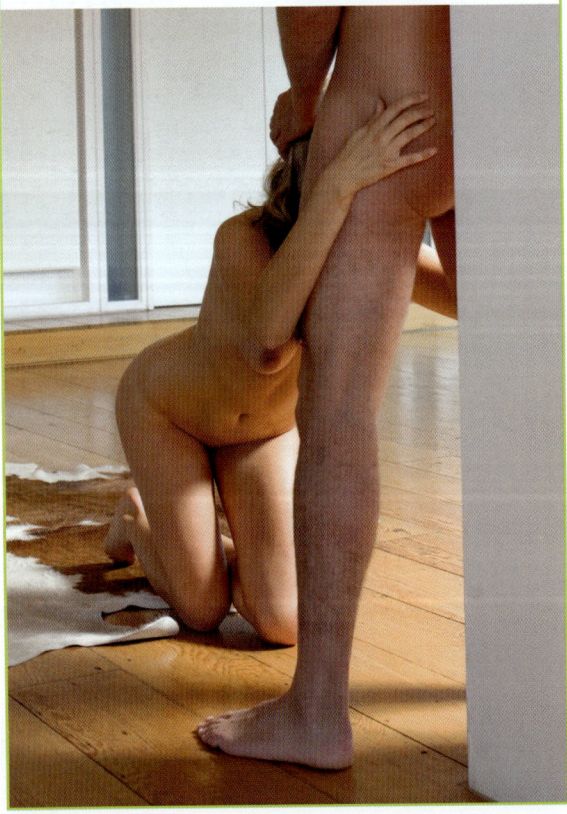

– **Halten Sie Blickkontakt oder bitten Sie ihn, zuzusehen.** Damit er auch wirklich alles sieht, sollten Sie das Licht anlassen und sich die Haare zurückbinden oder ihn bitten, sie zurückzuhalten.

– **Überlegen Sie sich den ersten großen Moment genau.** Schlecken Sie ausgiebig wie an einem Lolly (wobei Sie die Wurzel festhalten). Oder Sie nehmen nur die Eichel in den Mund oder legen den Kopf zurück und lassen ihn gekonnt in voller Länge hineingleiten.

– **Spannen Sie nicht die Lippen über die Zähne.** Das sieht peinlich aus. Einfacher ist es, die Lippen nach vorne zu stülpen und sorgfältig darauf zu achten, die Zähne nicht ins Spiel zu bringen. Nun wenden Sie die Grundtechnik (siehe links) an. Sie atmen durch die Nase (klar), und der Rhythmus sollte schön gleichmäßig sein.

– **Sie kommen mit dem Würgereiz klar,** indem Sie selbst bestimmen, wie tief der Seine geht. Wenn er die Hand auf Ihren Hinterkopf legt und unvermittelt tief eindringt, unterbrechen Sie ihn und sagen Sie: »Das mag ich nicht. Versprich mir, dass du es nicht wieder tust!« (Um dem Ganzen mehr Nachdruck zu verleihen, gehen Sie zuerst auf Distanz.) Machen Sie erst weiter, wenn Sie einigermaßen beruhigt sind. Sollten Sie selbst bei geringem Vordringen einen Würgereiz verspüren, lenken Sie den Penis seitwärts zur Wange oder in die obere Mundhöhle.

– **Lecken Sie seinen Damm,** den glatten Bereich zwischen Anus und Hodensack. Erzählen Sie ihm vorher, Sie würden sich vorstellen, es sei die Vagina einer anderen Frau, schließlich würden Sie das bei einem Dreier tun. (Natürlich wird es ihn sehr enttäuschen, zu erfahren, dass es bei einer Fantasie bleiben wird.)

– **Lassen Sie ihn an sich spielen, während Sie mit ihm spielen.** Für ihn ist es das Höchste, zu sehen, wie seine Finger in Ihnen verschwinden, während sein Penis in Ihrem Mund verschwindet. Man weiß sogar, dass sein Erregungsgrad steigt, wenn er an Ihnen herumspielt, während er stimuliert wird. Auch das kommt gut: Lassen Sie ihn an Ihren Fingern saugen, während Sie ihm einen blasen. Das ist sexy, und überdies saugen die meisten Typen ihre Finger so, wie sie es selbst gerne hätten. So bekommen Sie nebenbei noch wichtige Hinweise.

– **Wenden Sie sich wieder dem Frenulum zu.** Halten Sie den Penis fest, und streichen Sie mit flacher Zunge sanft und gleichmäßig darüber hinweg. Versuchen Sie ein Zungenflattern. Gleiten Sie zur Abwechslung über den Eichelrand. Versuchen Sie, ihn mit den Lippen, nicht mit den Zähnen, einzusaugen und damit zu spielen. Kneten Sie währenddessen mit der anderen Hand sanft die Hoden.

– **Es ist langweilig,** sich allein auf die Eichel und das Bändchen zu konzentrieren. Außerdem leidet die Empfindsamkeit darunter, und es kann sogar wehtun. Wenden Sie sich den Hoden zu, indem Sie sie abwechselnd in den Mund nehmen und leicht daran saugen. Drücken Sie mit den Fingern auf seinen Damm. Lecken Sie am Schaft auf und ab oder gehen Sie mit spitzer Zunge in den Eichelschlitz.

– **Wenn Sie Ihren Job gut machen,** sollte er eine Menge Spaß daran haben. Wenn er vor Lust die Augen verdreht, wird das auch Sie anmachen. Es liegt bei Ihnen, diese kräftigen Beine in Pudding zu verwandeln, ihn dazu zu bringen, Sie anzuflehen weiterzumachen … allein dabei könnte man doch schon dahinschmelzen. (Ich bin überzeugt, dass Frauen, die ungern blasen – und Männer, die ungern lecken –, eigentlich Sexmuffel oder andersrum sind) Und zeigen Sie ihm, wenn Sie es genießen. Stöhnen Sie. Seien Sie laut. Unterbrechen Sie (aber nicht, wenn er kurz davor ist) und sagen Sie: »Es ist so geil.« Oder einfach nur: »Wahnsinn!« Dann machen Sie weiter.

– **Es ist zwar gut, ihn immer wieder bis kurz vor den Orgasmus zu bringen** (er ist in der Hinsicht nicht anders als Sie – je länger es dauert, umso intensiver ist der Orgasmus), aber man kann das Orgasmus-Jo-Jo auch auf die Spitze treiben, und zwar so weit, dass sein Penis »Leck mich!« sagt und aussteigt. Also bringen Sie ihn ein paar Mal bis kurz davor, aber keine zehn Mal.

– **Wenn Sie das gegenteilige Problem haben,** er also keinerlei Beeindruckung zeigt, während Sie sich selbstlos abrackern, besteht möglicherweise Gesprächsbedarf. Manche Männer kommen bei einem Blowjob sehr schnell und intensiv. Andere empfinden dabei weniger als beim Verkehr. Fassen Sie ihn in dem Fall etwas kräftiger an und bauen oben eine Drehung ein, bei der Sie ihn gleichzeitig mit der Zunge umspielen. Wenn das nichts hilft, führen Sie ihm einen gut angefeuchteten Finger hinten ein, um die Prostata zu stimulieren. Oder stimulieren Sie andere sensible Teile von außen, indem Sie mit der Hand wirklich fest zwischen seine Beine gegen den Damm drücken.

– **Überlegen Sie sich rechtzeitig,** ob Sie schlucken wollen oder nicht. Praktische Tipps zu diesem Thema finden Sie auf Seite 120. Grundsätzlich haben Sie die Wahl: schlucken, ihn erst gar nicht im Mund kommen zu lassen oder es danach auszuspucken. Letzteres empfiehlt sich nicht, weil er glauben könnte, Sie würden sich vor seinem Sperma ekeln. Oder wie würden Sie sich fühlen, wenn er, nachdem er Sie geleckt hat, wegrennt, um sich den Mund auszuspülen? Genau.

Heiß

Halten Sie ihn gut feucht, lecken Sie eher fest, statt zu sanft. Allgemein gilt, je größer der Penis ist, umso mehr Druck sollten Sie anwenden. Je aktiver Ihre Zunge ist, umso besser. Umspielen Sie die Eichel, lecken Sie am Schaft auf und ab, den Eichelrand und auch darunter sowie am Penisansatz.

Weniger heiß

Kalte Hände sind fast so abschreckend wie lange Fingernägel, am schlimmsten aber sind eingerissene Nägel oder Nagelhäutchen, Zähne, Ringe mit scharf hervortretenden Steinen und bedrohlichen Fassungen, unsanftes Reißen an der Vorhaut … all das sollten Sie vermeiden. Und glauben Sie nicht, Heinz würde mögen, was Otto geil fand.

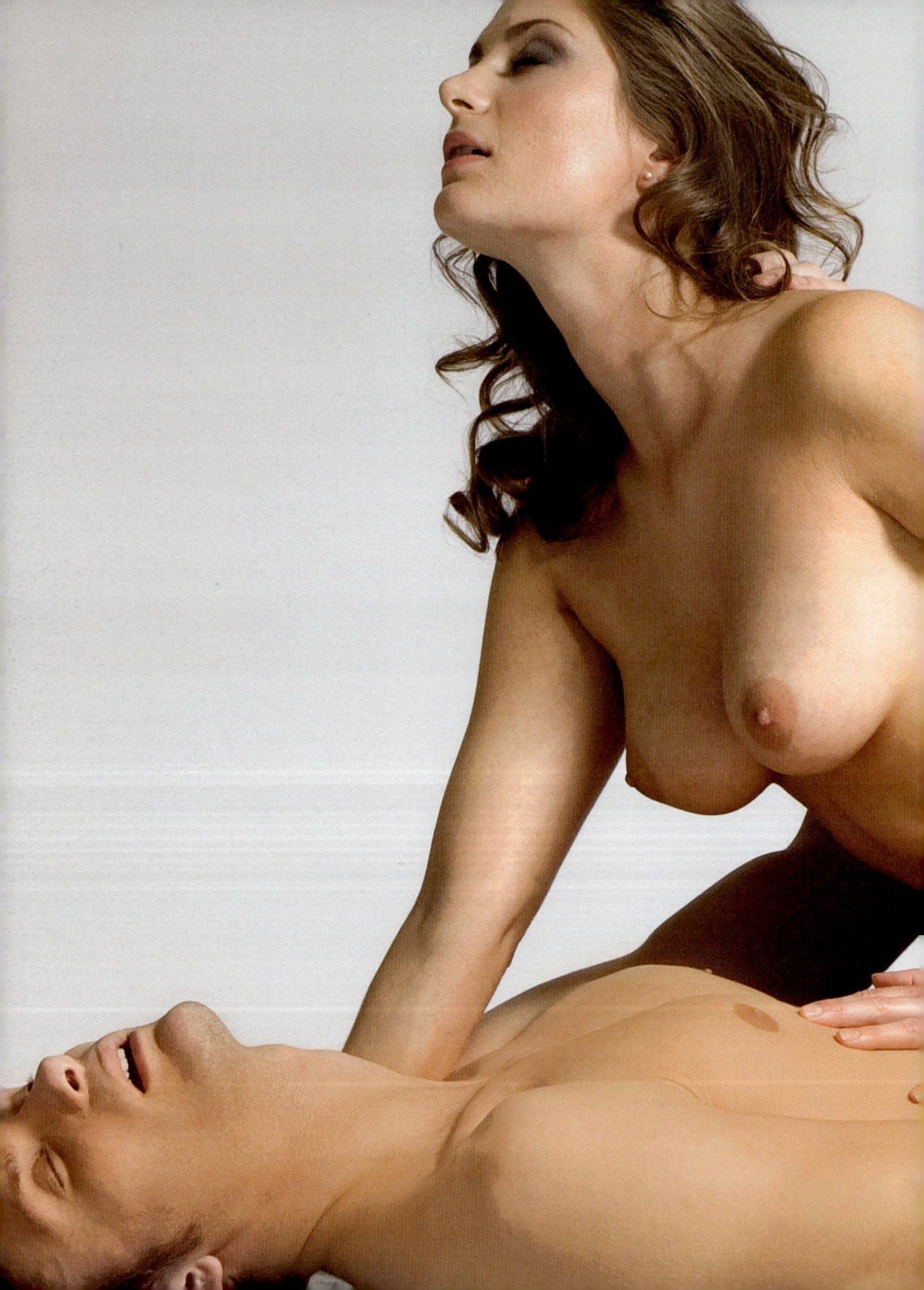

1000 Wege zum Orgasmus

Wenn Sex die Reise ist, dann ist der Orgasmus sicher der Ort, den wir alle gebucht haben. Wählen Sie die beste Route aus, genießen Sie heiße Abstecher – und kommen Sie oft wieder!

Ist der Orgasmus das Wichtigste beim Sex? Wenn es nur um diesen (wenn überhaupt) 30-sekündigen Lustrausch ginge, würden wir es uns doch alle ständig selbst besorgen, oder nicht? Frauen würden nach Hause zu ihren Vibratoren eilen – die zuverlässigste und schnellste Methode für sie –, Männer Internet-Pornos konsumieren – immer öfter die zuverlässigste und schnellste Methode für ihn. Stattdessen mühen wir uns damit ab, Sex miteinander zu haben, in unterschiedlichen Paarungen (je nachdem, ob Sie hetero, homo oder bi sind), aber doch mit dem gleichen zweifelhaften Ergebnis, denn es ist wesentlich einfacher, sich mit den entsprechenden Fantasien im Kopf selbst zum Orgasmus zu bringen.

Mir wurde einmal ein potenziell wunderbarer Orgasmus komplett ruiniert, weil sich der daran beteiligte Mann ständig in Gollum verwandelte. Gollum ist eine spindeldürre schleimige Kreatur mit übergroßen Händen und Füßen aus »Herr der Ringe«. Der Typ, mit dem ich zusammen war, als der Film anlief, war nicht gerade einer der Kräftigsten, mit unglaublich schmalen Hüften und einem ziemlich großen Penis. Mich hat das irgendwie irritiert – als würde dieses Teil nicht zum Rest des Körpers passen. So wenig wie Gollums zu große Hände und Füße … Und sobald mein Kopf diese Verbindung hergestellt hatte, funktionierte es mit uns beiden nicht mehr. Kaum lag mein dünner (aber hübscher) Freund zwischen meinen Beinen, um mich verdammt gut oral zu verwöhnen, schon linste der glupschäugige Gollum zu mir hoch und zischte: »Mein Schatz.« Vorbei. Sowohl der potenzielle Orgasmus wie (leider) auch die Beziehung.

Aber heißt das, ich hätte mir damals geschworen, es mir nur noch selbst zu machen? Natürlich nicht. Denn so richtig schön wird ein Orgasmus doch erst mit einem Partner aus Fleisch und Blut. Man denke nur an das schwummrige Gefühl im Magen vor einer Verabredung, verstohlene Blicke, die Sehnsucht nach Zärtlichkeiten, das Kribbeln im Schritt oder der Dauerständer in der Hose – selbsterzeugte Orgasmen sind in dieser Phase am intensivsten, aufgeladen von der Vorfreude auf das, was kommen wird. Dann wird man zum ersten Mal berührt, geleckt, penetriert – noch mehr anregendes Futter für unsere Fantasie, um unsere Orgasmen anzufachen, ob noch solo oder nicht. Wenn ein geliebter Mensch mit ins Spiel kommt, hat man Hautkontakt, Zärtlichkeiten, erregende Blicke, und die Hormone spielen verrückt – das alles bewirkt Orgasmen, wie wir sie alleine nie haben würden.

Wir geben uns nicht ohne Grund alle Mühe, um nicht nur gemocht, sondern auch begehrt werden – es ist vielleicht nicht ganz so leicht, zusammen mit einem anderen Menschen zum Orgasmus zu kommen, aber dafür ist dann auch die Qualität unvergleichlich, und zwar bei Männern und bei Frauen. Viele glauben, die Qualität würde bei Männern keine Rolle spielen, weil sie leichter zum Orgasmus kommen. Dabei sind seine Orgasmen qualitativ ebenso unterschiedlich wie ihre. Ich will Ihnen helfen, zusammen zum Orgasmus zu kommen, und zwar zu wirklich guten Orgasmen. Als erstes erfahren Sie, wie Sie Ihre Orgasmusquote steigern können, dann folgt ein Leckerbissen – zuerst für ihn, dann für sie.

Sie können von analen, klitoralen, multiplen, G-Punkt- oder Reihenorgasmen sprechen, egal – es gibt im Grunde nur eine Art von Orgasmus.

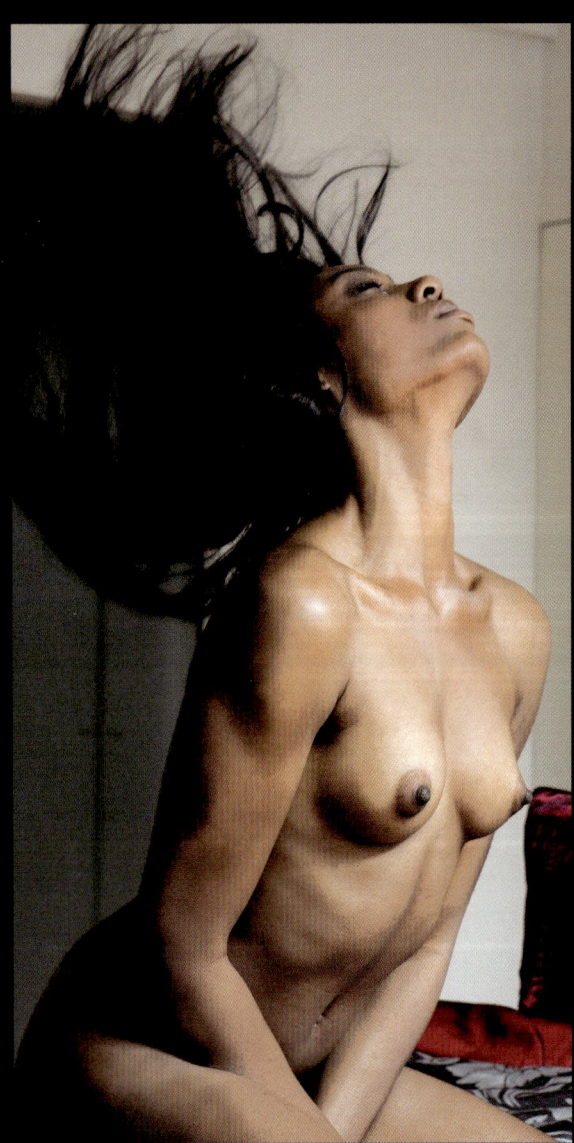

Ein Orgasmus ist ein Orgasmus!

In anatomischer Hinsicht entstehen alle Orgasmen an derselben Stelle, auch wenn sie sich unterschiedlich anfühlen. Egal, ob Sie von einem analen, klitoralen, multiplen, G-Punkt- oder Reihenorgasmen sprechen, – der Orgasmus kommt dadurch zustande, dass unser Körper Blut an den Kreislauf zurückgibt, nachdem es mit hohem Druck an eine erregte Stelle gepumpt wurde. Wie auch immer Sie den Umkehrpunkt erreicht haben, der Mechanismus ist derselbe. Es ist wichtig, sich das klarzumachen, wenn Sie beide mehr Orgasmen erleben möchten. Trotz stets gleicher körperlicher Abläufe ist das Gefühl höchst unterschiedlich. Es gibt schwache Orgasmen, kaum merkliche Zuckungen, aber auch gewaltige Erschütterungen. Woher dieser Unterschied? Emotionen, Erregungsgrad, Experimentierfreude, Erfahrung, Timing, Geduld, Liebe – alles kann eine Rolle spielen.

Ich möchte …

… häufigere Orgasmen

– **Warum nicht mal ein Quickie?** Er hält, mit viel Gleitmittel, einen Vibrator an Ihre Klitoris und dringt von hinten ein. In diesem Szenario zählen nur Orgasmen.

– **Sie hätten lieber mit jemand anderem Sex.** Tun Sie einfach so, als ob – Ihr Partner kann keine Gedanken lesen. Vergessen Sie Schuldgefühle – fast alle Männer und Frauen haben solche Fantasien, wenn sie mit ihrem (dennoch heißgeliebten) Partner zusammen sind. Sex mit jemand anderem ist im Kopf okay, aber nicht im Bett.

– **Sie haben beim Verkehr keinen Orgasmus bekommen.** Masturbieren Sie danach vor den Augen Ihres Partners. Und lassen Sie sich extra viel Zeit dabei, wenn er sich zuvor keine richtige Mühe gegeben hat.

– **Sie würden gern was ausprobieren, trauen sich aber nicht.** Verbinden Sie Ihrem Partner die Augen – Sie sind dann nicht so gehemmt und eher bereit, loszulassen und zu genießen. Außerdem sieht keiner, wenn mal was nicht so klappt.

– **Sie kommen nur bis kurz davor.** Sie müssen die Auslöser genau kennen, Vorstellungen im Kopf, die Sie wachrufen, um sicher zum Orgasmus zu kommen. Je mehr Hinweise Sie erkennen, umso leichter wird eine Orgasmusreaktion ausgelöst. Konzentrieren Sie sich darauf, was bei Ihnen in dem Moment normalerweise abläuft. Wenn das nicht funktioniert, nehmen Sie den Druck weg und versuchen Sie es ein anderes mal.

Sie machen es in der Missionarsstellung. Das traditionelle »Rammeln« wird sie kaum zum Orgasmus bringen; ebenso gut könnten Sie versuchen, sich mit dem Brotmesser die Beine zu rasieren. Besser ist es, wenn beide sich mit konstantem Druck kreisend bewegen, statt auf und ab. Ziel ist es, den Penisansatz möglichst intensiv mit allen Teilen der Vulva in Kontakt zu bringen. Seine Stöße sollten eher kurz und flach sein als tief und schnell.

Sie machen es im Stehen. Wenn Sie es im Stehen treiben, hatte zumindest einer von Ihnen ein dringendes spontanes Verlangen. Da lässt es sich gut auch noch zu Rollenspielen oder Dirty Talk übergehen. Wenn Sie damit nur Ihrem Partner einen Gefallen tun wollten, dann tun Sie sich den Gefallen, es auch zu genießen.

Sie machen es in der Hündchenstellung. Wenn sie möglichst weit hochgeht, wird die empfindsame vordere Scheidenwand stimuliert. Bevor er ganz eingedrungen ist, kann er an ihrer Klitoris spielen, während sie ihm an die Hoden greift. Wechseln Sie zwischen der linken und rechten Hand ab.

Er ist oben. Ihre Schamlippen sollten nach dem Eindringen eng am Penis anliegen. Damit erreichen Sie eine optimale Stimulierung der Klitoris und des Harnröhrenbereichs, wo sich ebenfalls viele Nervenenden befinden. Rufen Sie sich die heißen Zungenküsse in Erinnerung, die Sie gerade noch ausgetauscht haben, aber sabbern Sie nicht …

Sie ist oben. So kommen Sie am ehesten gemeinsam zum Orgasmus, da sie die Kontrolle übernehmen kann, falls er sie zu verlieren droht. Er sollte auf Kontraktionen der Vagina achten: Hat sie auf einer Erregungsskala von 1 bis 10 etwa die acht erreicht, schließt sich ihre Vagina oft fest zusammen. Das hat den biologischen Zweck, ihn zum Samenerguss zu bringen, aber Sie können es auch einfach als »Okay, gleich kommen wir«-Zeichen betrachten.

Fertig machen für die nächste Runde …

Es gibt vier verschieden Formen multipler Orgasmen.

– Mehrere Einzelorgasmen: Sie erfolgen getrennt, aber es gibt mehr als einen innerhalb einer Session.

– Sequentielle Orgasmen: Diese multiplen Orgasmen folgen bei ziemlich konstanter Erregung so dicht aufeinander, dass Sie zwischendurch nicht fernsehen oder duschen gehen.

– Reihenorgasmen: Die Orgasmen erfolgen, nur von Sekunden getrennt, ohne eigentliche Unterbrechung und Nachlassen der Lust. (Sie hatten wohl gut gefrühstückt heute?)

– Gemischte Orgasmen: Eine Zusammensetzung aus mindestens zwei der Formen.

Sie sind schon am Ende, wenn Sie das alles nur hören? Ein Orgasmus kann völlig genügen. Aber versuchen Sie doch mal, mehrere Einzelorgasmen zu erreichen – nur einen mehr als sonst.

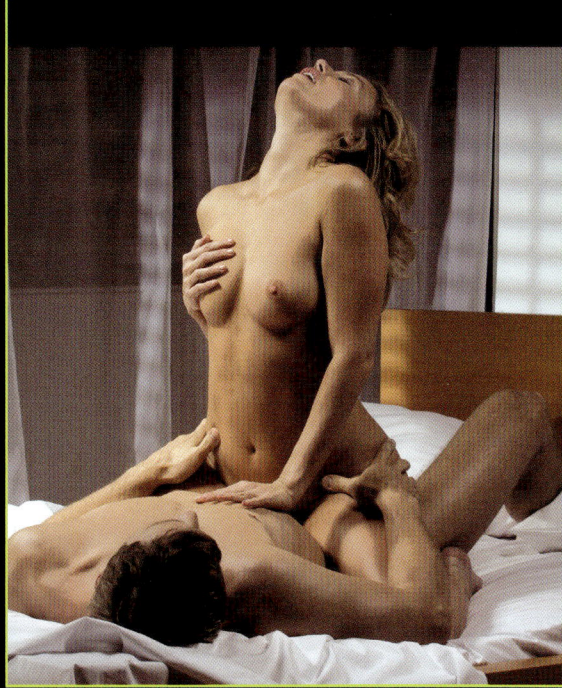

Es ist viel leichter, durch
Selbstbefriedigung zum
Orgasmus zu kommen
als zusammen mit einem
Partner – schon deshalb,
weil die Fantasien dann
ungehemmter sind.

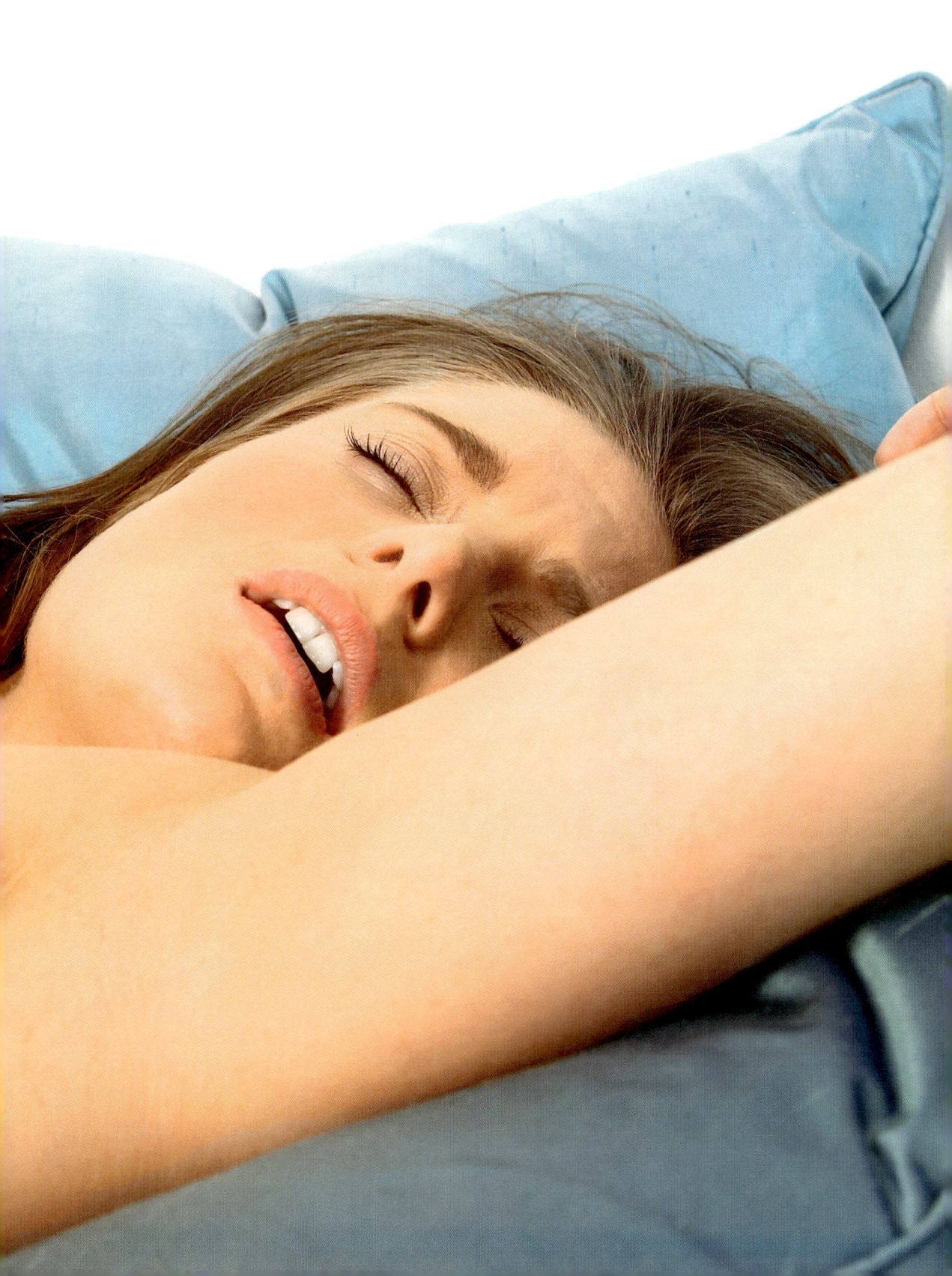

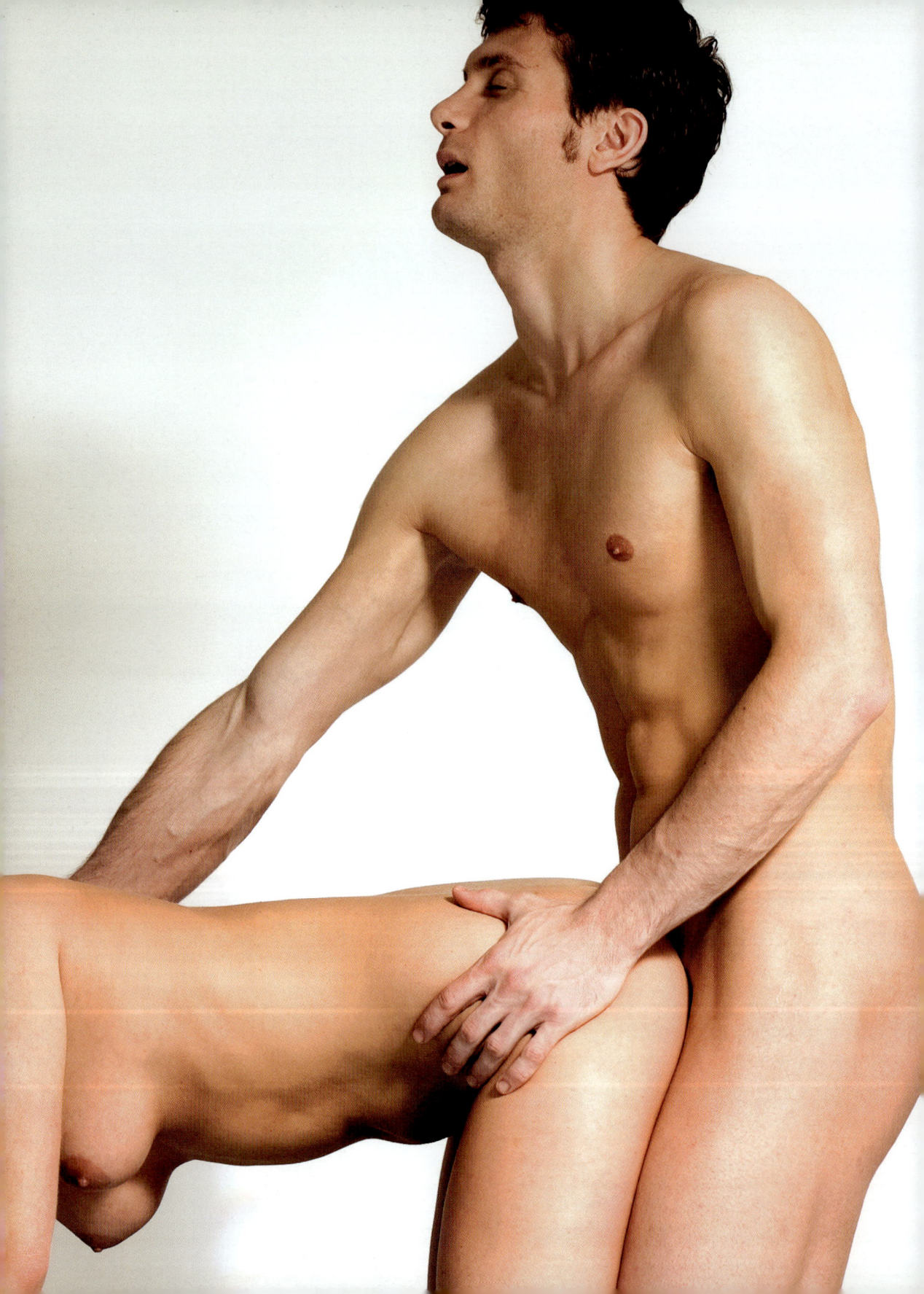

1

Wenn Sie abgelenkt sind, richten Sie Ihre Augen auf das, was gerade geschieht, statt sich in der Frage zu verlieren: »Was meinte Peter/Paula bloß mit dieser Bemerkung?«

2

Für intensiveren Sex sollten Sie sich auf Ihre momentanen Empfindungen konzentrieren, um von Ihren Gedanken loszukommen. Bleiben Sie im Augenblick.

3

Lassen Sie sich an zwei Stellen gleichzeitig stimulieren. Bitten Sie Ihren Partner, beim Oralverkehr zusätzlich einen mit Gel befeuchteten Daumen hinten einzuführen.

4

Versuchen Sie neue und gewagte Stellungen, die Konzentration erfordern und praktisch dazu zwingen, im Augenblick zu bleiben. Wer nicht wagt, der nicht gewinnt.

… intensivere Orgasmen

– **Vermeiden Sie Alkohol.** Alkohol wirkt dämpfend.

– **Streben Sie sequentielle Orgasmen an.** Stärkere Orgasmen haben Sie, wenn Sie bei sich bleiben, anstatt sich allzu sehr auf den Partner zu konzentrieren. Der Wunsch, gemeinsam zu kommen, ehrt Sie, aber Patzer und Pannen könnten der Preis sein.

– **Entleeren Sie zuvor die Blase.** Nichts Schlimmeres als die Frage: »Ist das ein Orgasmus oder muss ich nur Pipi machen?« – besonders wenn Sie die G-Punkt-Stimulierung ausprobieren (siehe Seite 58–63).

… multiple Orgasmen

– **Erwarten Sie als Mann nicht allzu viel.** Hier kommen die Frauen zum Zug. Wir kommen zwar nicht so leicht zum Orgasmus, aber wenn, dann sind mehrere kein Problem. Bei Männern dagegen sind multiple Orgasmen reine Übungssache.

– **Üben Sie für sich alleine.** Masturbieren Sie so, wie Sie es gewohnt sind, bis … stopp! Wechseln Sie die Position und die Technik (verwenden Sie z.B. die Finger statt des Vibrators) und beginnen Sie von Neuem.

Bringen Sie sich wieder bis kurz davor, dann stoppen Sie. Wechseln Sie abermals die Position und die Technik – so oft, bis Sie wenigstens fünf Mal fast gekommen sind. Mit dieser Vorgehensweise verhindern Sie, dass Ihr Körper immer auf dieselbe Weise zum Orgasmus gebracht werden will, und gewöhnen ihn daran, dass nach einem Empfindungshöhepunkt ein weiterer folgt.

– **Verwenden Sie verschiedene Stimulationsarten.** Wechseln Sie ab zwischen Oralsex, Verkehr und digitaler Stimulation (womit hier eher Fingerspiele gemeint sind, aber wo wir schon dabei sind, ein Porno im Hintergrund fehlt Ihnen vielleicht noch?)

– **Sonstige Möglichkeiten.** Genießen Sie die prickelnde Vorfreude, lange vor jeder Berührung. Stellen Sie sich mental darauf ein, weiterzumachen. Nach dem ersten Orgasmus sind die sensiblen Zentren überreizt und deshalb tabu. Wenden Sie sich größeren Lustzonen zu, den Brüsten, Pobacken oder Schenkelinnenseiten. Liefern Sie sich beim Küssen Zungengefechte. Reiben Sie sich beim Akt aneinander und halten Sie Ganzkörperkontakt. Lassen Sie die Beckenbodenmuskeln spielen. Ziehen Sie an ihren Haaren, um die Stimmung weiter aufzuheizen, oder geben Sie ihm was auf den Po.

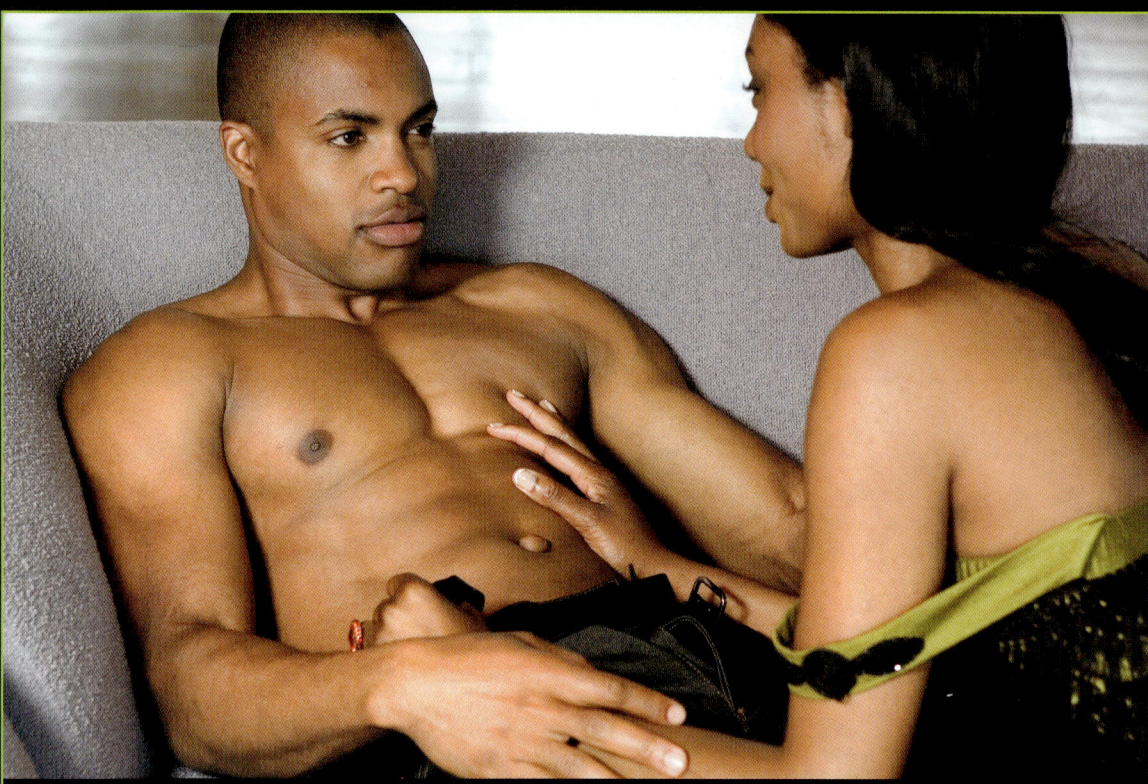

So kommt er besser

Man witzelt, manche Männer kämen, wenn man ihnen nur ein Bier hinstellt und sich auszieht. Hier aber geht's darum, ihm einen Megaorgasmus zu verschaffen – fangen Sie mit Bier und 'nem Strip an und versprechen Sie ihm, ihn nach Strich und Faden zu verwöhnen.

– Bitten Sie ihn, vor Ihren Augen zu masturbieren. Achten Sie besonders darauf, wo er zuerst Hand anlegt – genau dort greifen Sie auch zu, wenn Sie es ihm mit der Hand besorgen.

– Achten Sie darauf, wie fest er zugreift. Wenn er dem Ding fast die Luft abdreht, ohne aufzuschreien, werden Sie ihm durch normalen Verkehr keinen erdbebenartigen Orgasmus bereiten. Sie können Ihren Beckenboden noch so intensiv trainieren, mit dem festen Griff einer Faust kann es Ihre Vagina niemals aufnehmen, es sei denn, Sie heben damit Gewichte.

– Wenn er es also genau so gemacht hat, tun Sie's auch, dann gehen Sie zum Verkehr über. Setzen

Sie sich rittlings auf ihn und gewähren ihm ein paar Minuten in Ihnen, während Sie Ihre Muskeln spielen lassen. Dann bringen Sie ihn mit fester Hand und weichen Lippen zum Orgasmus. Wenn sein Zugriff weniger hart war, blasen Sie ihm zuerst einen, um ihn danach zu reiten, und zwar nicht auf und ab, sondern vor und zurück, wobei Sie Ihre Klitoris an seinem Becken reiben.

– Die meisten Männer kennen ein »Extra«, bei dem sie tierisch abgehen. Das kann ein Griff an die Hoden sein, ein Finger im Anus, ein Kneifen oder Beißen der Brustwarze, schmutzige Worte aus Ihrem Mund, Pornos, Fesselungen … Wenn er es Ihnen nicht verrät, probieren Sie die Liste nacheinander durch.

– Je länger die Vorbereitung, umso intensiver der Orgasmus – reizen Sie ihn, was das Zeug hält, und stöhnen Sie laut, wenn er kommt, um ihm zu zeigen, dass es Sie antörnt. Und wenn Sie dann auf seinem Schenkel auch noch selbst einen Orgasmus bekommen, während Sie ihn durch und durch verwöhnen, alle Achtung!

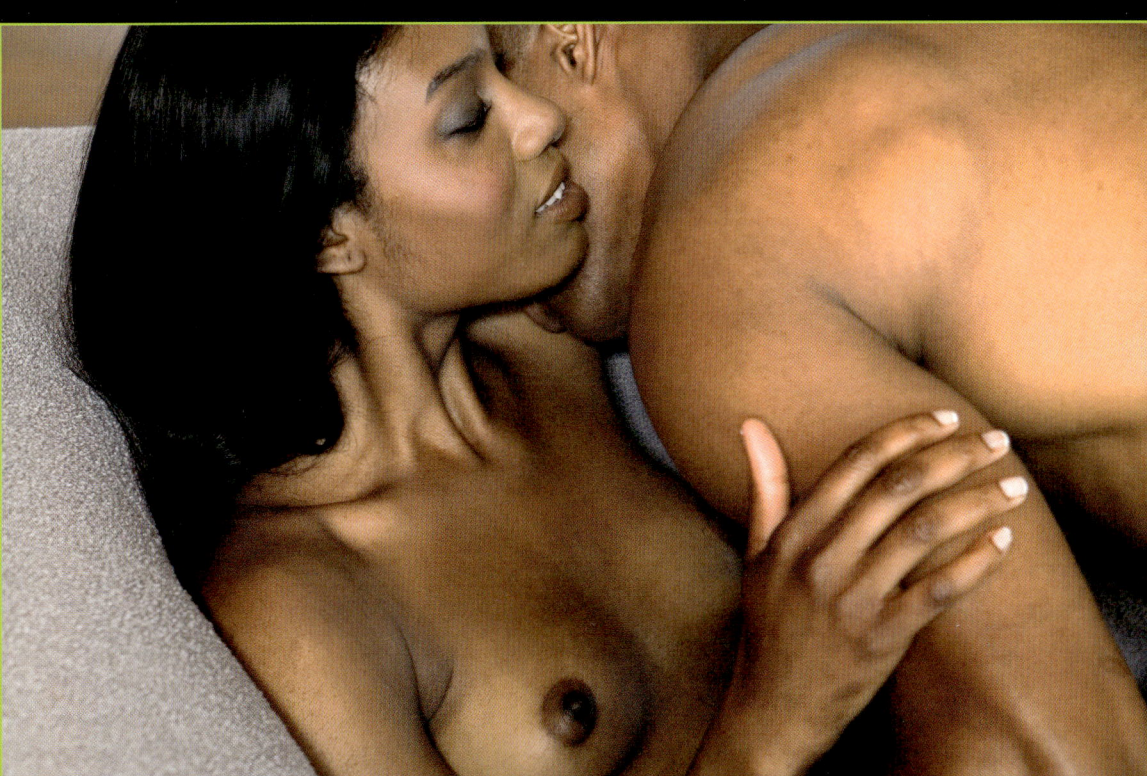

So kommt sie besser

Während die Kerle ein Bier und ein Strip in Fahrt bringen, was macht uns Frauen heiß? Überraschen Sie sie mit einer Flasche Champagner und Erdbeeren (in Schokolade). Das zeugt von Stil, selbst wenn Sie noch Ihre Fußballklamotten tragen.

– Nichts törnt uns mehr an, als wenn jemand unseren Körper bewundert – mit den Augen, mit zärtlichen Fingerspitzen und immer gewagteren Berührungen, bis die Hände am Busen angekommen sind. Es ist unheimlich sexy, zu sehen, wie sich der Gesichtsausdruck eines Mannes verändert, wenn sein scheues Verlangen purer Lust weicht – zeigen Sie ihr diese Lust.

– Ziehen Sie sie aus, bleiben aber selbst angezogen. Küssen und lecken Sie sie durch die Unterwäsche hindurch. Küssen Sie ihren Nacken, ehe Sie ihr den BH ausziehen, und ziehen leicht an ihren Haaren. Blicken Sie ihr in die Augen, um sie dann tief und lang zu küssen.

– Streicheln Sie die Brüste, küssen Sie abermals den Nacken und gehen Sie dann tiefer. Sammeln Sie den Speichel im Mund, damit der erste Kontakt mit ihrer Vulva feucht und schön schlüpfrig ist. Saugen Sie den Duft ein, stöhnen und lecken Sie (siehe Seite 40–43). Führen Sie zuerst einen, dann zwei Finger ein. Drehen Sie sie um und lecken Sie ihren Anus, während Sie mit der Hand unter ihr durchgreifen und weiter Ihre Klitoris stimulieren. Wenn sie sich zurückzieht, drehen Sie sie sacht wieder um.

– Sollte ihr animalisch zumute sein, nehmen Sie sie von hinten. Falls ihr Atem unregelmäßig wird, nehmen Sie besser noch Gel und gleiten Sie mit den Fingern zwischen ihren Schamlippen und über die Klitoris, während Sie sich in ihr bewegen.

– Kurz bevor Sie kommen, gehen Sie dazu über, sie bis zum Orgasmus zu lecken. Wenn er fast abgeklungen ist (warten Sie mindestens 15 Sekunden), dringen Sie abermals ein, um ihr so möglicherweise einen weiteren Höhepunkt zu verschaffen. Erst dann dürfen Sie kommen.

Alles über den G-Punkt

Seit seiner Entdeckung sind zwar Jahrzehnte vergangen, aber der »magische Orgasmusknopf« sorgt nach wie vor für Furore. Was steckt dahinter?

Über den G-Punkt zu schreiben, ist so, als hörte man, Schlaghosen kämen wieder in Mode – man wird nostalgisch, nach dem Motto: Ich war schon damals dabei. Die als G-Punkt bezeichnete Entdeckung wurde bereits 1944 gemacht! Nein, so alt bin ich nicht, aber als 1982 das berüchtigte Buch *The G-Spot* erschien – und daran erinnere ich mich –, sprach die *Cosmopolitan* reißerisch von einem »magischen Orgasmusknopf«. Vier Jahre später, als ich selbst bei der *Cosmo* anfing, brachte uns dieses Thema noch immer in Wallung. Und selbst heute noch, mehr als 20 Jahre später, fragen wir uns: Gibt es ihn oder gibt es ihn nicht? Lässt er uns ejakulieren und wenn ja, wie? Oder ist das doch nur eine Ausrede dafür, dass uns ein bisschen Urin entwichen ist?!

Zum Glück klingen die neuen Theorien über den G-Punkt sehr viel vernünftiger als die früheren. Ich habe nie bestritten, dass die vordere Scheidenwand über Orgasmuspotenzial verfügt – und ich habe seine Auswirkung dank eines Mannes mit extra langen Fingern, extra langem Penis und extra viel Aufmerksamkeit auch einmal erlebt –, aber ich wollte nie glauben, dass es etwas geben soll, mit dem nicht alle Frauen gleichermaßen ausgestattet sind. Ein Herz, eine Leber, Mandeln usw. haben wir ja auch alle; warum also sollte es ein Merkmal geben, das Mutter Natur nicht gleichmäßig unter uns verteilt hat? Ist doch unlogisch. Nun sollen jüngeren

Forschungen zufolge alle Frauen diesen Wunderknopf besitzen, nur die Ausdehnung und die Zahl der Nervenenden variieren angeblich. Was auch erklären würde, dass manche Frauen geradezu enthusiastisch reagieren, andere eher verhalten, wenn man sie darauf anspricht.

Kaum spricht man über den G-Punkt, ist meist sofort auch von »weiblicher Ejakulation« die Rede. Der Grund für diese enge Verknüpfung besteht darin, dass eine Stimulierung des G-Punkts Frauen offenbar dazu bringt, zu ejakulieren. Das schwammartige Gewebe, das die Harnröhre (siehe Seite 60) umgibt, ist von Drüsen durchsetzt, von welchen die Flüssigkeit stammt, die Frauen bei einer Ejakulation ausstoßen. Bei entsprechender Stimulation des G-Punkts wird ein Ejakulat produziert, das über die Skeneschen Gänge in die Harnröhre gelangt und von dort den Körper verlässt. Direkt auf Ihre frischen Laken.

Wie auch immer Sie über den G-Punkt denken, lesen Sie weiter … Immerhin sind Sie dann nicht ausschließlich klitorisfixiert. Sicher, Ihre Finger werden immer wieder dorthin gehen, aber wer nichts wagt …

Wir haben alle ein Herz, eine Leber, Mandeln … warum also sollte es ein Merkmal geben, das Mutter Natur nur manchen Frauen beschert hat? Ist doch unlogisch.

Den G-Punkt finden

Er ist nicht schwer zu finden, nur schwer zugänglich. Finden Sie ihn am besten zuerst selbst, dann leiten Sie Ihren Partner dorthin.

– Die richtige Position: Auf dem Rücken liegend, die Beine angewinkelt zur Brust hochziehen und spreizen. Es geht aber auch in der Hocke, auf dem Bauch oder auf allen Vieren, dann können Sie sich aber nur auf einer Hand abstützen.

– Führen Sie die Finger ein, wobei die Handfläche am Bauch anliegt, dann krümmen Sie sie leicht an. Gehen Sie etwa 5 bis 8 cm tief hinein und versuchen Sie, eine gerippte oder harte Stelle an der vorderen Wand zu ertasten (sie fühlt sich an wie der obere Gaumen).

– Machen Sie eine »Komm her«-Bewegung mit den Fingern und gleiten Sie über die Stelle hinweg.

– Wie fühlt sich die Stelle an? Suchen Sie nicht nur nach Rillen und Unebenheiten, sondern nehmen Sie auch empfindlichere Stellen bewusst wahr. Experimentieren Sie mit verschiedenen Berührungsarten und greifen Sie ruhig auch fester zu – der G-Punkt ist keine so empfindliche Diva wie die Klitoris.

– Bleiben Sie dabei. Je erregter Sie sind, umso mehr schwillt die Stelle an und umso leichter finden Sie sie. Massieren Sie sie kräftig.

– Es ist kein Wunder, dass sich die meisten Frauen beim Masturbieren an die klitoralen Orgasmen halten. Für einen G-Punkt-Orgasmus müssen Sie den Arm merkwürdig verbiegen, was nicht sonderlich bequem ist. Und da wären wir auch schon bei ihm.

– Nun, da Sie die genaue Lage kennen, begibt er sich in eine Position, in der er mit den Fingern leicht dorthin kommt. Für ihn ist das sehr viel einfacher als für Sie, aber er muss dennoch die Finger in Richtung Bauch anwinkeln. Wenn er das Ziel erreicht hat, bitten Sie ihn, Sie zusätzlich auch zu lecken.

G-Punkt-Freuden

Wo also ist der G-Punkt?
Er befindet sich an der Vorderwand der Scheide. Diese ist von schwammartigem, erektilem Gewebe umgeben – d.h., es schwillt an, wenn Blut einströmt. Erektiles Gewebe füllt sich mit Blut, wenn wir erregt sind – bei den Schwellkörpern im Penis ist das offensichtlicher, weil man deren Anschwellen sieht. Unsere Erektionen sind im Körper verborgen und daher nicht so deutlich sichtbar. Dieses schwammartige, erektile Areal wird als »urethraler Schwamm« bezeichnet, und der Teil des urethralen Schwamms, den Sie an der vorderen Scheidenwand ertasten können, ist, meine Herrschaften, der G-Punkt. Er ist in das dasselbe Netzwerk von Nervenenden einbezogen, die den verborgenen Teil der Klitoris ausmachen, und wird manchmal auch als die weibliche Prostata bezeichnet (was Sinn ergibt, wenn man die männliche Prostata als den männlichen G-Punkt betrachtet).

So kommen Sie zu einem G-Punkt-Orgasmus
Am besten machen Sie es mit einem Spezialvibrator, das kleine Wunderding, das uns mit klitoralen Orgasmen versorgt, bringt auch unseren G-Punkt zum Pulsieren.

– **G-Punkt-Vibratoren** liegt meist eine explizite Anleitung bei, aber es hilft, den Punkt zuerst mit dem Finger aufzuspüren (siehe Kasten links), ehe Sie den Vibrator anwenden.

– **Seine gekrümmte Spitze** zeigt zur vorderen Scheidenwand. Bewegen Sie ihn nicht rein und raus, wie Sie es mit einem normalen Dildo tun würden, sondern üben Sie einen pulsierenden Druck aus, einer kräftigen Massage gleich.

– **Wenn Ihr Vibrator Kugeln an den** Enden hat, umfassen Sie das eine Ende und lassen das andere an der richtigen Stelle hin- und herrollen. Sie können den Vibrator auch einsetzen, während er Sie leckt. Es ist überhaupt nicht ungewöhnlich, eine Stimulierung sowohl der Klitoris wie auch des G-Punkts zu benötigen.

– **Intensivieren Sie den Orgasmus** noch mehr, indem Sie nach dem Einführen des Vibrators sanften Druck auf den Unterbauch ausüben, Damit stimulieren Sie quasi die Rückseite des G-Punkts (das funktioniert auch beim Verkehr oder während er Sie fingert).

Das Bedürfnis, pinkeln zu müssen!

Wenn das Schwammgewebe anschwillt, drückt es gegen die Harnröhre und die Blase, was sich ungefähr so anfühlt wie eine volle Blase. Um »kommen« zu können, müssen Sie dieses Gefühl loswerden; wenn Sie also meinen, Ihre Blase könnte tatsächlich voll sein, gehen Sie erst einmal aufs Klo. Falls sich derselbe Eindruck danach wieder einstellt, können Sie davon ausgehen, dass Sie kurz vor einem G-Punkt-Orgasmus und/oder einer Ejakulation stehen. Da jedoch sowohl Ejakulat wie Urin aus derselben Öffnung kommen, wird immer auch ein bisschen Urin mit dabei sein. Bedenken Sie auch: das letzte Wort über die weibliche Ejakulation ist noch nicht gesprochen und es gibt kaum noch Untersuchungen dazu. Ein viel zitiertes Selbstexperiment wurde von einer Frau durchgeführt, die ein Mittel einnahm, das den Urin blau färbt. Dann begann sie zu masturbieren und ejakulierte schließlich auf ein Blatt

Heiß für ihn

Der männliche G-Punkt, die Prostata, befindet sich ebenfalls dicht an der Harnröhre. Helfen Sie ihm dabei, ihn zu finden, indem Sie einen gegelten Finger bei ihm einführen. Am vorderen Rektum werden Sie etwas finden, das sich wie eine Walnuss anfühlt. Halten Sie den Finger ruhig, bis sich der Partner entspannt, und massieren Sie die Stelle von oben nach unten. Gut ist es, wenn er dabei die Knie an die Brust nimmt.

Weniger heiß

Ohne Vorwarnung an besagte Stelle heranzugehen. Zu lange Fingernägel. Danach seine oder ihre Genitalien berühren – wegen der Bakterien.

Greifen Sie ruhig auch fester zu – der G-Punkt ist keine so empfindliche Diva wie die Klitoris.

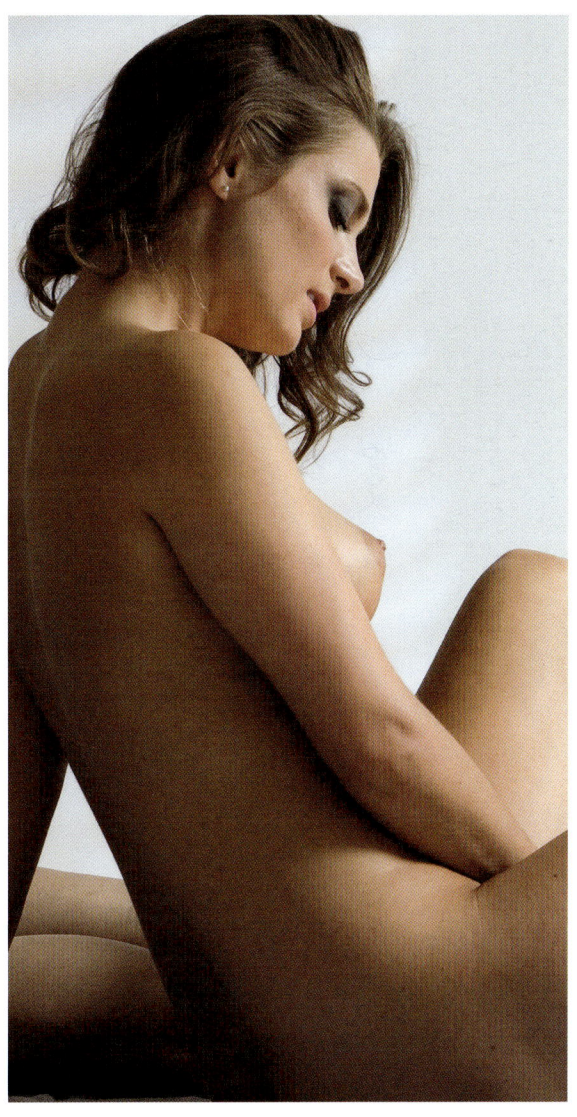

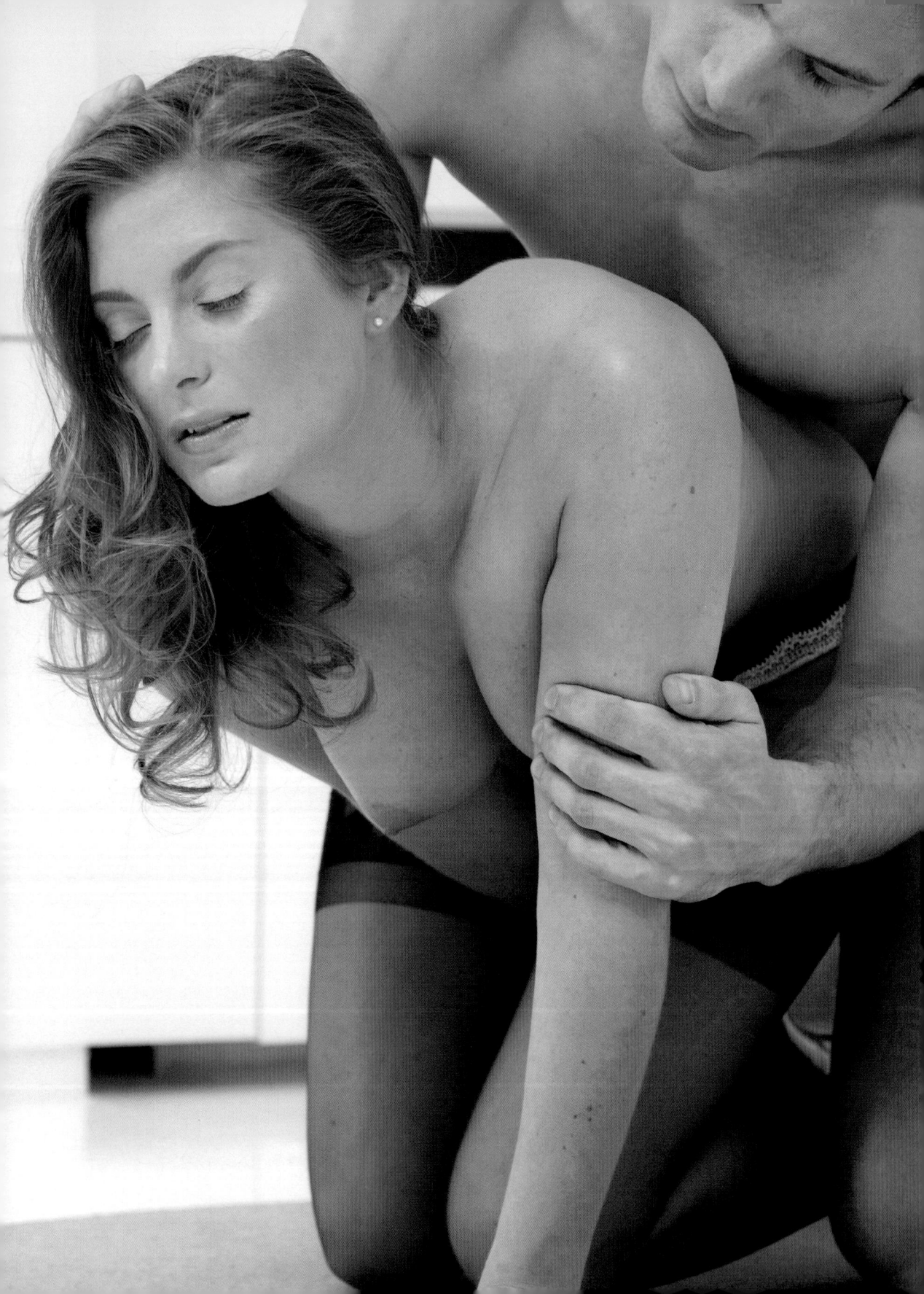

Klitoral oder G-Punkt?

– Ein G-Punkt-Orgasmus ensteht durch dieselben Nervenenden wie ein kliroraler Orgasmus, aber das Gefühl dabei scheint von Frau zu Frau zu variieren; klitorale Orgasmen fühlen sich meist umfassender an.

– Sie würden den Unterschied gerne kennenlernen, aber bei Ihnen funktioniert der G-Punkt einfach nicht? Leider haben Sie, anders als bei den verlässlicheren klitoralen Orgasmen, keine Garantie dafür, einen G-Punkt-Orgasmus zu bekommen, nur weil Sie den Punkt gefunden haben. Manche Frauen empfinden dort nicht besonders viel, während andere es im Gegensatz dazu gar nicht aushalten, so intensiv ist es. »Es fühlt sich an, als müsste ich dringend aufs Klo und würde fast sterben dabei, und das finde ich nicht sehr sexy«, lautete die Reaktion einer Testperson.

– Angeblich sind zwei Drittel der Frauen für G-Punkt-Stimulation empfänglich, wobei nur ein Drittel es wirklich als angenehm empfindet. Es verhält sich ähnlich wie mit den Analspielen. Wer drauf steht, ist total begeistert, der Rest reagiert mit totaler Ablehnung.

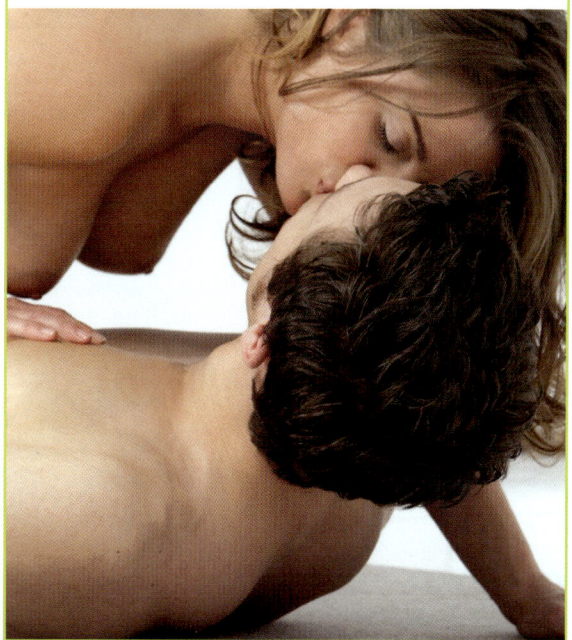

Papier, auf ein anderes pinkelte sie. Ein Vergleich der Färbung ergab, dass der Urin tiefblau war, das Ejakulat dagegen klar bzw. nur leicht hellblau. Ist das der Beweis? Fraglich. Es war sonst niemand zugegen, und es gab auch keine Kontrollgruppe – es wurde lediglich zufällig in einer medizinischen Zeitschrift darüber berichtet, und da man so wenig darüber weiß, stürzten sich alle darauf. In der Sexualforschung kommt derlei häufig vor – wilde Spekulationen türmen sich auf eine denkbar schmale Faktenlage. Mir haben Frauen berichtet, besagte Flüssigkeit sei bei ihnen klar, manchmal auch leicht milchig. Analysen ergaben, dass darin prostataspezifisches Antigen (PSA) enthalten ist (das auch im Sperma vorkommt).

Kommt es sicher zu einer Ejakulation?

Nicht unbedingt, obschon die anatomische Voraussetzung bei allen Frauen vorhanden ist. Sicher ist, dass eine Ejakulation vom Erregungsgrad abhängt, dass die Stimulierung des G-Punkts dabei eine Rolle spielt und dass auch kräftige Beckenbodenmuskeln förderlich sind. Manche Frauen ejakulieren nur ein paar Tropfen, andere eine ganze Tasse oder mehr. Der Unterschied zwischen Ejakulation und normalem Feuchtwerden? Letzteres geschieht langsamer und gleichmäßiger. Eine Ejakulation kommt plötzlich und meistens kurz vor dem Orgasmus.

Kann man eine Ejakulation auch allein bewirken?

Versuchen Sie es! Machen Sie Beckenbodenübungen, verwenden Sie einen G-Punkt-Vibrator und geben Sie einem etwaigen Harndrang nach. Expertinnen sagen, es sei besser, was immer sie gerade verwenden, herauszunehmen, um den Strahl nicht zu behindern. Wenn Sie natürlich übereilt abbrechen, könnte die Orgasmusreaktion und damit auch die erhoffte Ejakulation ausbleiben. Das Timing ist wichtig. Aber auch hier gilt, wie generell beim Sex, alles kann, nichts muss. Es ist nicht erwiesen, dass eine Ejakulation den Orgasmus verbessert.

G-Punkt-Reize sind wie Analspiele. Wer drauf steht, ist begeistert, der Rest reagiert mit *totaler* Ablehnung.

Es funktioniert doch – 8 Positionen

Beim Geschlechtsverkehr liegen die Lustzentren von ihm und ihr so weit auseinander, dass man sich fragen muss, wie bei dieser Fehlkonstruktion bitteschön beide ihren Spaß haben sollen? Sie werden staunen …

Dass beim Verkehr nicht unbedingt immer beide gleichzeitig zum Orgasmus kommen, ist normal, befindet sich doch ihre Klitoris außen an der Vagina, während sein Penis hineingleitet. Demzufolge tragen die üblichen Stoßbewegungen nichts zur Stimulation ihres sensibelsten Teilchens bei. Für ihn hingegen sind sie sehr effektiv, denn sein sensibelstes Teilchen, das Frenulum, wird durch das Entlanggleiten an der Scheidenwand geradezu übermäßig verwöhnt. Letztlich bedeutet das: Der Mann ist glücklich, die Frau nicht so sehr.

Ganz so schlimm ist es nicht. Viele Frauen lieben das Gefühl, ihn in sich zu spüren, auch wenn sie dabei nicht zum Orgasmus kommen. Die Scheidenwände sind durchaus empfindsam und unser G-Punkt kriegt auch so manches ab dabei. Und dank ausgiebiger Forschungen zur Lösung dieses Problems gibt es nun Techniken, die Abhilfe versprechen. Hier gibt es eindeutig eine frauenfreundliche Tendenz, die mir aber in Anbetracht der bisherigen Verhältnisse gerechtfertigt scheint, und nachdem das alles gesagt ist, möchte ich Sie noch bitten, Folgendes zu berücksichtigen: Unterbrechungen sind jederzeit erlaubt. Sex ist sowieso befriedigender, wenn Sie abwechseln zwischen Penet-ration, Oralverkehr, Streicheln mit den Händen, Pipipausen oder sogar einem kleinen Nickerchen! Es gibt keine Regel, wonach Sie, sobald Sie Verkehr haben, damit weitermachen, bis wenigstens einer von Ihnen kommt.

Das Begehren schwankt im Lauf einer Session. Seine Erektion steigt und fällt, ihre Scheide ist mal mehr, mal weniger feucht. Für Abhilfe sorgen Gleitmittel (siehe Seite 130) und beherzter Handeinsatz (siehe Seite 82–83). Man muss nicht zwingend die Position bis zum Schluss beibehalten, in der man angefangen hat. Aber vermeiden Sie das andere Extrem. Stellungswechsel aus purer Angeberei haben eher den Effekt, Sie als unerfahren bloßzustellen. Meist ist es besser, sie vor dem Eindringen durch ausgiebige Stimulation der Klitoris kommen zu lassen, aber auch ein einfühlsamer, auf die Frau eingehender Bewegungsrhythmus bewirkt enorm viel.

Machen Sie Kompromisse. Wenn Sie ausschließlich mit vollem Beckenkontakt »kreisen«, hat sie zwar deutlich mehr davon, dafür kommen Sie als Mann aber zu kurz. Genießen Sie einfach, was sich gerade am besten anfühlt. Geben und nehmen Sie abwechselnd. Seien Sie fair.

Ziehen Sie mit der biederen Missionarsstellung auf den Badezimmerboden um – und Sie erleben Ihr animalisches Wunder!

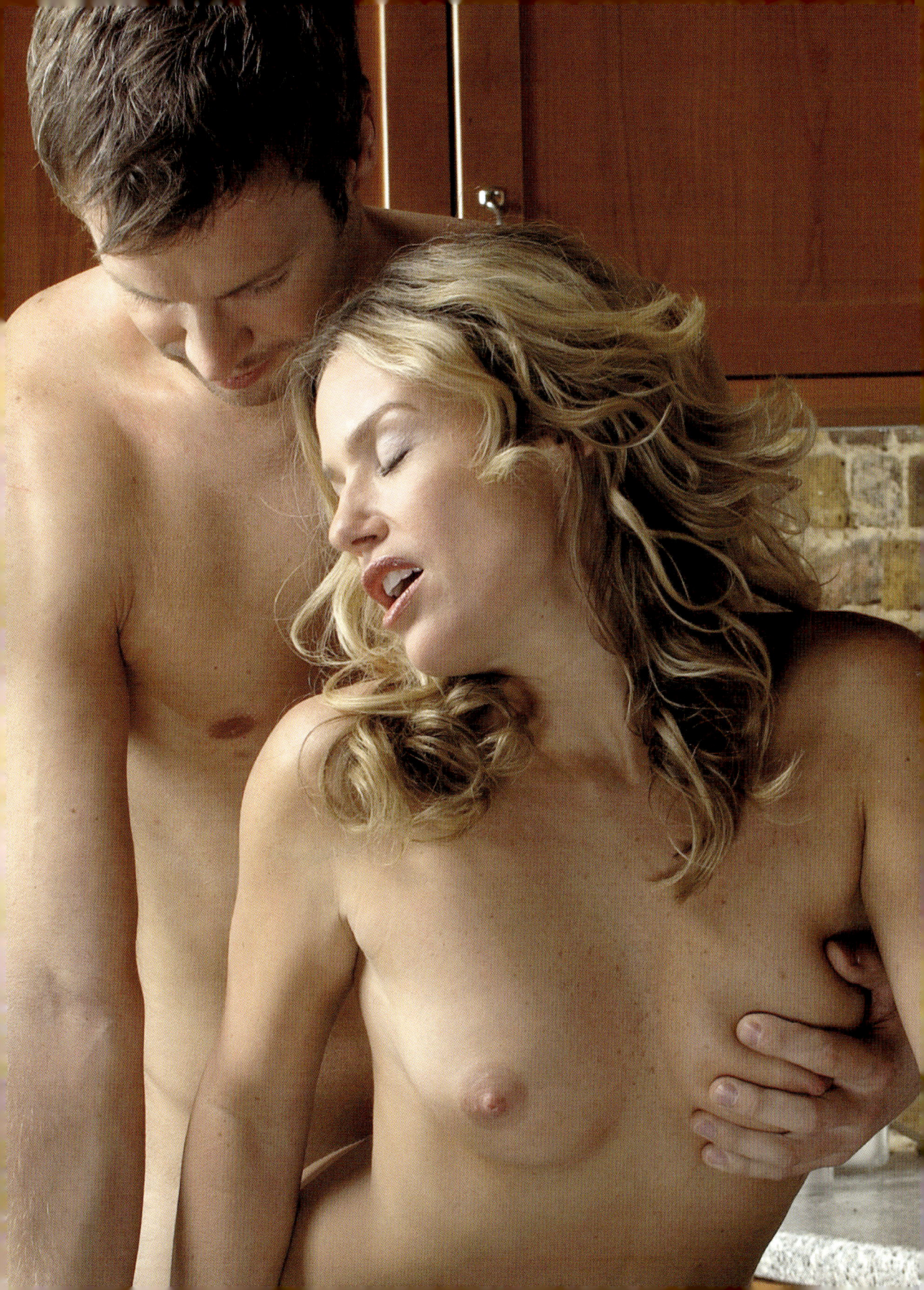

1
Doggy enthemmt

Es »wie die Tiere« zu machen, bringt Distanz ins Spiel (und beugt Schuldgefühlen beim Fremdgehen vor). Aber gerade das Anonyme und Archaische steigert den Reiz, weshalb Männer in dieser Stellung schneller kommen als in anderen. Wie schnell? Nun, in 1,8 Minuten, um genau zu sein (wenn er sehr erregt ist). Was genau 5,5 Minuten weniger sind, als ein Mann sonst braucht, sobald er seinen Rhythmus gefunden hat. Ja, vom ersten bis zum letzten Stoß sind es genau 7,3 Minuten. (In den Augen der meisten Männer sind es 15). Eine sexuelle Begegnung dauert übrigens durchschnittlich 15–30 Minuten. Welche Beziehungsspanne damit gemeint ist, ist nicht klar. Was ich damit sagen will: Vergessen Sie solche Durchschnittswerte. Es ist gesund für ihn, mal loszulassen und richtig Gas zu geben.

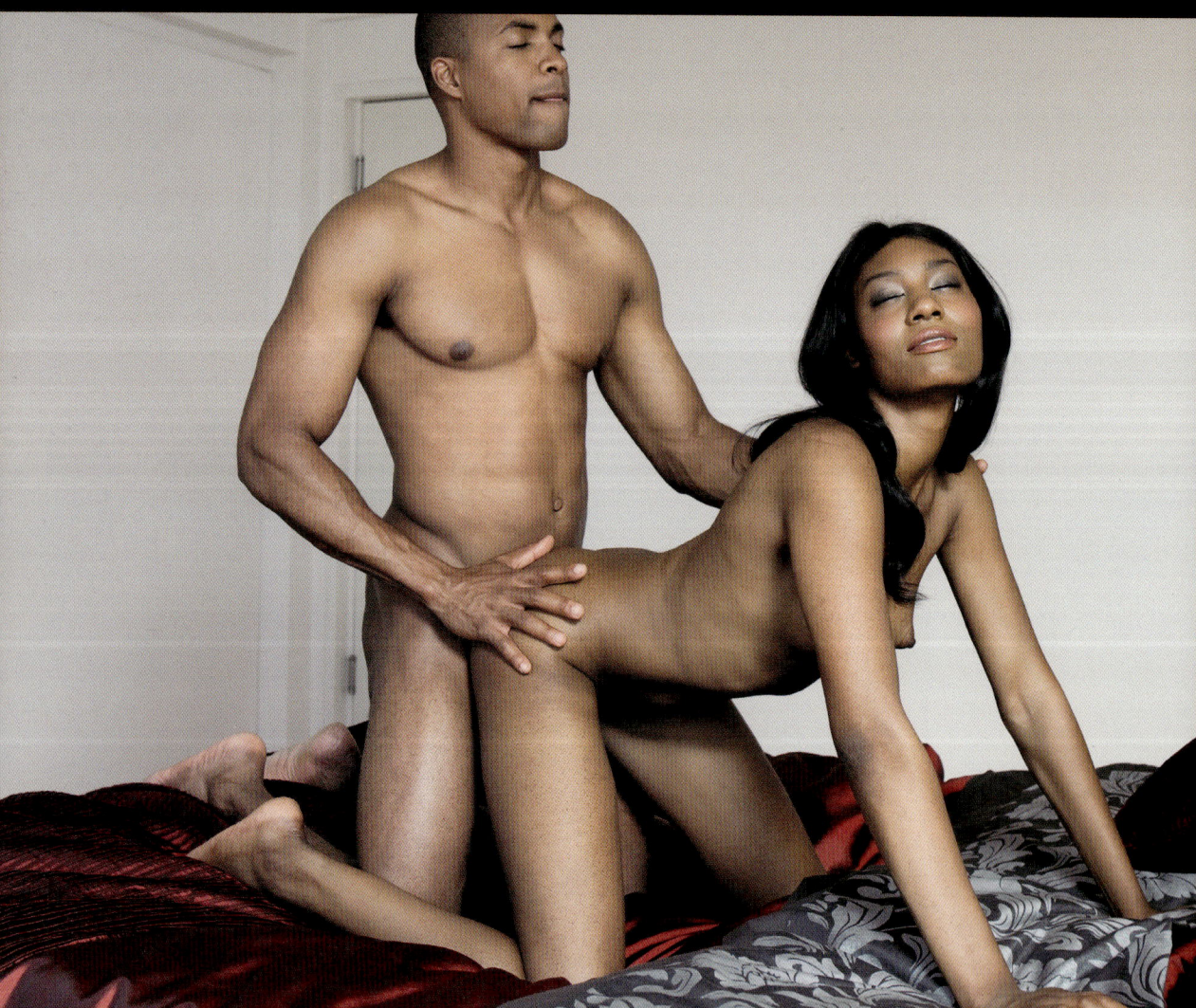

2

Bringt's die Katze?

Mit der koitalen Ausrichtungstechnik (engl. »CAT«) verdoppeln sich ihre Orgasmuschancen – und er wird entsprechend ausgebremst. Eine überzeugende Kombination! Die Technik ist nicht ganz so einfach wie das übliche Stoßen und erfordert etwas Übung, aber versuchen Sie's … Er befindet sich auf ihr, hält Körperkontakt, stützt sich aber leicht ab. Die beiden Becken berühren sich, sodass die Peniswurzel an ihrer Klitoris reibt und während der ganzen Zeit über dort bleibt. Stellen Sie sich die gleichmäßige Bewegung eines Schaukelstuhls vor: Sie hebt das Becken an und drückt es leicht nach vorne, sodass sein Becken nach hinten gedrückt wird. In der Gegenbewegung drückt er ihr Becken zurück und wieder nach unten. Es ist also kein Stoßen, sondern ein wiegendes Wechselspiel von Druck und Gegendruck bei tiefer Penetration.

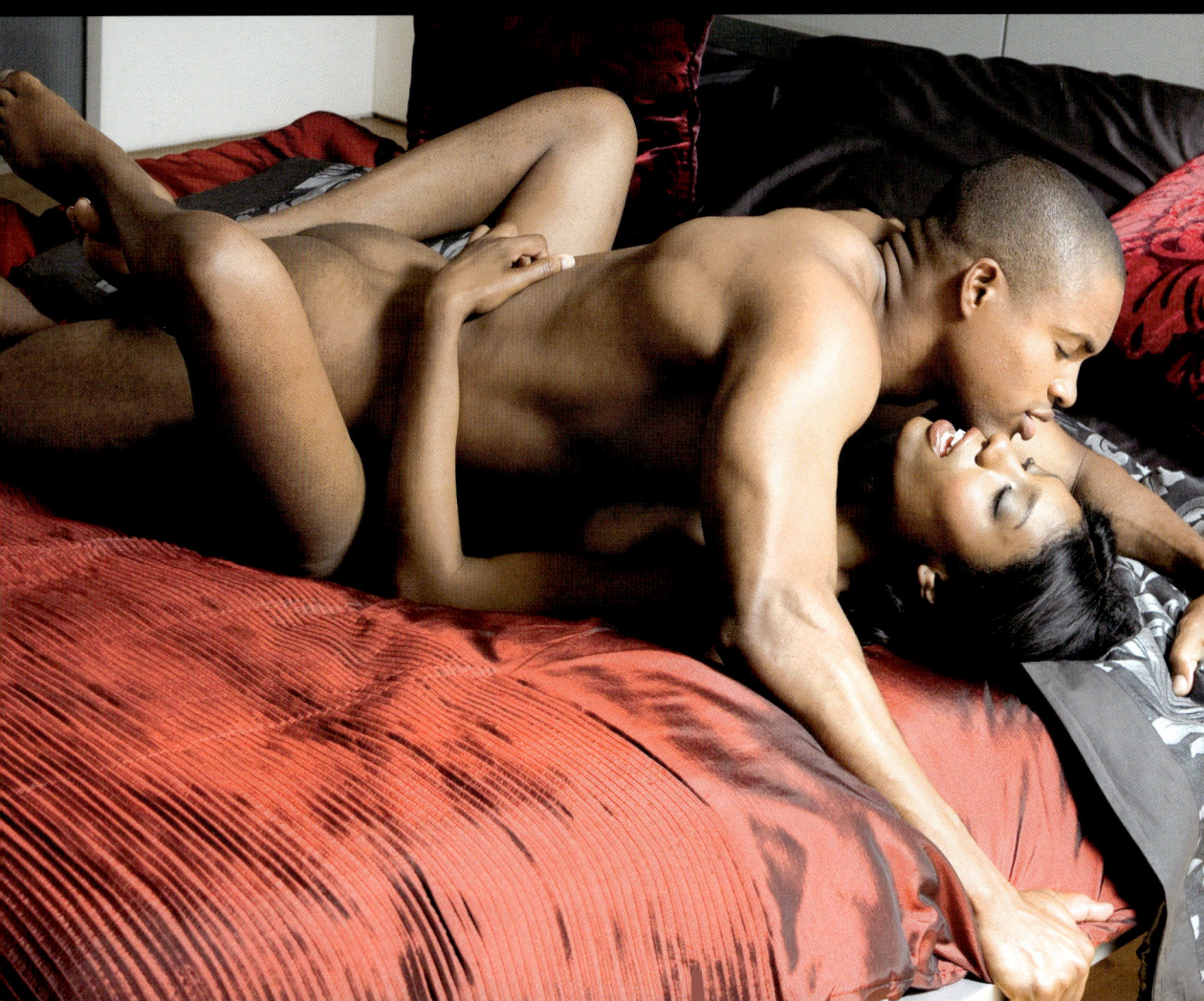

3

Dreier einmal anders

Verwenden Sie Spielzeug. Ein klassischer Vibrator ist für die meisten Stellungen geeignet – aber auch vibrierende Penisringe bringen erstaunlich viel. Oder wie wär's mit einem Schmetterlingsvibrator zum Umschnallen (siehe Seite 139)? Mein Favorit ist jedoch eine Neuheit namens »We-Vibe«. Dieses handliche C-förmige Ding trägt sie beim Verkehr. Machen Sie es an und führen ein Ende bis zur Krümmung ein, dann erweitert es sich L-förmig. Das eine Ende schmiegt sich an die Klitoris und die Schamlippen an, das andere wirkt auf den G-Punkt. Er wird das Ding beim Sex kaum bemerken, die Vibrationen hingegen schon. Das Gefühl dabei ist irre, und Männer und Frauen sind gleichermaßen begeistert. Ich sage dieser Erfindung eine große Zukunft voraus und bin mir sicher, dass sich bald Nachahmer finden werden.

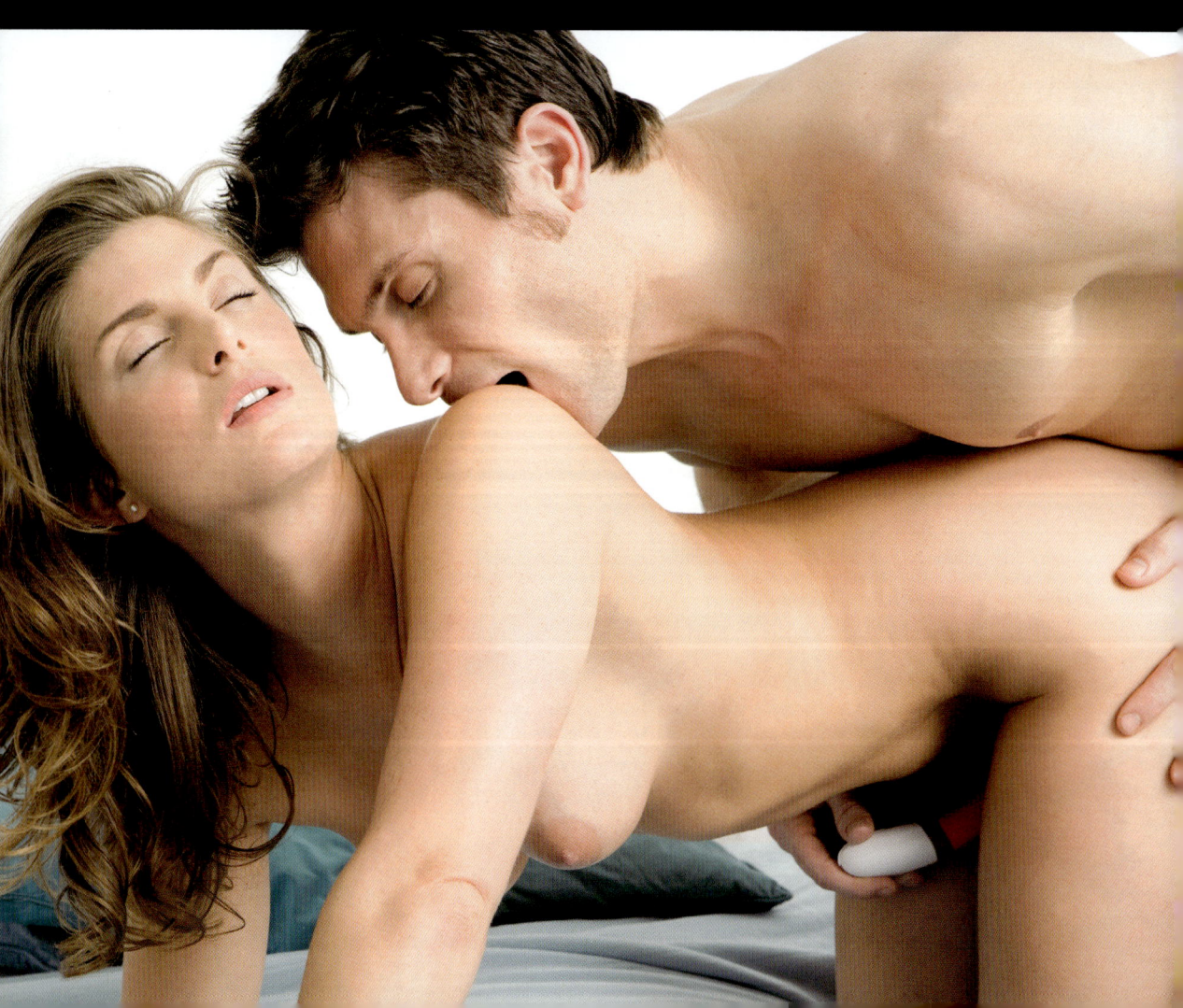

4
Beine hoch

»Mann oben«-Stellungen sind deshalb so beliebt, weil sie so vielseitig sind. Wenn er dabei nicht liegt, sondern kniet, kommt das zunächst seiner Bewegungsfreiheit zugute, entscheidend ist jedoch die Position ihrer Beine. Für eine tiefe Penetration sollte sie die Beine auf seine Schultern legen – je höher und weiter zurück, umso tiefer dringt er ein. Wenn sie die Beine spreizt, drückt er besonders intensiv gegen ihr Schambein und den Unterbauch, was dieses magische Ziehen in der Klitoris hervorruft. Oder sie behält die Beine gerade und zusammen, um es ihm besonders eng zu machen, während er mit kreisenden Bewegungen gegen ihren Schamhügel und die Klitoris drückt. Bei den meisten »Mann oben«-Stellungen empfiehlt sich ein Kissen unter ihrem Po, während er bevorzugt kreisende Bewegungen machen sollte, es sei denn, der Hengst geht mit ihm durch!

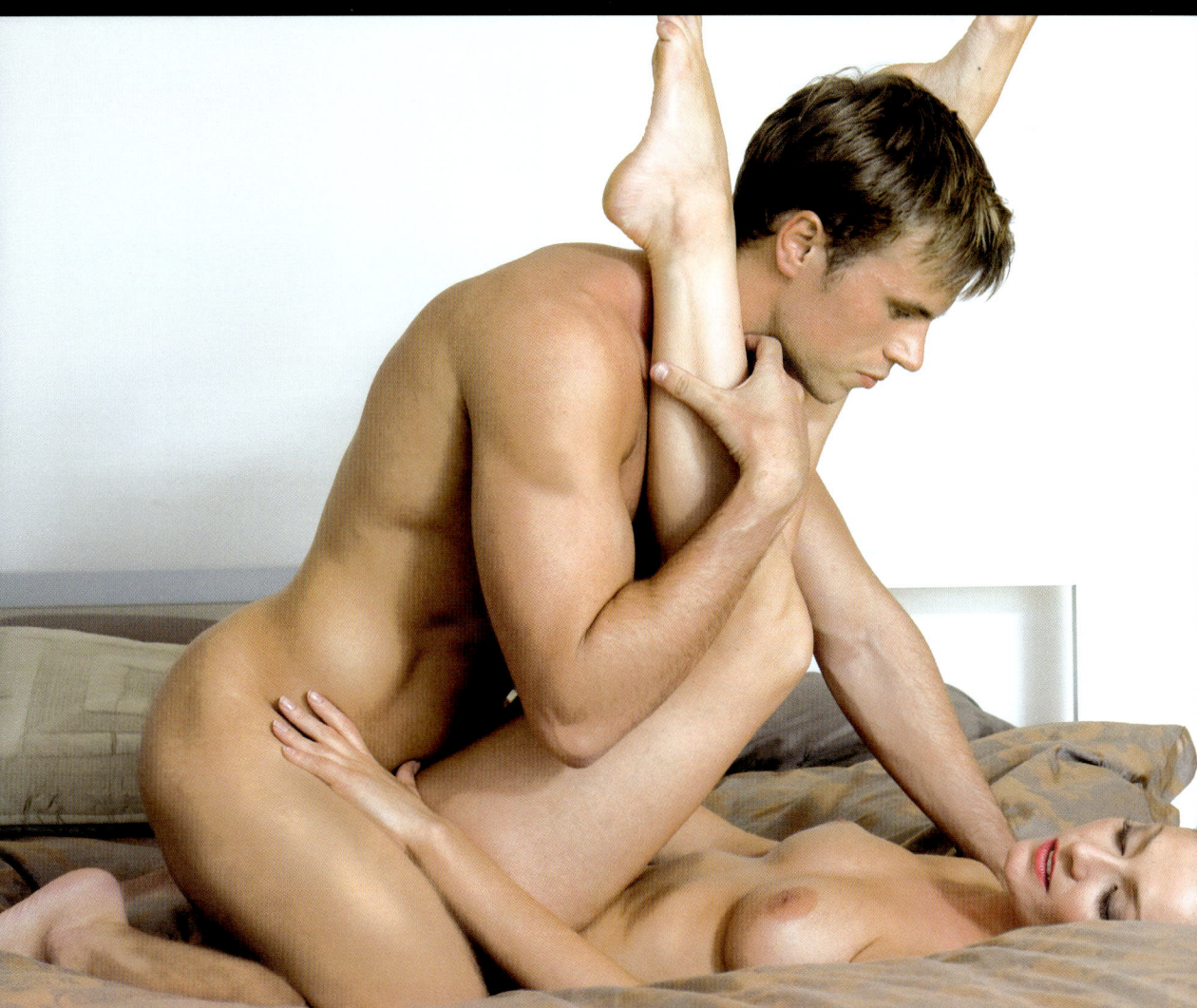

5
Die
V-Technik

Es wird kaum einen Sexexperten geben, der Ihnen nicht dazu raten würde, beim Verkehr die Klitoris zusätzlich zu stimulieren, egal in welcher Stellung Sie es treiben. Aber wer kann das am besten – er oder sie? In der Regel übernimmt sie diesen Job, einfach weil er aufgrund der Stoßbewegungen keine ruhige Hand hat und immer wieder vom Ziel abkommt, ohne es zu bemerken – während sie derlei unerlaubte Abwesenheiten sofort *spürt*.

Eine für beide einfache Technik besteht darin, mit Mittel- und Zeigefinger ein V zu machen und dann die Hand so auf die Vagina zu legen, dass der Penis hindurchgleitet. Dadurch werden die Klitoris, die inneren Schamlippen und die Harnröhre stimuliert – und auch er empfindet so mehr. Oder Sie platzieren das V beiderseits der Klitoris, um sie rhythmisch zu massieren.

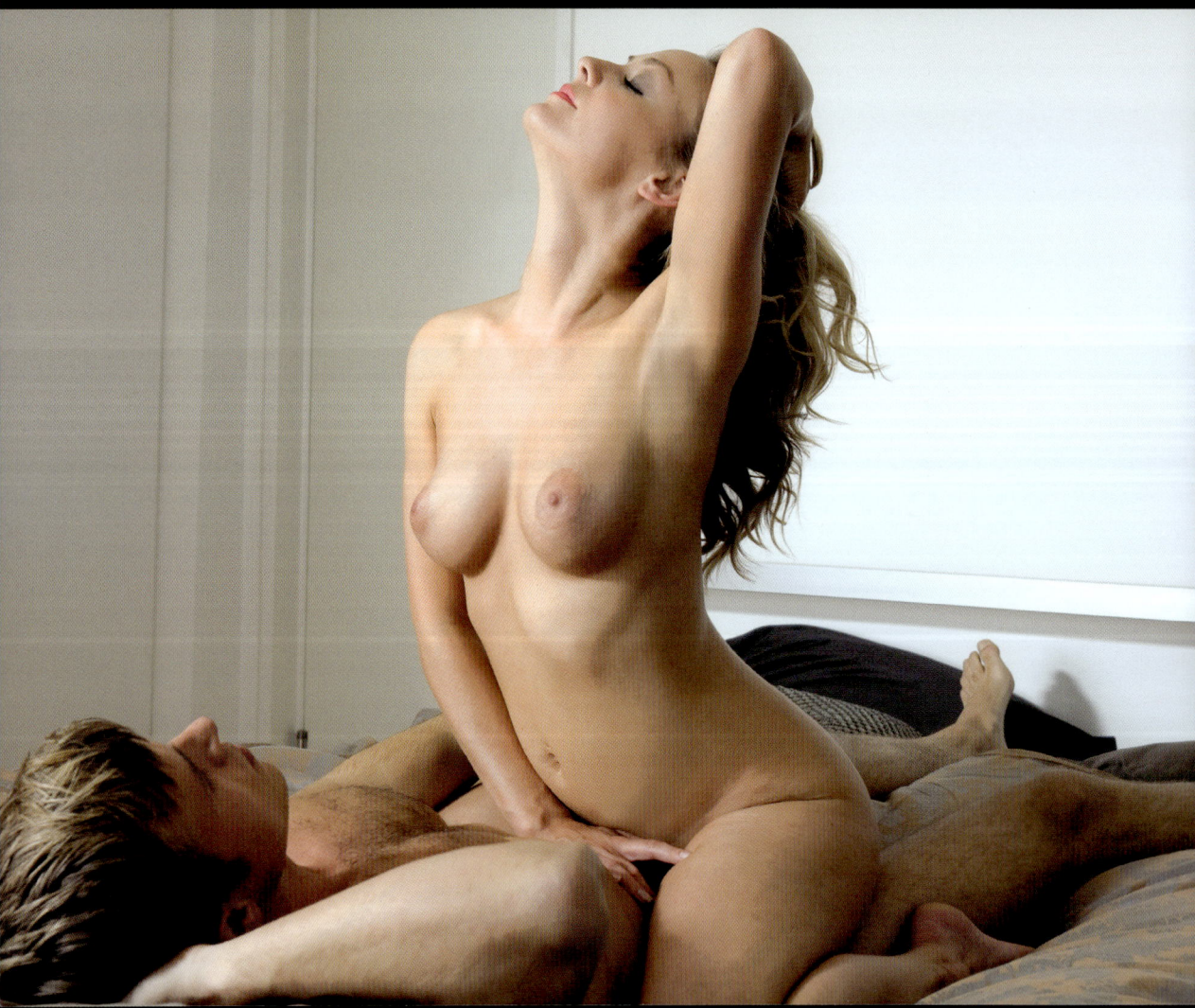

6

Die perfekte Position

»Frau oben«-Stellungen, bei ihm in der Beliebtheitsskala ganz oben, bieten ihr die größte Chance, beim Verkehr zu kommen – und in dieser »umgekehrten Reitstellung« besonders intensiv. Die Vorteile für ihn: ein toller Blick auf ihren Po (oder auf ihre Brüste, wenn sie ihm zugewandt ist), die Chance, zu entspannen und (welche Freude!) zuzusehen, wie sie seinen Penis aufnimmt. Fehlt nur noch, dass sie wild die Haare hin- und herwirft!

Sie ist oben fein raus, weil sie die Kontrolle hat und in der Lage ist, zwischen intensivem Klitoris- und G-Punkt-Kontakt abzuwechseln. Sie kann sich auch an seine Schienbeine klammern, dabei den Po nach hinten drücken und sich an ihm reiben – entweder kreisend, seitwärts oder einfach kräftig vor und zurück. Nun nur noch die Beckenbodenmuskeln spielen lassen, und der Effekt ist groß.

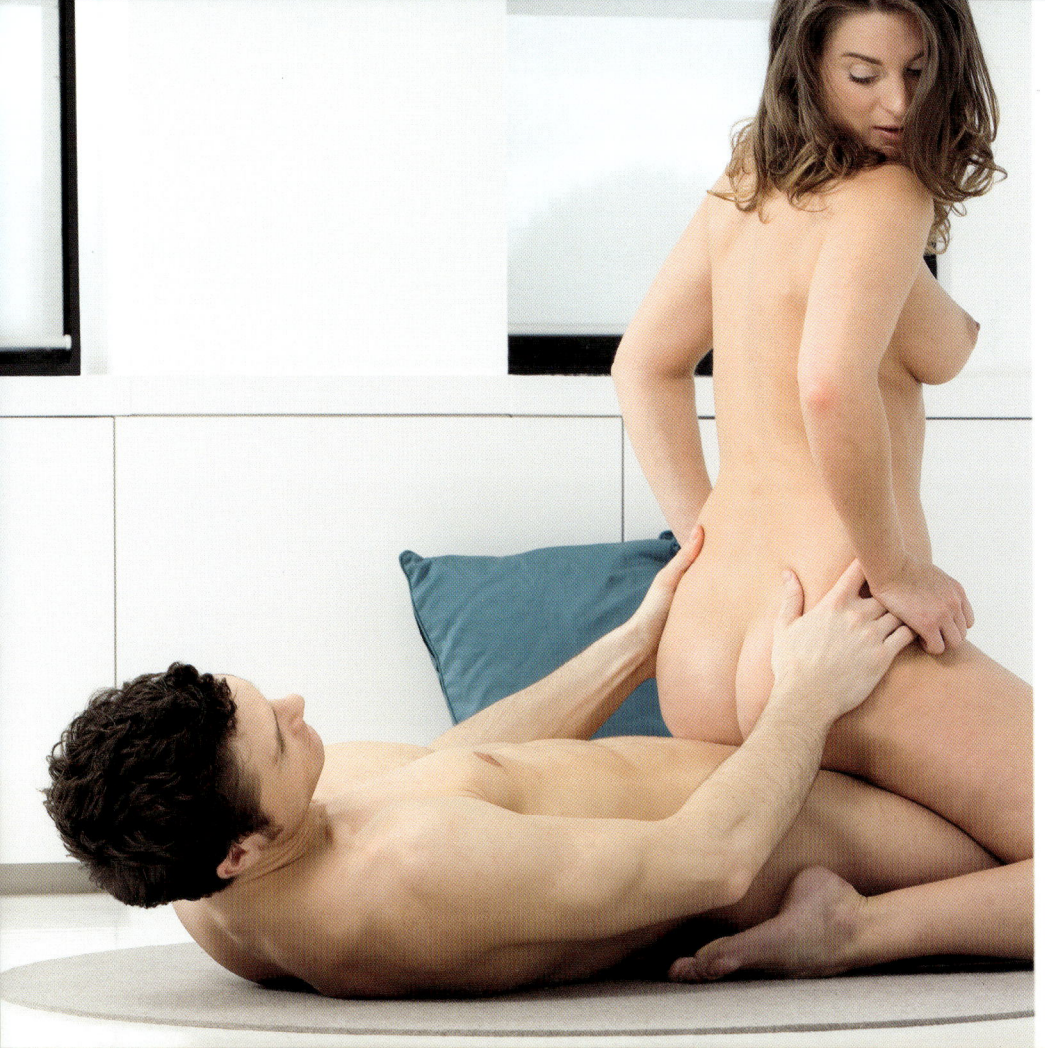

7
Ein Haus nur aus Sex

Wo Sie es treiben, ist fast ebenso wichtig wie die Frage, mit wem Sie es treiben. (Außer es ist Patrick Dempsey, dann ist es immer toll, egal wie und wo). Ziehen Sie mit der biederen Missionarsstellung auf den Badezimmerboden um, und Sie werden Ihr animalisches Wunder erleben.

Sie haben wahrscheinlich schon alle Räume eingeweiht, wie wär's mit den Türen? Er steht gegen den Türrahmen gelehnt, sie kommt mit der Rückseite auf ihn zu und reckt ihm den Po entgegen, damit er in sie eindringen kann. Gewöhnen Sie es sich an, jeden einzelnen Winkel Ihrer Wohnung und jedes Möbelstück dahingehend zu inspizieren, ob man dort Sex haben könnte. Legen Sie Kissen unter Po, Knie oder Brust und nutzen Sie wirklich alles. Ganz Eifrige schaffen sich vielleicht sogar extra zu dem Zweck gebaute Sexmöbel an (siehe Seite 180–81).

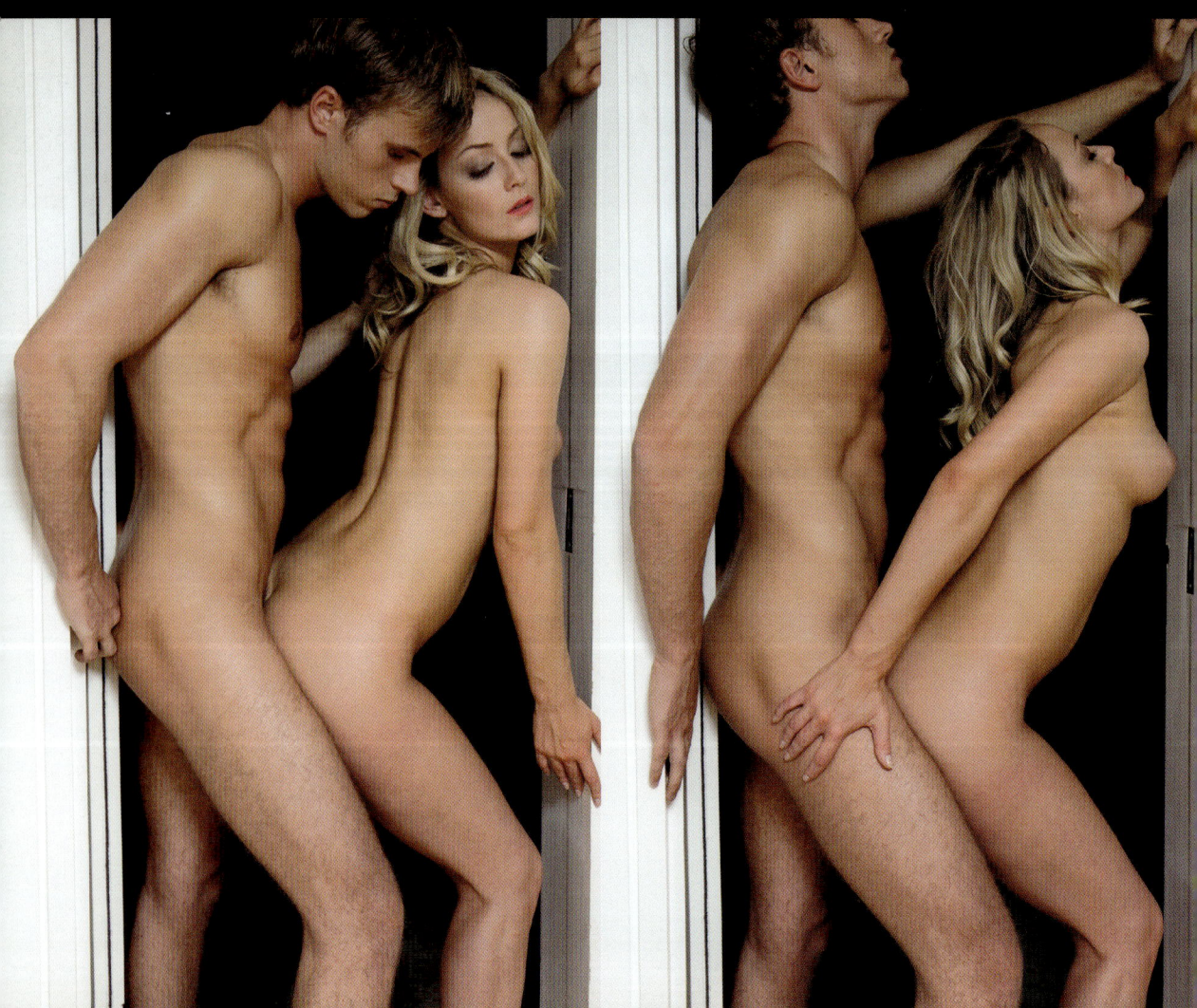

8
Privates
Kamasutra

In dieser besonders kuscheligen Stellung streckt sie ein Bein nach oben und bewirkt mit dieser kleinen Veränderung, dass sein Penis eine ganz andere Stelle berührt. Es sollen sich in einer Stellung immer beide wohlfühlen, was vom Gewicht, der Größe und der Stimmung abhängt. Also seien Sie kreativ und hören Sie nicht nur auf mich!

Alle Stellungen sind Abwandlungen der fünf Grundpositionen – er oben, sie oben, von hinten, seitlich nebeneinander und im Stehen –, die Sie je nach Stoßtechnik und Penetrationswinkel variieren können. Aber nicht alle Stellungen kommen für jeden in Frage – manche Frauen z.B. genießen es einfach, oben zu sein, andere wiederum lassen sich lieber von hinten nehmen, damit man ihren Bauch nicht sieht. Wenn eine Stellung körperlich passt und Sie sich dabei wohlfühlen, ist es okay, wenn nicht, lassen Sie's lieber.

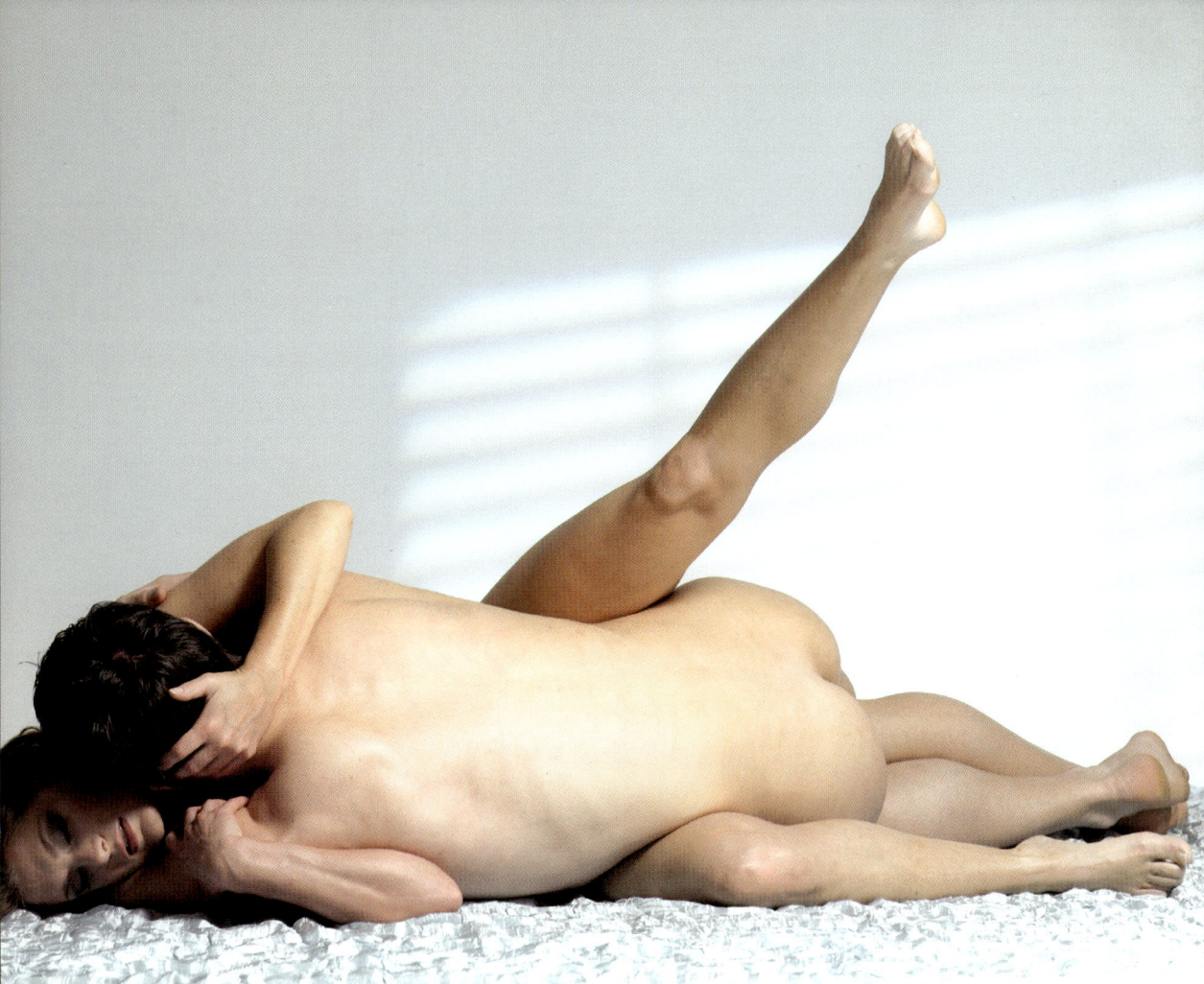

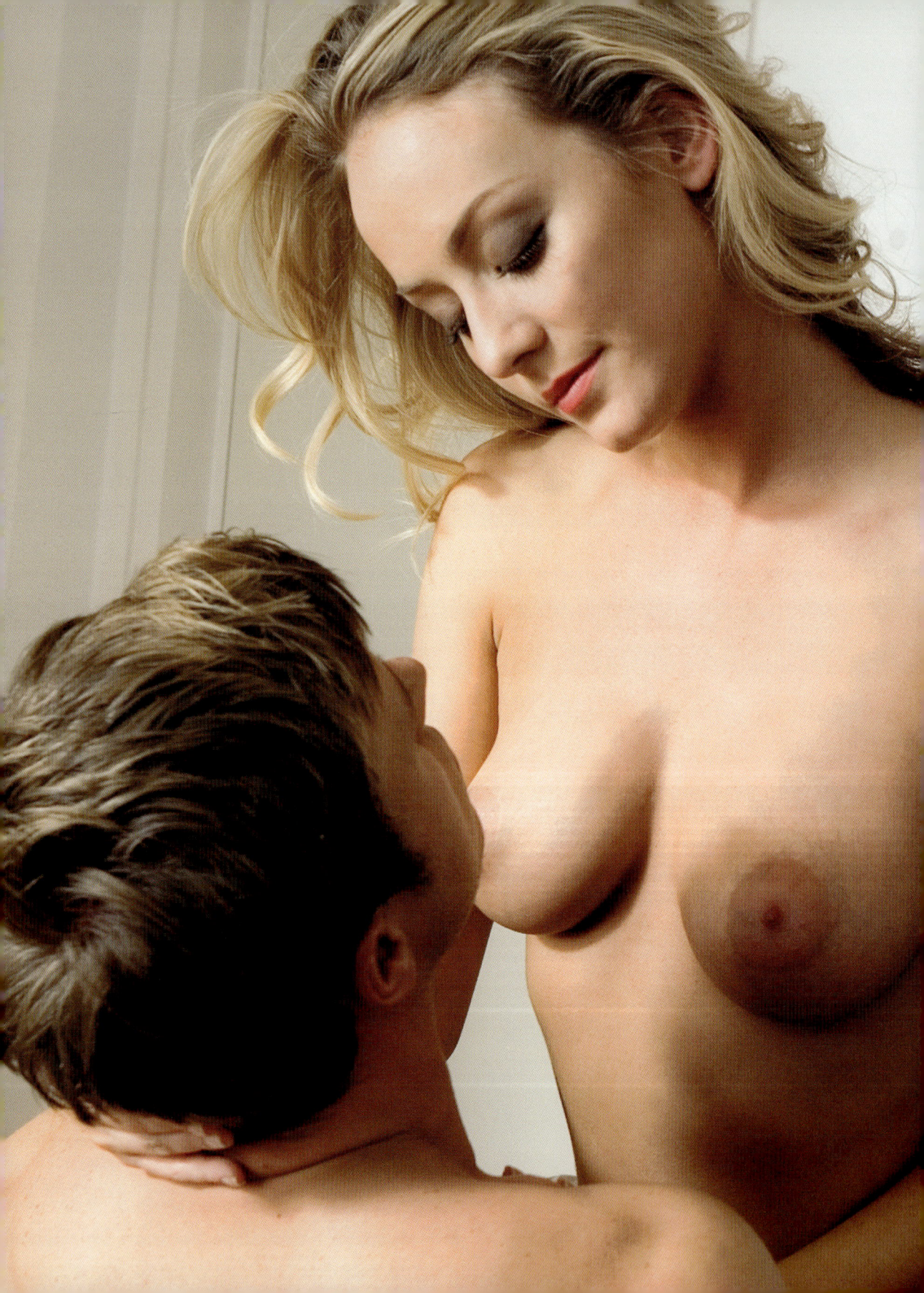

Kapitel drei

Tipps und Tricks

17 sündige Sextricks

Zärtliche Hodenbehandlung, Hinweise für die »Handarbeit«, Champagnerduschen und andere Feinheiten. Probieren Sie diese Spielereien für etwas mehr Extravaganz.

1 Verkaufen Sie sich

Schreiben Sie eine Liste darüber, was Sie als »Sexarbeiter« anbieten, einschließlich einer Beschreibung der jeweiligen Dienstleistungen und genauer Angabe der Preise. Die Kosten entrichtet Ihr Partner mit Monopoly-Geld.

Bewahren Sie einen »schlimmen« Karton in Ihrem Schlafzimmer auf, der Zettel mit »unanständigen« Vorschlägen enthält (die auszusprechen Sie sich nicht trauen würden). Falten Sie die einzelnen Zettel zusammen, damit es umso spannender wird, falls Sie mal in der Stimmung sein sollten, auf Abwege zu gehen.

2 Hodenverwöhnprogramm

Spielen Sie mit seinen Hoden, während Sie ihn oral oder mit der Hand verwöhnen, und drücken Sie sie beim Akt (ziehen Sie die Beine an, um hinzukommen). Fassen Sie beherzt zu, aber nicht zu fest. Umfassen Sie sie zart mit einer Hand und kreisen dann mit der Handfläche der anderen Hand darüber hinweg. Oder fassen Sie mit einer Hand darunter, um dann mit der anderen Hand den Hodensack in einem Ring aus Daumen und Zeigefinger fest zu umschließen. Seine Hoden liegen dann dicht nebeneinander in Ihrer Hand. (Stellen Sie sich ein zugezogenes Murmelsäckchen vor und Sie wissen, was ich meine.) Ein leichtes Ziehen nach unten fühlt sich super an und strafft auch die runzelige Haut, sodass man gerne darüberstreichelt. Dann wechseln Sie zwischen streicheln, knuddeln und massieren ab.

Gehen Sie aufs Ganze und nehmen beide auf einmal in den Mund. Dazu setzt er sich rittlings über Sie, während Sie wieder »das Murmelsäckchen zuziehen«. Ziehen Sie die Hoden sanft nach unten, und nehmen Sie beide in den Mund, wobei Sie sanft saugen und lecken. Einzeln geht auch, aber Sie sollten wirklich rangehen und sich in den Job vertiefen, um ihn gut zu machen!

3 Öffnen Sie sie weit

Falls sie das entsprechende körperliche Selbstbewusstsein hat, und Sie möchten beim Oralsex noch eins drauflegen, ziehen sie sich zurück und öffnen Sie ihre Beine. Weit. Und zwar gerade so weit, dass sie das Gefühl hat, man sieht alles. Sehen Sie genau hin und bitten Sie sie, stillzuhalten. Dann beginnen Sie zu masturbieren. Es ist sehr versaut. Sehr sexy. Nun kommt's erst richtig. Sagen Sie ihr, Sie soll die Beine schließen und nach oben zur Decke strecken. Greifen Sie nun unter ihren Po und heben ihn an, sodass Sie bequem Vulva und Anus lecken können. Setzen Sie sie wieder ab, gleiten mit den Händen zwischen ihren immer noch hochgestreckten Schenkeln hinunter und drücken sie sanft auseinander, sodass sie letztlich mit weit offenen, nach oben gestreckten Beinen vor Ihnen liegt. Derart »geöffnet« zu werden, ist höchst erotisch, weil es so schön »unschicklich« ist – ein echter Hingucker!

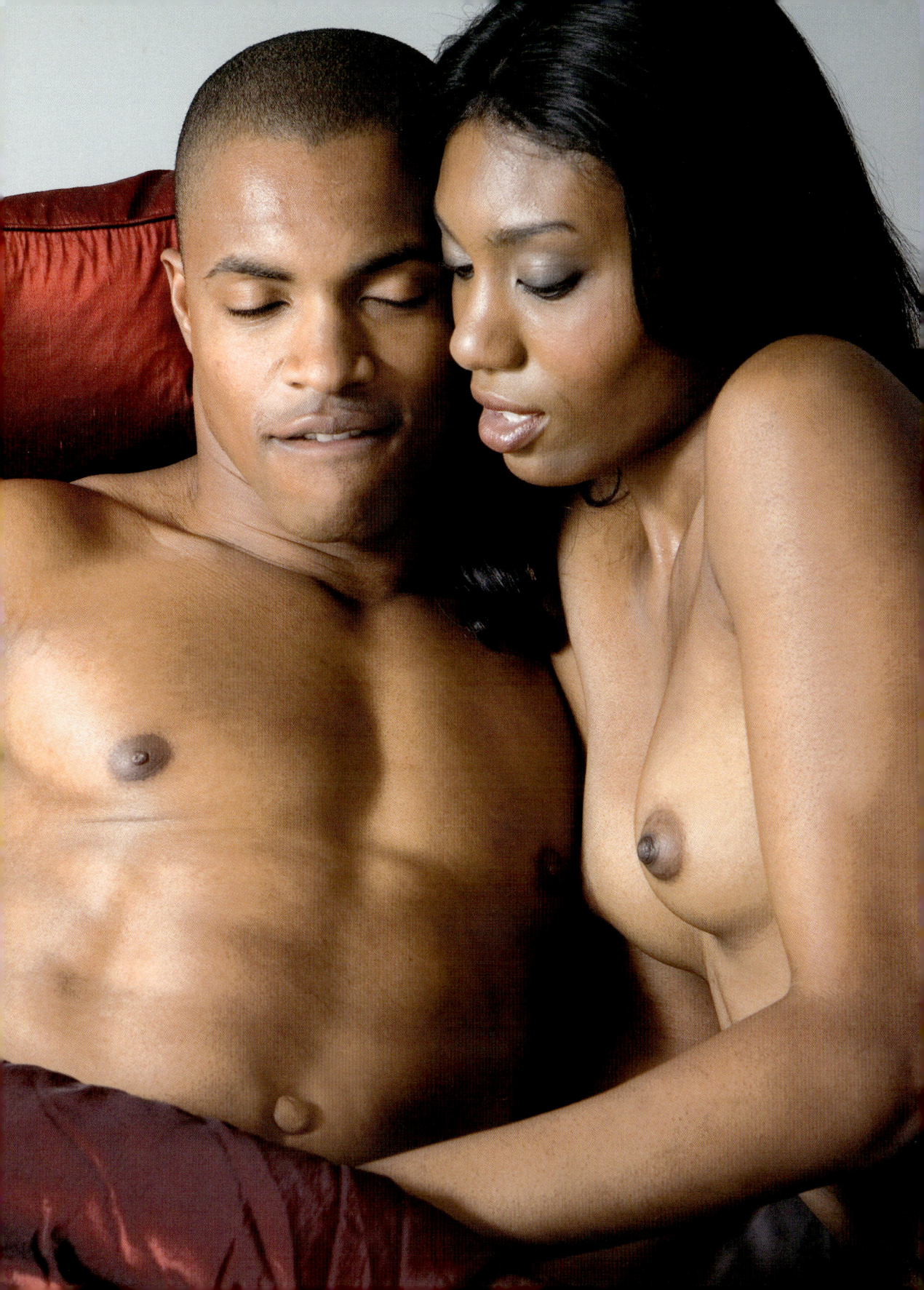

4 Champagnerdusche

Falls Sie wegen seines Geruchs oder sein Geschmacks Bedenken haben (die übertrieben sind, wenn er sauber und gesund ist), verpassen Sie ihm doch eine Champagnerdusche. Das lässt sich leicht einfädeln, ohne dass es billig oder routiniert wirkt – oder allzu offensichtlich nach einer Säuberungsaktion aussieht. Sie köpfen eine Flasche Schampus und halten ein volles Glas griffbereit. Dann nehmen Sie einen Schluck in den Mund und lassen ihn eintauchen. Für ihn ein irres Gefühl – es prickelt ungemein und hat etwas Feierliches. Und Sie konnten ihn unbemerkt ein wenig frisch machen (und dieses Mal schlucken Sie garantiert gern). Statt Champagner können Sie auch Schokocreme verwenden, denn die klebt ungemein, und es dauert eine Weile, sie wieder abzulecken. Und es ist nur eine andere Art, Schokolade zu essen. (Beim ersten Mal würde ich jedoch, ganz ehrlich, nicht zu Schokocreme raten. Zu irritierend und zu »verspielt«. Sie möchten doch beim ersten Mal genießen und nicht kleckern.)

5 Cunnilingus für Könner

Stimulieren Sie beim Oralverkehr auch Ihren G-Punkt (siehe Seite 58–63). Nehmen Sie die übliche Position ein (sie auf dem Rücken liegend, Sie zwischen ihren Beinen) und führen Sie ein, zwei Finger ein (während Sie weiterlecken), nach oben zu ihrem Bauch gekrümmt. Sie versuchen nun – etwa halbfingertief –, ein schwammiges Areal zu ertasten. Drücken Sie kräftig dagegen, und bewegen Sie den Finger hin und her. Nun wird's kritisch. Viele Frauen verspüren vor einem G-Punkt-Orgasmus einen plötzlichen Harndrang, und da Ihr Mund direkt … ich würde mal sagen, für beide keine berauschende Vorstellung. Besser, sie geht zuvor aufs Klo, und lecken Sie nur weiter, wenn Sie beide mit dieser Art Orgasmus Erfahrung haben.

6 Kracherkombi

Der ultimative Blowjob besteht darin, zusätzlich Anus und Hoden einzubeziehen. Er steht vor Ihnen, Sie knien und beginnen mit Fellatio, dann lecken Sie flach über seinen Anus, umspielen die Öffnung, dringen ein und beginnen mit steifer Zunge wie beim Verkehr hineinzu-

Zungentraining

Durch Zungengymnastik wird Ihre Zunge beweglich. Wiederholen Sie jede der Übungen 10 bis 20 Mal, ehe Sie zur nächsten fortschreiten.

– Stellen Sie sich vor einen Spiegel und rollen die Zunge nach oben, sodass die Spitze den Gaumen berührt. Dann nehmen Sie die Ränder der Zunge hoch und machen Sie wieder flach.

– Als Nächstes strecken Sie die Zunge so weit heraus wie möglich, um sie dann wieder einzuziehen. Danach versuchen Sie, zuerst Ihre Nase, dann das Kinn zu berühren.

– Wo wir schon beim Thema sind, für sie sind zum Üben Gurken sehr praktisch, vor allem wenn Sie »Deepthroating« lernen möchten. (Es ist übrigens ratsam, sie vorher zu schälen.)

– Wenn Sie einander »trainieren« sind für ihn Finger ideal, um daran zu zeigen, wie er gerne geblasen werden möchte; sie hingegen kann mit der Zunge über seine Handfläche lecken, flattern, kreisen, um zu zeigen, wobei sie abheben würde.

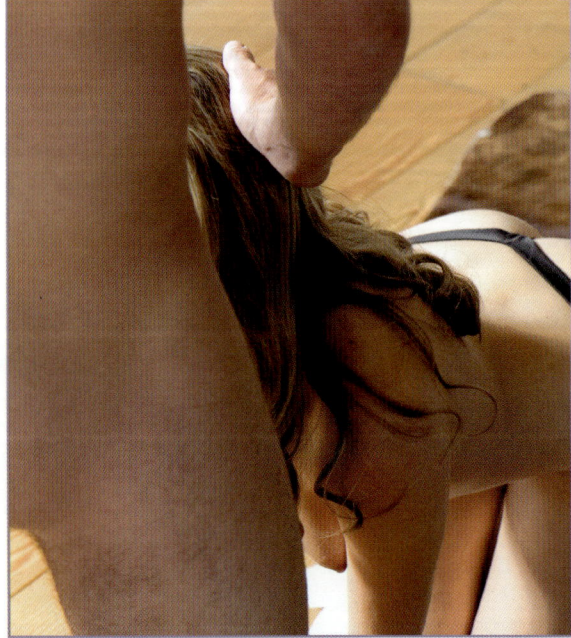

stoßen. Dann gehen Sie wieder zurück zu den Hoden, mit der Zunge am Damm entlang und lecken mit breiter, flacher Zunge darüber hinweg. Nun arbeiten Sie sich am Schaft entlang nach oben und lassen die Zunge um die Eichel herum kreisen. Machen Sie weiter, und schieben ihm, kurz bevor er kommt, einen gut gegelten Finger in den Anus. Falls einer von Ihnen dafür zu zart besaitet ist: Eine ähnliche Wirkung erzielen Sie, indem Sie mit der Handkante gegen den Damm drücken.

7 Drücken und entzücken

Sagt zumindest mein Freund Ian Kerner, einer der führenden US-Sextherapeuten und Autor der Bücher *Mehr Lust für sie* und *Mehr Lust für ihn*. Immer wenn Sie das Tempo verlangsamen und das Vergnügen verlängern möchten, nehmen Sie die Spitze des Penis in die Hand, umschließen die Eichel und drücken diese kräftig zusammen. Dadurch pressen Sie das Blut aus der Penisspitze zurück und verhindern so, dass er plötzlich den Punkt erreicht, an dem es kein Zurück mehr gibt, und er ejakulieren muss.

8 Stäbchenspiele

Wenn Sie nur einen großen Vibrator zur Hand haben, aber einen kleinen Punkt intensiv stimulieren möchten (Was das bloß sein könnte!), probieren Sie es doch mal mit einem Essstäbchen. Halten Sie es locker gegen die Stelle, die Sie stimulieren möchten (vielleicht ihre Klitoris?), und gehen dann mit dem Vibrator an die Klitoriswurzel.

9 Doppeltes Vergnügen

Wenn Sie zwei Stellen gleichzeitig stimulieren, Penis/Anus, Penis/Hoden, Vagina/Klitoris usw., erregen Sie doppelt so viele Nervenenden, und die Spannung steigt. Die meisten Frauen kommen bei Masturbation besser zum Orgasmus, wenn Sie es selbst machen. Trotzdem fühlt es sich besser an, wenn es jemand anderes macht, da man nicht weiß, was als Nächstes kommt. Männer z.B. produzieren dann erwiesenermaßen sehr viel mehr Testosteron. (Das erklärt vielleicht, warum sich heranwachsende Jungs vor dem Masturbieren auf die Hände setzen, um sie taub zu machen.)

Beim ersten Mal würde ich nicht zu Schokocreme raten. Zu irritierend und zu »verspielt«. Sie möchten doch beim ersten Mal genießen und nicht kleckern.

10 Vorhaut Vortäuschen

Wenn er unbeschnitten ist, besitzt er eine Art natürliches Gleitmittel – die Vorhaut. Fassen Sie beherzt zu, und los geht's. Gleiten Sie am Schaft entlang nach unten, rollen Sie sie nach oben über die Eichel und wieder abwärts. Wenn er beschnitten ist, ahmen Sie das Vorhaut-Gefühl nach, indem Sie beim Masturbieren ein samtweiches Haarband verwenden, Ihre (getragenen) Seidenhöschen, einen Strumpf oder zur Not auch ein (benutztes) Taschentuch. Eine Perlenkette funktioniert auch gut.

11 Nichts verpassen

Sie sind scharf, haben aber Ihre Periode, und … na ja. Nehmen Sie ein feuchtes Stückchen Naturschwamm, das Sie ganz oben in Ihrer Vagina positionieren. Falls er beim Verkehr das Schwämmchen spürt, wird es nicht unangenehm sein, es macht also nichts. Danach nehmen Sie es heraus und spülen es mit kaltem Wasser aus. (Bei oralem Sex ist die Wahrscheinlichkeit, dass Blut austritt, ohnehin geringer und man könnte immer noch einen Tampon verwenden.)

12 Narzissmus in Reinkultur

Bitten Sie Ihren Partner vor einen Ganzkörperspiegel (oder überraschen Sie ihn vor einem solchen). Sie kommen herein, stellen sich hinter ihn und verführen ihn vor dem Spiegel. Spielen Sie an seinen Brustwarzen, küssen Sie seinen Nacken, berühren Sie ihn überall. Legen Sie

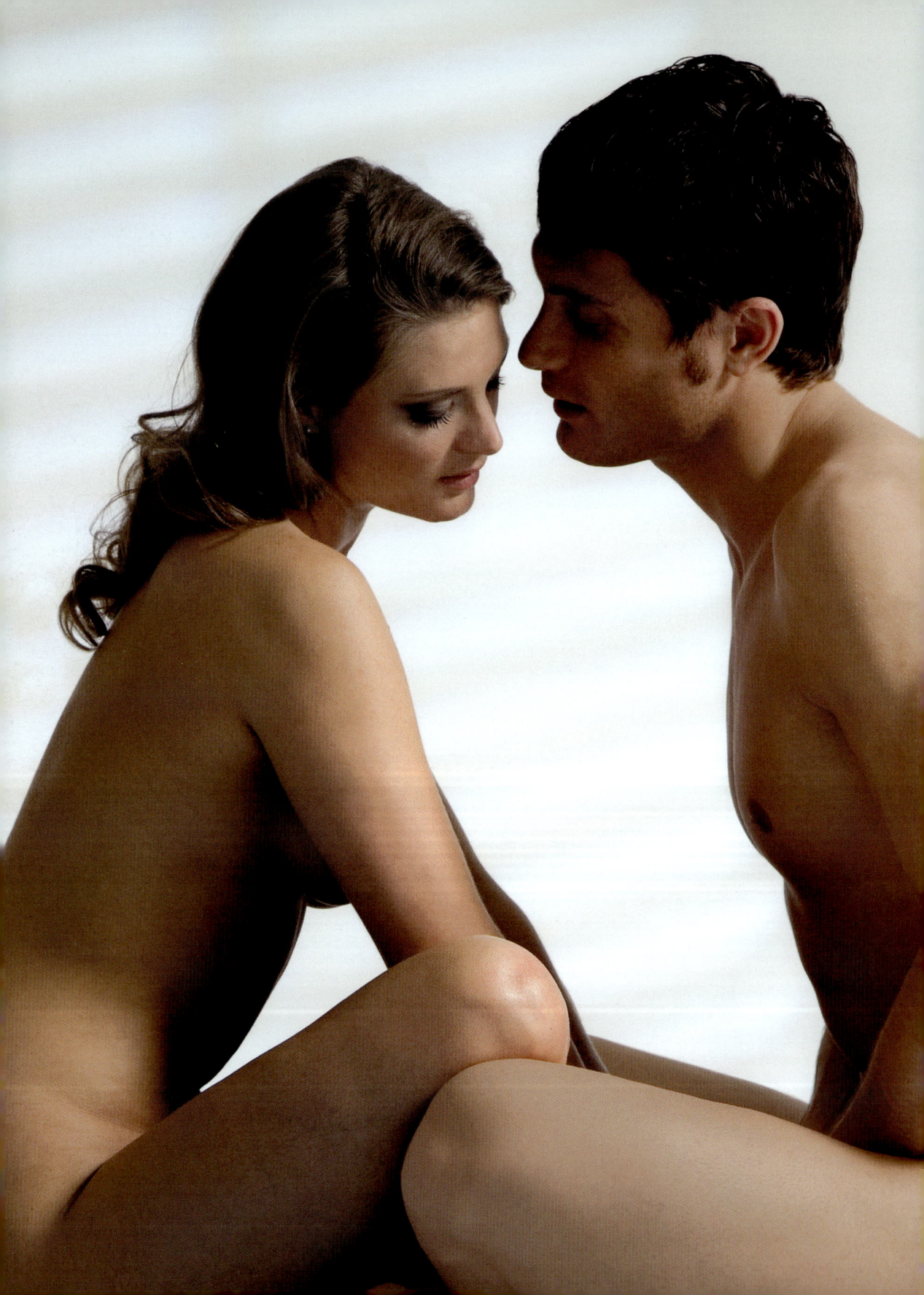

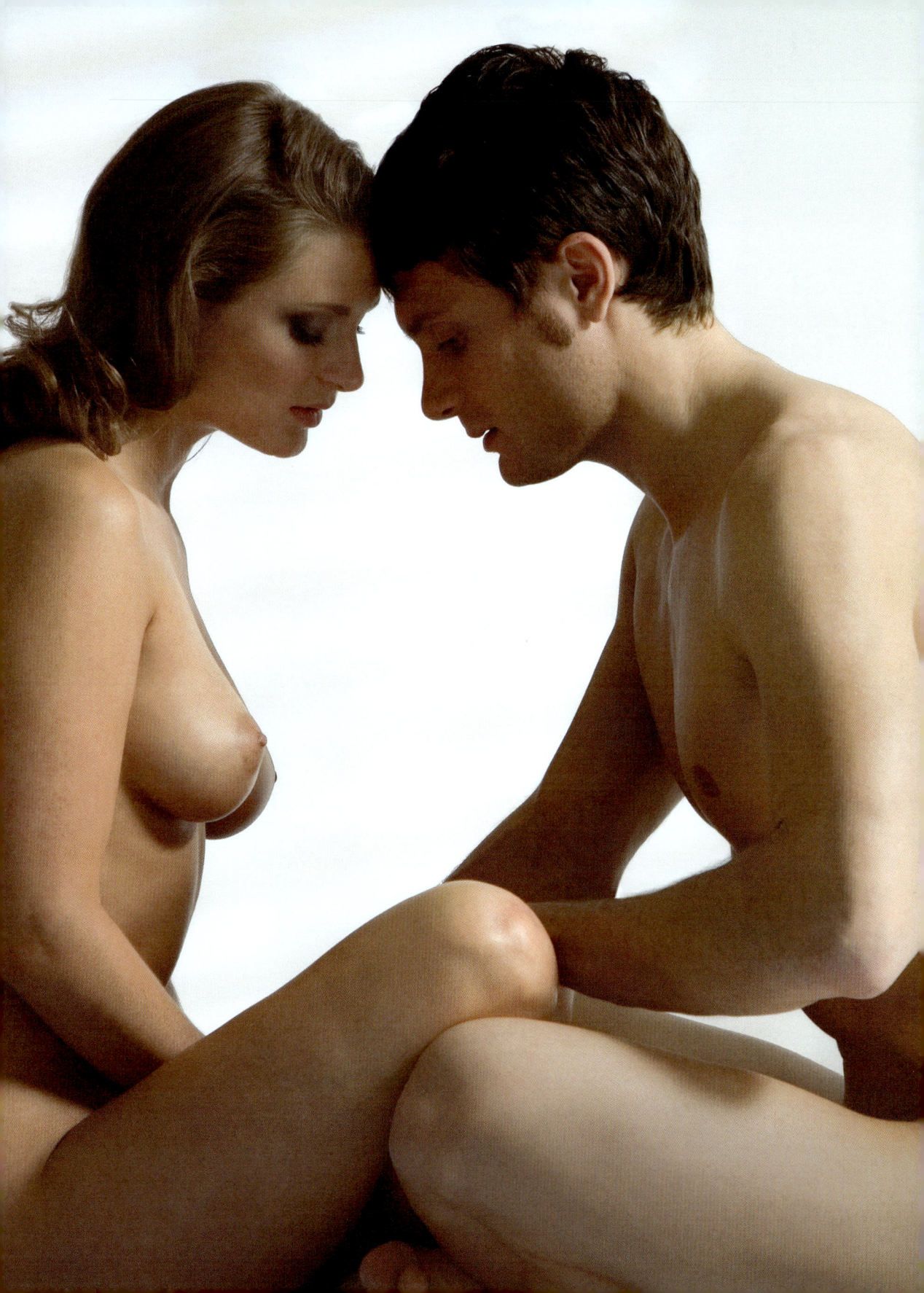

die letzten Kleider ab, und schmiegen Sie sich an seinen Rücken. Es ist nicht gestattet, dass er sich umdreht oder Sie sich vor ihn stellen. Schließlich bringen Sie ihn zum Orgasmus, indem Sie ihn von hinten mit den Händen umfassen. Für ihn ist das so, als würde er sich dabei zusehen, wie er sich selbst befriedigt – und zum Orgasmus kommt.

13 Machen Sie sie nass

Zwischen G-Punkt und Muttermund befindet sich ein weiteres empfindliches Areal, der sogenannte A-Punkt. Eine Berührung führt zu beinahe sofortiger Lubrikation. Sie finden ihn, indem Sie einen gegelten Finger weit nach oben einführen. Nutzen Sie die ganze Länge des Fingers, um ihre vordere Scheidenwand zu betasten. Wenn Sie die richtige Stelle gefunden haben, beginnt sie feucht zu werden. Versuchen Sie auch, Zeige- und Mittelfinger gleichzeitig einzuführen; dann strecken Sie den Daumen zurück, als würden Sie ein Auto anhalten wollen. Führen Sie die Finger so weit ein, bis der Daumen an der Klitoris anliegt. Dann bewegen Sie die Finger behutsam vor und zurück, während der Daumen über die Klitoris gleitet.

Noch heißer wird es, wenn Sie sie bitten, sich auf Sie zu setzen. Sie gleiten hinein und bitten sie, vor- und zurückzugleiten, statt auf und ab. Sie sollte nicht abheben, sondern nur das Becken wiegen, und zwar langsam zu Beginn und mit wachsender Erregung schneller (achten Sie aber darauf, dass sie in ihrem Elan nichts abknickt oder Ihre wertvollen Sie-wissen-schon-was quetscht). Das Gefühl, das sie dabei hat, ist irre, und auch Sie kommen nicht zu kurz, da er umklammert und kräftig massiert wird. Sie müssen nur möglichst tief drinnen bleiben und dürfen nicht rausrutschen.

14 Abmelken

Befeuchten Sie beide Hände mit Gel und umfassen Sie kräftig und mit ganzer Hand den Penisansatz. Gleiten Sie über den ganzen Penis hinweg nach oben. Ehe Sie jedoch wieder loslassen, umschließt Ihre andere Hand den Penisansatz und macht sich auf denselben Weg. Der beständige Wechsel der Hände bewirkt eine sanfte, anhaltende Stimulation. Dann gehen Sie in der gleichen

Weise umgekehrt vor, indem Sie an der Spitze beginnen und nach unten gleiten.

15 V wie Victory

Die V-Technik stimuliert vor allem die unsichtbaren Teile der Klitoris. Spreizen Sie Zeige- und Mittelfinger zu einem V und gleiten Sie damit an beiden Seiten der Klitoris entlang, indem Sie dieses V über die äußeren Schamlippen auf- und abführen. Ihre Finger sollten nach »unten« zeigen (zu ihrem Po). Indem Sie auf diese Weise ihre »innere« Klitoris stimulieren, ziehen Sie auch das Klitorishäutchen leicht auf und ab, wodurch auch ihre »äußere« Klitoris nicht zu kurz kommt. Kreisen Sie dabei mit den Fingerspitzen, um beides zugleich zu bewirken. Diese Technik lässt sich gut beim Verkehr (siehe Seite 70) einsetzen.

16 Heiße Handarbeit an ihr

Ein bisschen Gleitmittel und los geht's …

– **Kreisen**: Ziehen Sie mit den Fingerspitzen weite Kreise um die Klitoris herum, und lassen Sie sie enger werden, wenn sie genügend erregt und dafür bereit ist.

– **Trommeln**: Tippen Sie an den Schamlippen auf und ab.

– **Rühren**: Führen Sie zwei Finger ein (meist Mittel- und Zeigefinger) und lassen Sie sie kreisen. Damit stimulieren Sie effektiv die gesamte Scheidenwand.

– **Zick-zack**: Ziehen Sie einen oder zwei Finger sanft, aber schnell über die Klitorisspitze hin und her. Wenn sie das als zu intensiv empfindet, decken Sie das Häutchen darüber. Oder Sie »marschieren« mit den Fingern – in einer Bewegung wie beim schnellen Gehen.

– **Pressen**: Sie haben zwei Finger in ihr und drücken mit dem Handballen der anderen Hand auf den Unterbauch, direkt über dem Schambein. Das fühlt sich hervorragend an – und noch besser, wenn Sie einen Vibrator verwenden.

– **Der absolute Knaller**: Dazu führen Sie zwei Finger (Mittel- und Zeigefinger) in ihre Vagina ein und einen anderen (meist den kleinen Finger) gleichzeitig in den Po. Diese

Form des Fingerns wird auch der »Schocker« genannt, weil manche Männer sie ohne Vorwarnung anwenden. (Was Sie natürlich niemals tun würden, oder?) Nun fahren zwar manche Frauen irre darauf ab, generell jedoch erzielen Sie mehr Wirkung durch eine Verbindung von analer und klitoraler Stimulation (Sie stecken einen Finger in den Po, während Sie sie lecken) oder von klitoraler und vaginaler Stimulation (die Finger in ihr, während der Daumen die Klitoris umkreist). *Mehr über die Handarbeit an ihr gibt es auf Seite 91.*

17 Heiße Handarbeit an ihm

Wieder gilt, erst Gel auftragen, dann ans Werk:

– **Entsaften**: Wenn er unbeschnitten ist, halten Sie die lose Haut mit einer Hand am Penisansatz straff nach unten, während Sie mit der anderen am Schaft entlang nach oben gleiten. Dabei üben Sie pulsierenden Druck aus.

– **Foltern**: Umfassen Sie mit einer Hand den Penisansatz, mit der anderen seine Hoden. Dann ziehen Sie die Hände auseinander – die eine am Schaft entlang nach oben, die andere über die Hoden nach unten.

– **Verschränkung**: Verschränken Sie die Finger und überkreuzen Sie die Daumen. Nehmen Sie seinen Penis in die Mitte und gleiten dann am Schaft entlang auf und ab. Dabei drücken Sie die Hände rhythmisch zusammen.

– **O ja**: Bilden Sie einen Ring mit Daumen und Zeigefinger, legen Sie ihn um den Eichelrand und bewegen ihn daran hin und her. (Es macht nichts, wenn sein Teil so groß ist, dass der Ring sich nicht schließt.)

– **Der Kolbengriff**: Wenn er voll erigiert ist und kommen könnte, greifen Sie zwischendurch immer wieder kräftig zu, begleitet von einem schnellen Auf und Ab. Dann wenden Sie sich dem zu, was Sie ansonsten mit ihm gemacht haben. Je schneller er kommen soll, umso mehr Kolbenbewegungen führen Sie aus.

– **Der Poliergriff**: Halten Sie seinen Penis mit einer Hand an der Wurzel fest, und legen Sie die Handfläche der anderen Hand auf die Eichel. Dann umschließen Sie die Eichel und drehen die Hand hin und her. *Mehr über Handarbeit an ihm gibt es auf Seite 97.*

Mach ihn hart

Man nennt das (passenderweise) auch »himmlischer Zirkel«.

– Halten Sie den schlaffen Penis mit einer Hand am Ansatz und legen Sie die andere Hand mit flacher, gegelter Handfläche auf die Peniseichel. Dann drehen Sie ihn, der dabei nach unten weist, im Uhrzeigersinn auf dem Bauch

– Legen Sie die Hand abermals flach auf und drehen Sie den Penis, weiterhin im Uhrzeigersinn, zurück in die Ausgangsposition.

– Sobald er erregt ist, ziehen Sie die Penishaut mit der Hand an der Wurzel straff nach unten. Er wird dadurch wesentlich berührungsempfindlicher.

– Falls es dauert, bis er kommt, setzen Sie Ihre Handgelenke anders sein. Lockerer oder steifer – Ihre Technik fühlt sich dadurch anders an. Variieren Sie das Tempo. Gehen Sie quälend langsam vor, um ihn dann zehn Sekunden lang mit schnellen harten Strichen zu bearbeiten. Drehen Sie das Handgelenk, wenn Sie die Spitze erreichen.

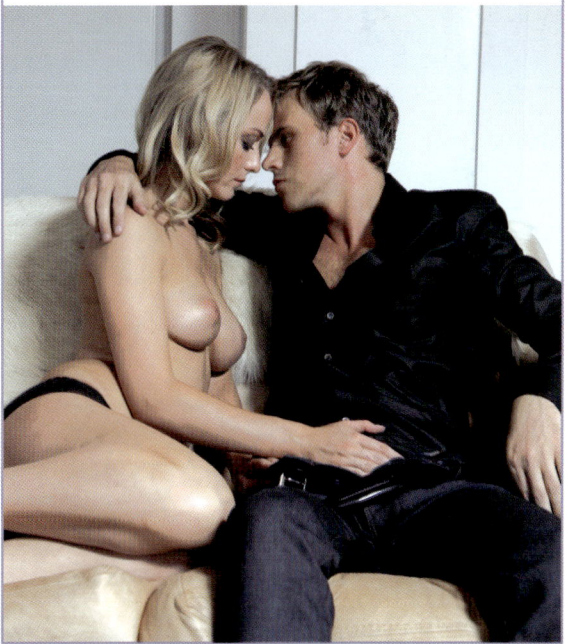

Anmacher für ihn

Unters Hemd fassen

Seine Schenkel reiten

Nackt kochen

Einblicke gewähren

Push-up-BH

Solonummer

Nylons

Seine Fantasien beflügeln

Umkehr-Strip

Sex im Freien

Tantrasex

Lollis lutschen

Sex im Whirlpool

Schlüssellochblicke

Anmacher für sie

An ihren Finger saugen

Brüste umfassen

Rollenspiele

Hände fesseln

An ihrer Unterlippe knabbern

Spanking

Sie hart nehmen

Liebesnest mieten

Geschichten erzählen

Es am Strand treiben

Sex im Stehen

Filme ausleihen

Vibrator kaufen

Ihre Brüste lecken

Was Frauen sich wünschen und Männer wissen müssen

Alle Männer, die sich je gefragt haben, was man mit einer nackten Frau anstellt, erfahren jetzt schonungslos die volle Wahrheit. Macht euch auf was gefasst, Jungs!

Es ist sehr viel einfacher für Frauen, einen Mann zu befriedigen, als es für Männer ist, eine Frau zu befriedigen. Warum? Nun, sie sind überschaubar, wir kompliziert. Und das ist maßlos untertrieben. Manchmal wäre es einfacher, den Mount Everest zu besteigen, als mit Euch zum Orgasmus zu kommen. Die weibliche Sexualität ist an sich schon derart kompliziert, dass manche Frauen selbst nicht durchblicken; dazu kommt die Abhängigkeit von völlig unberechenbaren Hormonschüben. Und auch das nette Trio aus Selbstvorwürfen, Selbstzweifeln und mangelndem Selbstvertrauen ist uns nur zu gut bekannt – überhaupt die Furcht, unattraktiv zu sein. Vielleicht vermittelt Ihnen das ja eine vage Vorstellung, wie sich eine Frau im Bett so fühlt. Echt schrecklich. Na ja, manchmal. Mit dem richtigen Kerl am richtigen Tag sieht es komplett anders aus.

Und genau darum geht es hier – Ihnen zu erklären, wie Frauen funktionieren, damit der Sex jedes Mal gut ist. Nun ja, außer am 22. oder 23. Tag vielleicht (siehe Seite 91).Da würde ich mit ihr nicht einmal telefonieren, aber sagen Sie um Himmels willen nicht, das wäre von mir. Folgendes also müssen Sie wissen:

Über ihren Körper
Die Klitoris ist das einzige Organ des menschlichen Körpers, das nur zur Lust bestimmt ist. Die Spitze ist dichter mit Nervenenden besetzt als jede andere Stelle des Körpers: es sind allein zwei bis vier Mal so viel wie auf der Peniseichel! Sichtbar ist nur ein Teil der Klitoris – die Vorhaut, der darunter verborgene Schaft und die Eichel, d.h. die kleine erbsengroße Spitze, die die meisten für die Klitoris halten. Aber da ist noch mehr. Stellen Sie sich die Klitoris als einen Adler vor, der am vorderen Ende der Vulva sitzt, mit dem Schaft als Körper und seitlich gespreizten Flügeln. Diese Flügel nennt man Klitorisschenkel, und sie bestehen aus erektilem Gewebe, was bedeutet, sie füllen sich im Erregungszustand wie Ihr Penis mit Blut. Die Schenkel sind etwa 5 bis 9 cm lang und verlaufen seitlich nach unten Richtung Gesäß. Damit nicht genug: Unter den inneren Schamlippen befinden sich die Vorhofschwellkörper, die sich bei Bedarf ebenfalls mit Blut füllen. Das ist alles gut zu wissen, wenn Sie sie davon überzeugen wollen, Sie seien ein Superliebhaber, der weiß, was er zu tun hat. Was, mal ganz ehrlich, doch auch der Grund ist, warum Sie das hier lesen.

Über ihren Orgasmus
Man sagt dauernd, Frauen würden schwer zum Orgasmus kommen, tatsächlich jedoch können viele (darunter ich) innerhalb von fünf Minuten kommen oder noch schneller, je nach Technik, Liebhaber und/oder Spielzeug (vorzugsweise einem, das vibriert). Mit dem entsprechenden Können sowie etwas Erfahrung und Einfühlungsvermögen ist der weibliche Orgasmus also erreichbar. Der Grund dafür, warum es dann meistens doch hapert, ist die falsche Technik, denn viele Männer meinen, solides Rein-Raus würde genügen. Der richtige Liebhaber weiß seine Zunge, die Finger und das Becken auf besonders gefällige Art und Weise einzusetzen, die die meisten Männer jedoch leider weder kennen noch beherrschen. Und vor dem Vibrator, dem wahren Lieblingsspielzeug

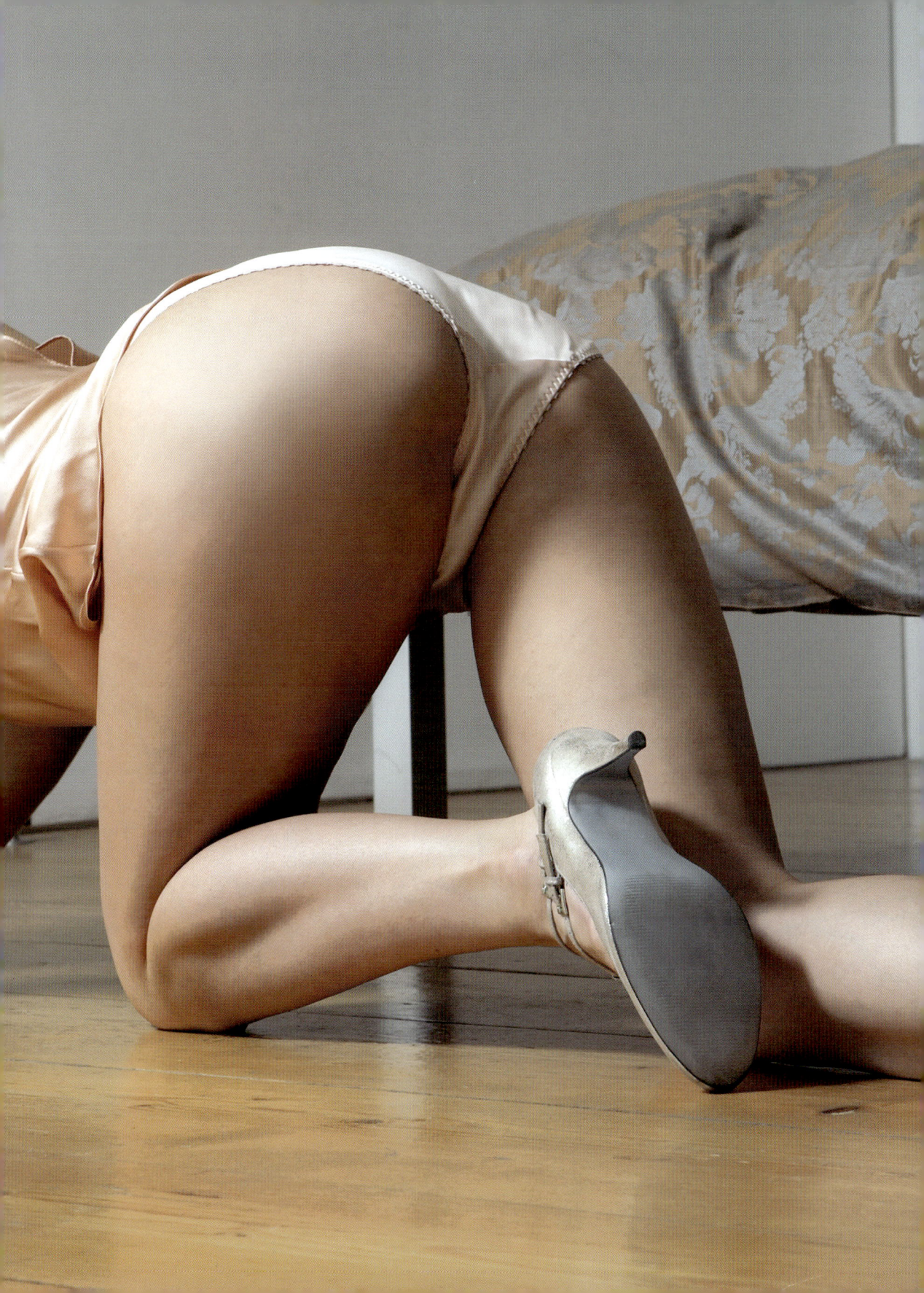

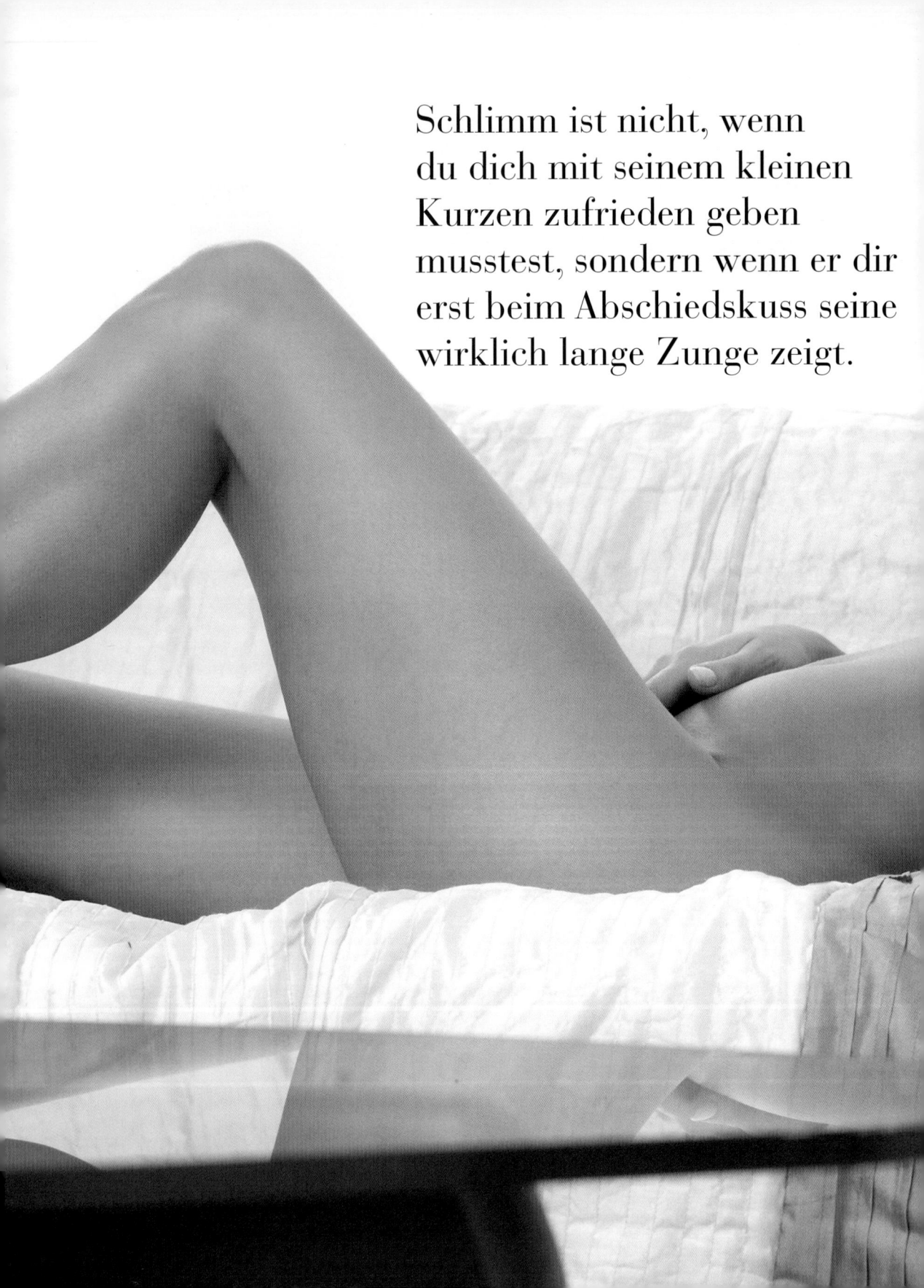

Schlimm ist nicht, wenn
du dich mit seinem kleinen
Kurzen zufrieden geben
musstest, sondern wenn er dir
erst beim Abschiedskuss seine
wirklich lange Zunge zeigt.

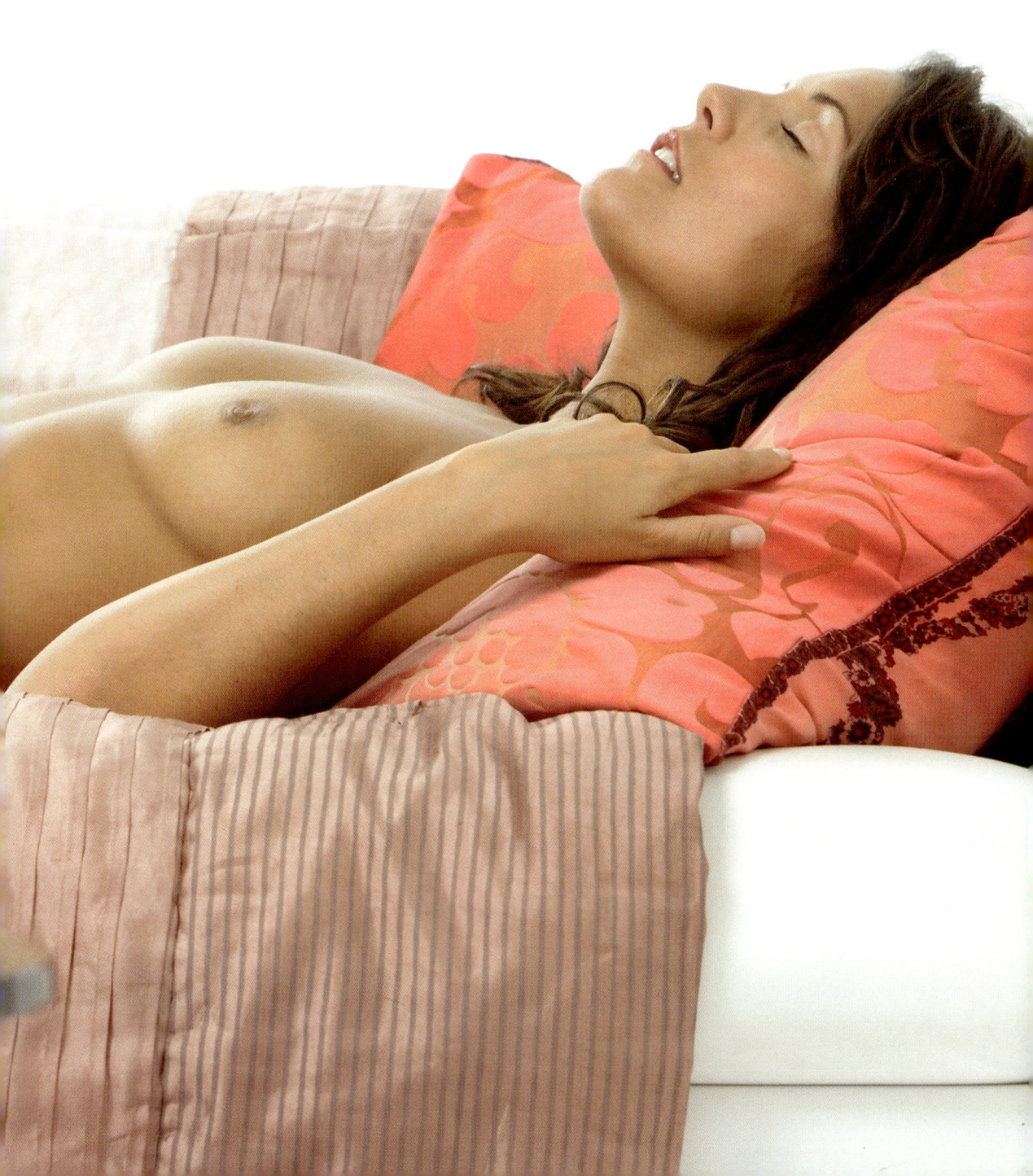

Wie sie am leichtesten zum Orgasmus kommt

Ihr Ego könnte hier einen argen Dämpfer bekommen, also holen Sie tief Luft und sprechen mir erst einmal nach: »Ich kann das verkraften …«

– In einer Umfrage gaben 34 Prozent von 500 Frauen an, sie kämen am leichtesten durch Masturbation mit den Fingern oder Reiben an Gegenständen. Bei 14 Prozent war es der Vibrator. Fast die Hälfte aller weiblichen Orgasmen kommt ohne männliche Hilfe zustande! Auf der Liste der verlässlichsten Methoden folgt dann, mit 14 Prozent, der passive Oralverkehr (Immerhin!).

– Nur 6 Prozent der Frauen kommen allein durch Geschlechtsverkehr zum Orgasmus (das sollten Sie sich merken), obwohl es 12 Prozent durch zusätzliche Klitorisstimulation (Finger oder Vibrator) doch schafften.

– Die viel zitierten 20 Minuten, die eine Frau statistisch braucht, um zum Orgasmus zu kommen, sind nicht falsch, sondern ein Durchschnittswert. Sogar Altmeister Kinsey wusste bereits, dass eine Frau bei der Masturbation im Allgemeinen nur vier Minuten braucht. Bei den Männern blieb es ziemlich konstant – zwei bis vier Minuten direkter Penisstimulation bis zum Orgasmus.

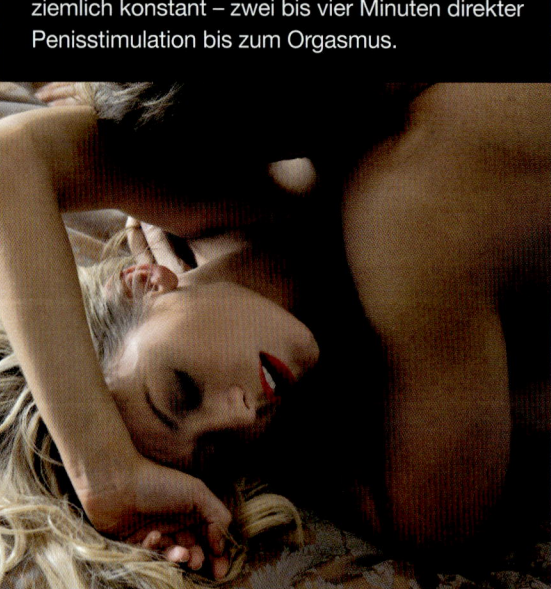

der Frauen, haben viele mehr Angst als vor ihrem Chef, wenn sie zu spät und verkatert ins Büro kommen. Tatsächlich würden sie eher den in ihr Bett einladen, als sie zu fragen, was sie in ihrem Nachttisch aufbewahrt. Doch keine Angst, alles halb so wild! Sie zum Orgasmus zu bringen, ist letztlich nur eine Frage der Technik, und die ist erlernbar. (Tipps zum Thema Verkehr finden Sie auf Seite 51, zum Thema Oralsex auf Seite 40–43; Tipps zur Handarbeit rechts gegenüber) Doch mir kommt es auf die Einstellung an. Es geht darum, zu erkennen, was funktioniert und was nicht. Und vergessen Sie, was Sie über die verschiedenen Orgasmen der Frau gelesen haben. Es gibt nämlich nur einen, allein die Auslöser sind verschieden, als da wären: direkte Stimulierung der Klitorisspitze, direkte oder indirekte Stimulierung des verborgenen Teils der Klitoris oder geschicktes Bespielen ihres G-Punkts (siehe Seite 58–63).

Worauf es ankommt, sind nicht ein paar halbherzige Manipulationen, sondern viel Erfahrung und zielgerichtetes Vorgehen, das einiges Wissen über den weiblichen Körper voraussetzt und das Gespür für *ihre* Vorlieben. Manche von Ihnen werden das Buch jetzt enttäuscht weglegen. Alle anderen dürfen durchaus hoffen, denn so rätselhaft sind wir Frauen gar nicht – jeder Mann hat das Zeug zu einem guten Liebhaber!

Zum Thema Libido

Die Leute haben falsche Vorstellungen hinsichtlich der Triebstruktur von Mann und Frau. Angeblich bekommen Männer schon eine Erektion, wenn sie nur eine Münze irgendwo einwerfen, während Frauen angeblich schon eine Migräne vortäuschen, sobald sie eine Beule in seiner Jeans sehen. Beides ist falsch. Der Unterschied besteht in erster Linie darin, wann und warum wir Lust auf Sex haben. Hormonell bedingt haben Frauen zu bestimmen Zeiten eines Monats sehr viel Lust und zu anderen Zeiten weniger bis gar keine. Der männliche Sexualtrieb dagegen ist stetiger. Männer sind dadurch spontan erregbar und wollen dann sofort Sex haben. Der weibliche Trieb ist eher stimulativ, d.h. wir haben möglicherweise zunächst gar keine Lust auf Sex, aber bei entsprechender Stimulation kann das Verlangen geweckt werden. Das heißt auch, zu bestimmten Zeiten des Zyklus' zu allem fähig zu sein und in anderen schon einen Zungenkuss als Zumutung zu empfinden. Und dazwischen lohnt es sich vielleicht, es wenigstens zu versuchen.

Zum Thema Handarbeit

Selbstverständlich haben Sie sich zuvor die Hände gewaschen und Ihre Fingernägel sind gekürzt (der Albtraum aller Frauen – Männern mit zu langen Nägeln. *Hiiilfe!*) Gleitmittel und ihr Vibrator sollten bereitliegen.

Ehe es losgeht, Folgendes zum Thema Feuchtigkeit. Sie selbst können verdammt heiß sein und trotzdem keine Erektion haben. Dasselbe gilt für sie und den Grad der Lubrikation. Wie feucht sie ist, hängt von so vielen Dingen ab – dem Zeitpunkt im Monat, wie nervös sie ist oder wie viel sie getrunken hat –, gehen Sie also nicht davon aus, sie wäre nicht erregt, wenn sie nicht fast vom Bett flutscht. Was Sie dann brauchen, ist ein Gleitmittel (Spucke hilft auch, aber nicht so anhaltend). Geizen Sie nicht damit, und sie wird alles Weitere unbeschwert genießen. Wenn Sie sich jetzt in Erinnerung rufen, was Sie bisher gelernt haben – über die Klitoris, nicht über Penetration – werden Sie nicht auf die Idee verfallen, Handarbeit bestünde darin, die Finger als Penisersatz zu gebrauchen.

Zur Vermeidung von Irrtümern sollten Sie nach einem Feedback fragen. Zunächst gehen Sie einige Minuten nach der Grundtechnik vor, um dann zu fragen: »Willst du's eher fester oder sanfter?« Warten Sie ihre Antwort ab und fragen Sie dann: »Langsamer oder schneller?« Fragen Sie allgemein: »Ist das okay?«, anstatt zu sehr ins Detail zu gehen und nur ein »Ja« als Antwort zu erhalten, weil sie zu schüchtern ist (und erstaunlich viele Frauen sind es). Praktische Tipps bezüglich der Vorgehensweise finden Sie auf Seite 82.

Zum Thema Oralsex

Unter Frauen kursiert der Spruch: »Schlimm ist nicht, wenn du dich mit seinem kleinen Kurzen zufrieden geben musstest, sondern wenn er dir erst beim Abschiedskuss seine wirklich lange Zunge zeigt«. Allen diesbezüglichen Umfragen zufolge ziehen Frauen die Zunge dem Penis eindeutig vor. Alles Wichtige hierzu finden Sie auf Seite 40–43 – zum Auswendiglernen.

Zum Thema Geschlechtsverkehr

Fällt Ihnen auf, dass in diesem Kapitel davon bisher kaum die Rede war? Was sagt Ihnen das? Natürlich will ich nicht behaupten, Frauen könnten damit nichts anfangen. Manchmal gibt es nichts Besseres, als es sich richtig schön klassisch besorgen zu lassen. Es ist nur nicht unser Inbegriff von großartigem Sex.

Wann sie am meisten Lust auf Sex hat

Nachfolgend finden Sie Anhaltspunkte, aber wenn Sie es genau wissen wollen, sollten Sie sie bitten, ein Tagebuch über ihren monatlichen Zyklus und ihre erotischen Stimmungen zu führen.

Tage 1–11

Tag eins ist der erste Tag ihrer Periode. Die meisten Frauen haben keine andere besondere Lust auf Sex während der Periode. In der Woche danach (6–11) läuft nichts. Ihre Hormone sind damit beschäftigt, ihre Gebärmutter für den Empfang des Samens vorzubereiten. Denken Sie dran: Mutter Natur ist an Schwangerschaften, nicht an der Lust interessiert.

Tage 12–16

Prime Time! In dieser Phase sind die meisten Frauen am fruchtbarsten und am heißesten (Vorsicht, manche haben ihren Eisprung kurz vor oder nach dieser Phase). An den Tagen vor und während des Eisprungs ist die Gefahr des Fremdgehens am größten, weil ein hoher Testosteron- und Östrogenspiegel sowie jede Menge Gebärmutterhalsschleim ihre Libido in die Höhe schnellen lassen.

Tage 17–28

Der Östrogenspiegel fällt nach Tag 17, dafür nimmt das Progesteron zu, weshalb viele Frauen eine zweite heiße Phase bekommen. Warten Sie aber nicht zu lange, denn um Tag 22 oder 23 setzt das prämenstruelle Syndrom (PMS) ein. Sie wird dann schlicht ungenießbar, und Sie wollen es doch nicht wagen, ihr in dieser Zeit zu nahe zu treten, oder? Wenige Tage später setzt ihre Periode ein, und alles beginnt wieder von vorne.

Berücksichtigen Sie jedoch, dass die 28 Tage, von denen ich hier ausgehe, ein Durchschnittswert sind – so wie wenn man sagt, ein Paar hätte wöchentlich 2,2 Mal Sex. Aber Sie haben nun zumindest eine kleine Vorstellung, was sich in ihrem Unterleib (und Kopf) abspielt. Wenn sie die Pille nimmt, sind die hormonellen und damit auch die Stimmungsschwankungen weniger gravierend.

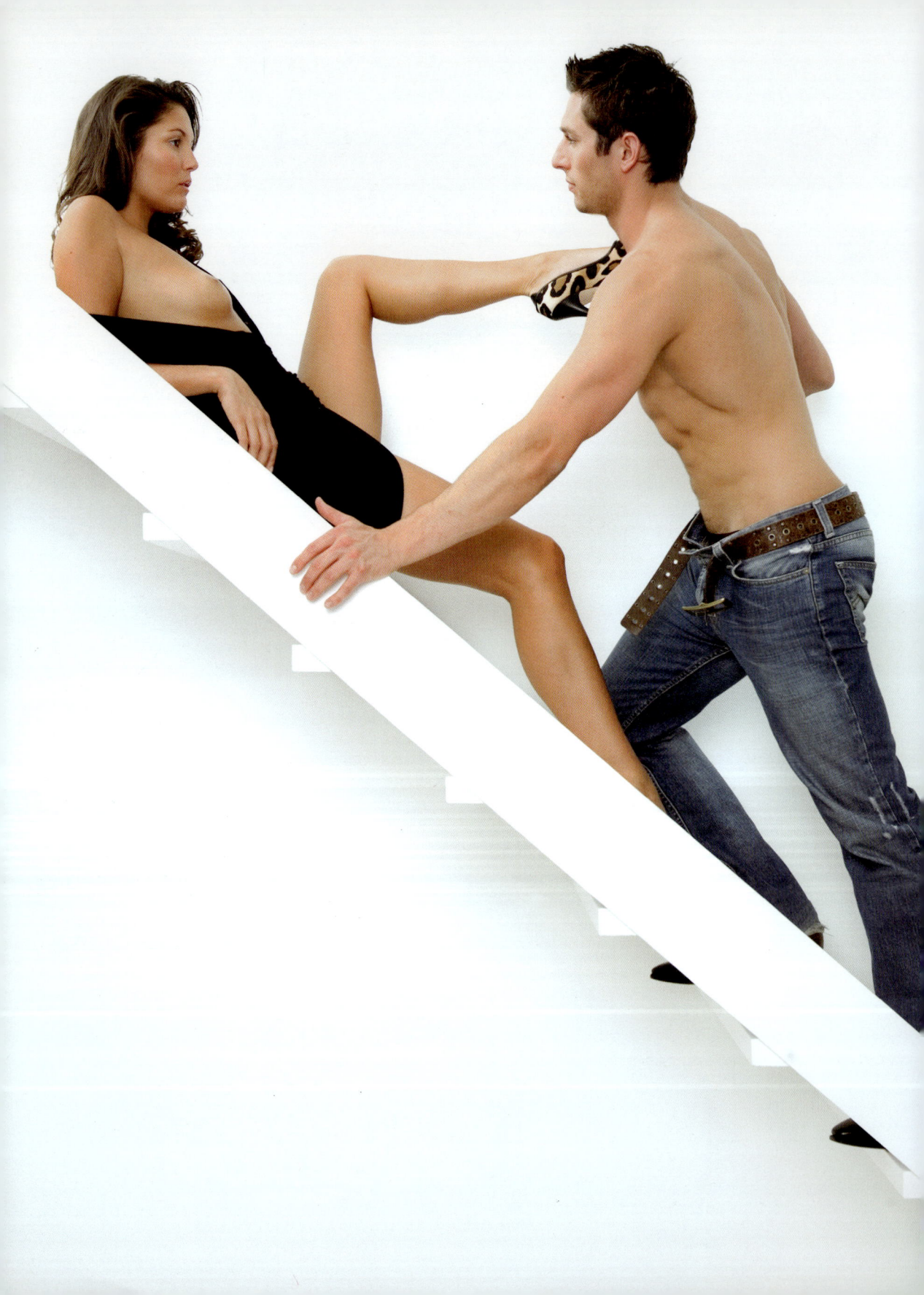

Was Männer sich wünschen und Frauen wissen müssen

Potent, willig und allzeit bereit, stimmt's? Täuschen Sie sich nicht! Viele Männer sind, trotz Sexprotzgehabe, hochempfindsame Liebhaber.

Da wären wir also, an unserem fünften Abend, endlich in meiner Wohnung mit diesem wahnsinnig leckeren Italiener – und lecken, bzw. geleckt zu werden, war auch das Einzige, was ich im Kopf hatte. Weshalb ich (ganz die Unschuld in Person), während wir kuschelig auf dem Sofa saßen und einen Film guckten, jeden seiner Finger in den Mund nahm und (mehr oder weniger unauffällig) daran nuckelte. Das war so offensichtlich, dass ich mir auch »Mach's mir jetzt bitte« auf die Stirn hätte schreiben können. (Wahrscheinlich wäre das, angesichts seiner Sprachschwierigkeiten, weniger offensichtlich gewesen.) Warum also tat er dann so, als wäre er in den Film vertieft, wenn dessen Sinn und Zweck nur darin besteht, Hintergrundgeräusche für hemmungslosen Sex zu liefern? Aber genau der Mann, der mir seine lange feuchte Zunge schon am ersten Abend bis zu den Mandeln in den Mund gesteckt hatte, verweigerte sich nun.

Den Grund dafür erfuhr ich Wochen später von unserem gemeinsamen Freund Luca. Sobald er erfahren hatte, was ich beruflich mache, machte er einen Rückzieher. Anscheinend kann man auf eine Frau zustürmen wie eine Herde spanischer Kampfstiere, solange man mehr Erfahrung hat als sie. Aber wehe, besagte Frau schreibt Bücher über Sex. »Aber ich hab ihm doch gesagt, dass ich Sexbücher schreibe!«, sagte ich zu Luca. Nun stellte sich heraus, dass der Italiener geglaubt hatte, ich hätte »sad books« gesagt, und meinte, ich würde Bücher über

das Thema Depression schreiben. Aber was ist mit dem legendären Machismo des Italieners? »Selbst Italiener sind keine, wie sagt man, Sexmaschinen«, zischte Luca patriotisch angepisst. »Du schreibst Sexbücher, das macht Männern Angst, und er hatte Angst.«

Laut einer Umfrage des Viagra-Herstellers Pfizer aus dem Jahr 2000 sind 59,2 Prozent aller Italiener unsicher in Bezug auf ihre sexuelle Leistung, und 42,6 Prozent gaben sogar an, sexuelle Probleme zu haben. Das Ergebnis verursachte weltweit Schlagzeilen, weil italienische Männer ja geradezu berühmt sind für ihre Virilität und ihr enormes sexuelles Selbstbewusstsein. Tatsächlich also sind sie in Sachen Sex genauso kleine Schisser wie alle anderen auch. Was ich damit sagen will, ist Folgendes: Vergessen Sie's, falls Sie bisher auch der Meinung waren, Männer würden, wahren Potenzwundern gleich, immer können, egal mit wem, egal wann, ob sie gerade einen Marathonlauf hinter sich haben, kurz vor ihrem letzten Atemzug stehen oder ihre Mannschaft gerade gewinnt. Es stimmt nicht. Männer – und ihre Penisse – sind hochsensibel, d.h., sie sind im Bett genauso unsicher wie wir. Also müssen Sie ihm vor allem anderem erst einmal seine Unsicherheiten nehmen.

Immer wenn eine Frau sich fragt: »Bin ich vielleicht zu dick?«, stellt sich ein Mann die Frage: »Ist er auch groß genug?«

Er kann vielleicht einen Orgasmus vortäuschen, aber keine Erektion, wenn er gerade erst eine hatte.

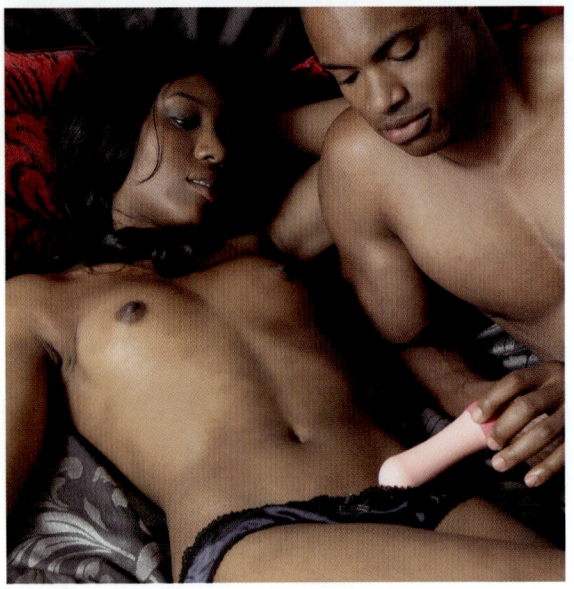

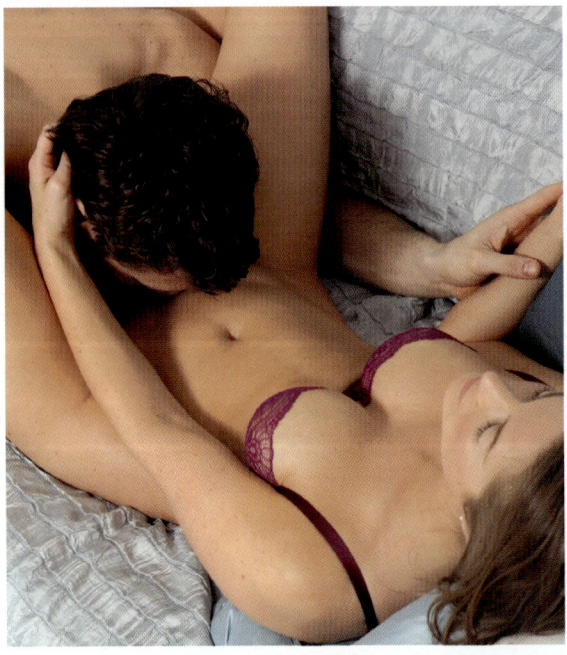

Über seine Befürchtungen

Wenn Sie etwas an sich haben, das ihn irritiert – große Brüste, Ähnlichkeiten mit einer Exfreundin, einen Job, bei dem Sie doppelt so viel verdienen wie er, Beine, die viel zu schön sind, um sie um seinen Schmerbauch zu schlingen –, machen Sie vielleicht eine Erfahrung, mit der Sie nicht gerechnet hätten. Anstatt seine Avancen abzuwehren, sind Sie diejenige, die ihm welche machen muss. Ich spreche nicht von einem One-Night-Stand – da reißt er Ihnen die Kleider vom Leib, kaum dass Sie durch die Tür sind. Aber ich glaube tatsächlich, er hat im Bett größere Probleme als Sie, sobald was Ernstes daraus werden könnte. Seine erste Sorge gilt natürlich der Frage, ob sein Penis groß genug ist. Schließlich ist das Teil anders als unsere Preziosen deutlich sichtbar. Die nächste Sorge ist die, dass er nicht so funktionieren könnte, wie er sollte. Wir können Erregung vortäuschen, er nicht. Oder aber er funktioniert durchaus, jedoch zu gut, sodass es viel zu schnell vorbei ist. Er kann vielleicht einen Orgasmus vortäuschen, aber keine Erektion, wenn er gerade erst eine hatte. Und da hat er sich noch nicht mal Gedanken darüber gemacht, was er mit Ihnen und Ihren Kleinigkeiten anstellen soll. Dass er z.B. Ihre Klitoris nicht finden könnte und Sie ihn deshalb für einen Idioten halten. Soll er Sie nun bitten, ihm weiterzuhelfen? Geht auch nicht. Deshalb ist der nächste Absatz so wichtig …

Wie Sie ihm Anweisungen geben

Er wird es vielleicht nicht zugeben, aber ein bisschen ist er schon auf Ihre Mithilfe angewiesen. Er wird es nicht wagen, Sie einfach zu fragen, weil er nicht als Idiot daste-hen möchte. Alle Männer wollen immer der Beste sein, den Sie je hatten, und das nicht nur aus rein egoistischen Gründen, denn sie möchten Sie ja wirklich befriedigen. Und glauben wir nicht auch irgendwo, wir wären die größten Liebhaberinnen aller Zeiten? Bei Männern kommt noch dazu, dass ihnen die Gesellschaft nach wie vor eine gewisse Führungsrolle zuweist, und der Anspruch, ihr gerecht zu werden, tritt in Stresssituationen umso stärker hervor. Ich bin also ganz klar dafür, Anweisungen zu geben, nur sollte man anfangs das empfindliche Ego der Männer besser behutsam behandeln und sie kaschieren. Am einfachsten geht das mit Komplimenten. »Gott, das fühlt sich fantastisch an«, sagen Sie, ehe Sie seine Hand nehmen und ihm zeigen, wie Sie es wirklich gerne hätten, gefolgt von einem: »Und das erst ist der reine Wahnsinn«, wenn er es richtig macht. Die genaue, Power-Point-unter-stützte Anleitung folgt dann später.

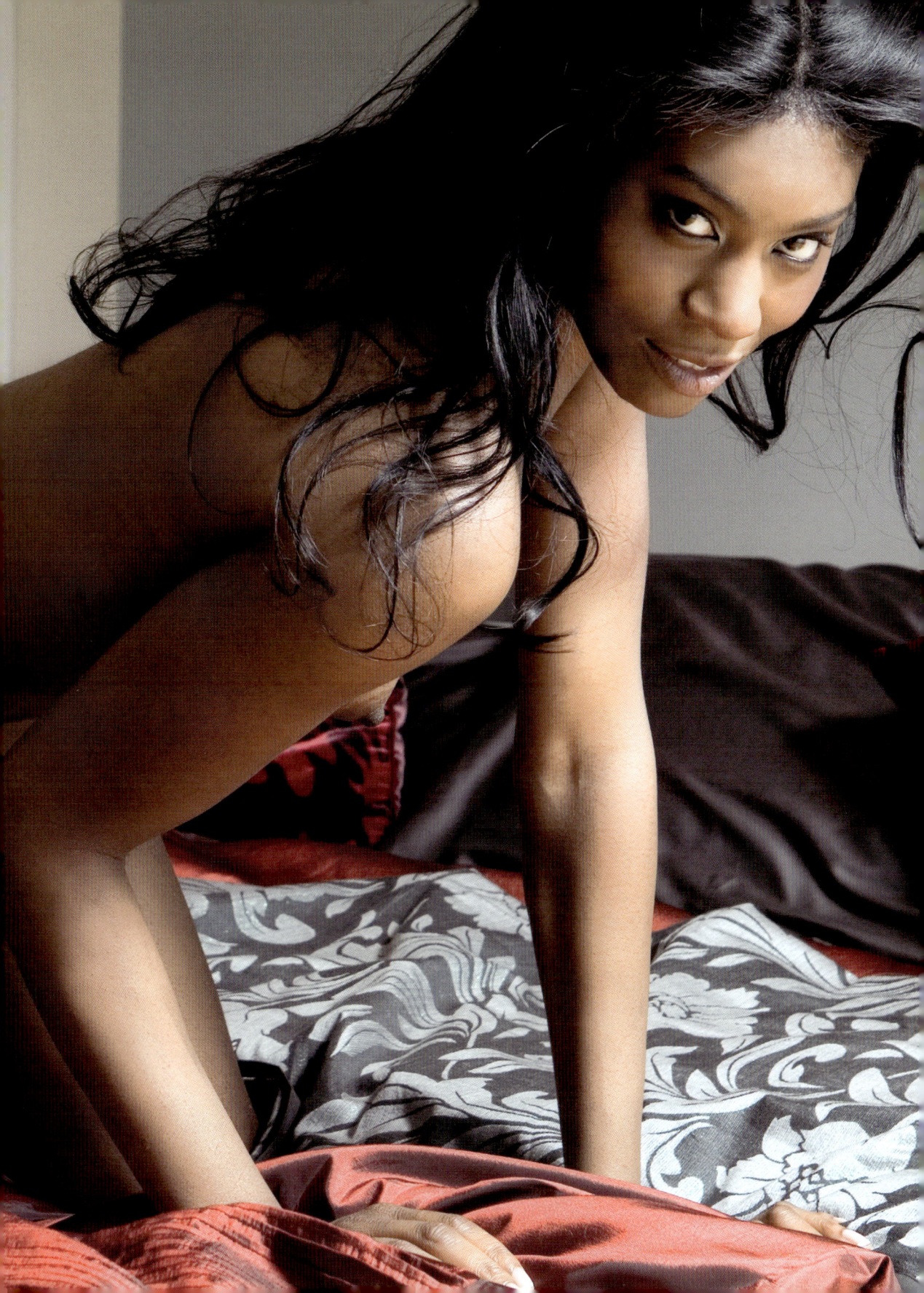

Über seine Hoden

Klar, seinen Penis liebt er, aber die Hoden hütet er wie seinen Augapfel. Kaum etwas fürchtet ein Mann so sehr wie einen Tritt gegen seine Kronjuwelen – und das aus gutem Grund. Die Hoden sind höchst empfindsam und verletzlich. Und für seine angeborene Wachsamkeit gibt es gute Gründe: Die Hoden erfüllen einige wichtige Aufgaben …

– 90 Prozent des männlichen Testosterons wird in den Hoden gebildet, ehe es sich über den Blutkreislauf im ganzen Körper verbreitet.

– Bei 75 Prozent aller Männer hängt der linke Hoden tiefer und ist größer als der rechte, weil der linke bei der Geburt zuerst hervortritt.

– Sie hängen auch aus dem Grund nicht perfekt nebeneinander, weil er sonst kaum laufen könnte, ohne dass es weh tut.

– Die Hoden befinden sich außerhalb des Körpers, wo sie sich je nach der Temperatur auf- und abbewegen. Für die Hoden bedeutet das harte Arbeit – sie sind ständig bemüht, die perfekte Temperatur zu halten, um gesundes Sperma zu produzieren!

– Hoden sind generell schmerzempfindlich, aber die Empfindlichkeit ist individuell verschieden, darin vergleichbar der weiblichen Brust. Manche Männer lassen sich Gewichte an den Hoden befestigen und dehnen sie so weit nach unten, dass sie praktisch zwischen den Knien hängen. Andere springen im Dreieck, sobald man sie nur vorsichtig mit dem Finger berührt.

– Zwar gibt es zwei Hoden, aber behandeln Sie sie stets als Einheit. Versuche, sie zu trennen und auseinanderzuziehen, sind nicht sehr beliebt. (Außer vielleicht von dem Burschen, der mit den Gewichten arbeitet.)

– Die Größe seiner Hoden beschäftigt ihn zwar nicht so sehr wie die seines Penis, aber er hat sicher nichts dagegen, zu hören, sie seien groß, wenn das wirklich der Fall ist.

Über sein obsessives Verhältnis zur Größe

Wahrscheinlich ist Ihnen das ohnehin längst klar. Immer wenn eine Frau sich fragt: »Bin ich vielleicht zu dick?«, senkt er den Blick und stellt sich die Frage: »Ist er groß genug?« Die »offizielle« Länge eines erigierten Penis ist extrem umstritten (vielleicht gerade weil diese Frage die Beteiligten so sehr beschäftigt), aber ein anerkannter Durchschnittswert liegt bei 14 cm, wobei das Spektrum von 13 bis 18 cm reicht. Ein schlaffer Penis misst rund 9,4 cm, mit einem Spektrum von 5 bis 10 cm. Nun ist ja für uns Frauen die Dicke sehr viel entscheidender (fast alle sensitiven Nervenenden befinden sich vorne in der Scheide, und ein dickerer Penis füllt die Scheide besser aus), interessanterweise jedoch spielt diese kaum eine Rolle. Der Durchmesser eines schlaffen Penis beträgt ca. 3,2 cm, erigiert schwillt er auf 4 cm an. In einem Alter von 17 Jahren gilt sein Penis als ausgewachsen, und obschon sich seine Größe nicht anhand der Nase vorhersagen lässt, könnte Ihnen theoretisch ein Blick in Papas Hose weiterhelfen; die Penisgröße scheint erblich bedingt zu sein.

Richtig ist, dass es »Fleischpenisse« gibt (bereits im schlaffen Zustand sehr groß) und »Blutpenisse« (laufen erst im erigierten Zustand zur Höchstform auf). Es ist deshalb unmöglich, aus dem schlaffen Zustand zu erschließen, wie groß er letztlich ist. Der längste Penis, der je gemessen wurde, maß 33 cm – der sichtbare Teil wohlgemerkt. Denn wie bei der Klitoris verläuft ein Teil des Penis im Körperinneren in Richtung Beckenknochen. Deshalb fühlt sich ein kräftiger Druck gegen den Damm auch so hervorragend an – Sie massieren praktisch seinen inneren Penis. Ich beglücke Sie und nicht ihn mit diesen Informationen, weil es letztlich Ihnen zukommt, die Männer zu beruhigen, die glauben, sie wären zu kurz gekommen. Viele Männer wissen nicht, dass eine Vagina elastisch ist und sich verschiedenen Größen anpasst.

Über seine Libido

Auch wenn manche Frauen es nur ungern zugeben, aber so ziemlich jede über 30 hat schon mal die Feststellung gemacht, dass auch Männer ab einem gewissen Alter manchmal einfach nur kuscheln wollen. Und genauso wie wir möchten sie, wenn die Beziehung schon länger dauert, mit einfallsreichen Sexideen vom Fernseher weggelockt werden. Dieses ganze Gerede von Mars und Venus ist doch zum größten Teil Unsinn, denn zwischen Männern und Frauen gibt es sehr viel mehr Gemeinsamkeiten als Trennendes.

Zum Thema Handarbeit

Wir wissen alle, dass es ihm niemand besser von Hand macht, als er selbst. Genau darum müssen Sie ihn dazu bringen, Ihnen zu zeigen, wie und mit welcher Technik er onaniert. Achten Sie besonders darauf, wo er seine Hand zu Beginn ansetzt – darin besteht der Trick, ihn genau nachzuahmen. Eine unter Männern weit verbreitete Technik besteht darin, mit Daumen und Zeigefinger einen Ring zu bilden und damit am Eichelrand anzusetzen, um ihn am Schaft entlang nach unten und wieder zurück zu bewegen. Andere wiederum umfassen mit ganzer Hand den Penisansatz und gleiten damit am Penis auf und ab, wobei sie nach oben hin den Druck erhöhen und ihren Daumen spielerisch einsetzen. Imitieren Sie seine Technik so genau wie möglich, obwohl das nicht heißt, dass Sie nicht auch andere probieren können – siehe Seite 83.

So geht es besser von der Hand

Verwenden Sie Gleitmittel – nicht zu viel, aber genug, damit es schön flutscht. Lassen Sie sich nicht drängen – Sie bestimmen das Tempo, und gehen Sie zu Beginn betont langsam vor. Greifen Sie ruhig etwas kräftiger zu. Als Faustregel gilt, was ihm in Ihren Augen weh tun könnte, tut ihm gut. Behalten Sie einen gleichmäßigen Rhythmus bei, aber wechseln Sie zwischen kurzen und langen Bewegungen ab.

Und vergessen Sie nicht

Je kräftiger und rhythmischer Sie sind, umso schneller kommt er zum Orgasmus. Bei langsamen Bewegungen sollten Sie generell fester zugreifen, bei schnellen etwas sanfter.

So wird der Sex schmutziger

Abschließend etwas, das viele Frauen gern übersehen: Wir sind unser ganzes Leben lang bemüht, nicht die kleine Schlampe zu sein, die er Muttern nicht vorstellen kann, obwohl er genau diese kleine Schlampe seinen Kumpeln in der Stammkneipe nur zu gern präsentieren würde. Ich rate Ihnen zwar nicht, zum nächsten Treffen zugedröhnt wie Courtney Love zu erscheinen, aber wie wär's damit: Geben Sie in der Öffentlichkeit das »nette Mädchen« (ehetauglich), privat das »böse Mädchen« (fantasietauglich). Kehren Sie vor anderen die »Gattin« heraus, aber spielen Sie immer wieder mal die Geliebte.

– Zeigen Sie ihm, wie durchtrieben Sie sind: Onanieren Sie vor ihm, rasieren Sie sich unten, tragen Sie beim Sex Dessous Ouverts. Lassen Sie ihn Augen machen.

– Lassen Sie ihn schmutzige Sachen hören: Dirty Talk, ein Porno im Hntergrund, Ihr Stöhnen und sagen Sie ihm in der Öffentlichkeit, wie scharf Sie sind (aber nicht so, dass es jeder hört).

– Lassen Sie sich anfassen wie ein »böses Mädchen«: an Stellen, wo er sich nie hingetraut hätte.

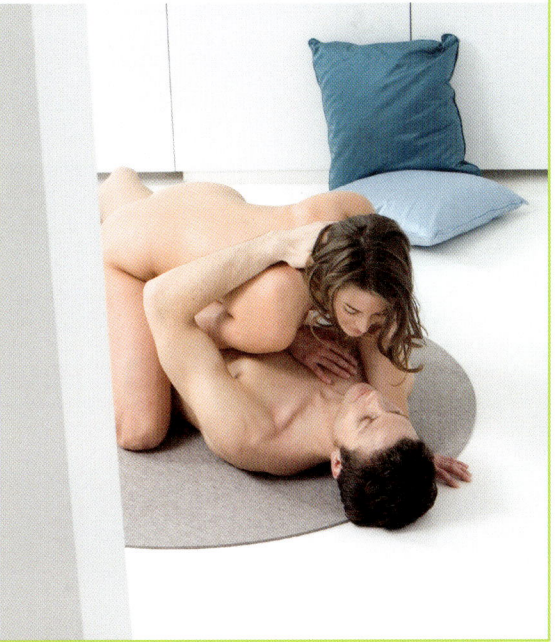

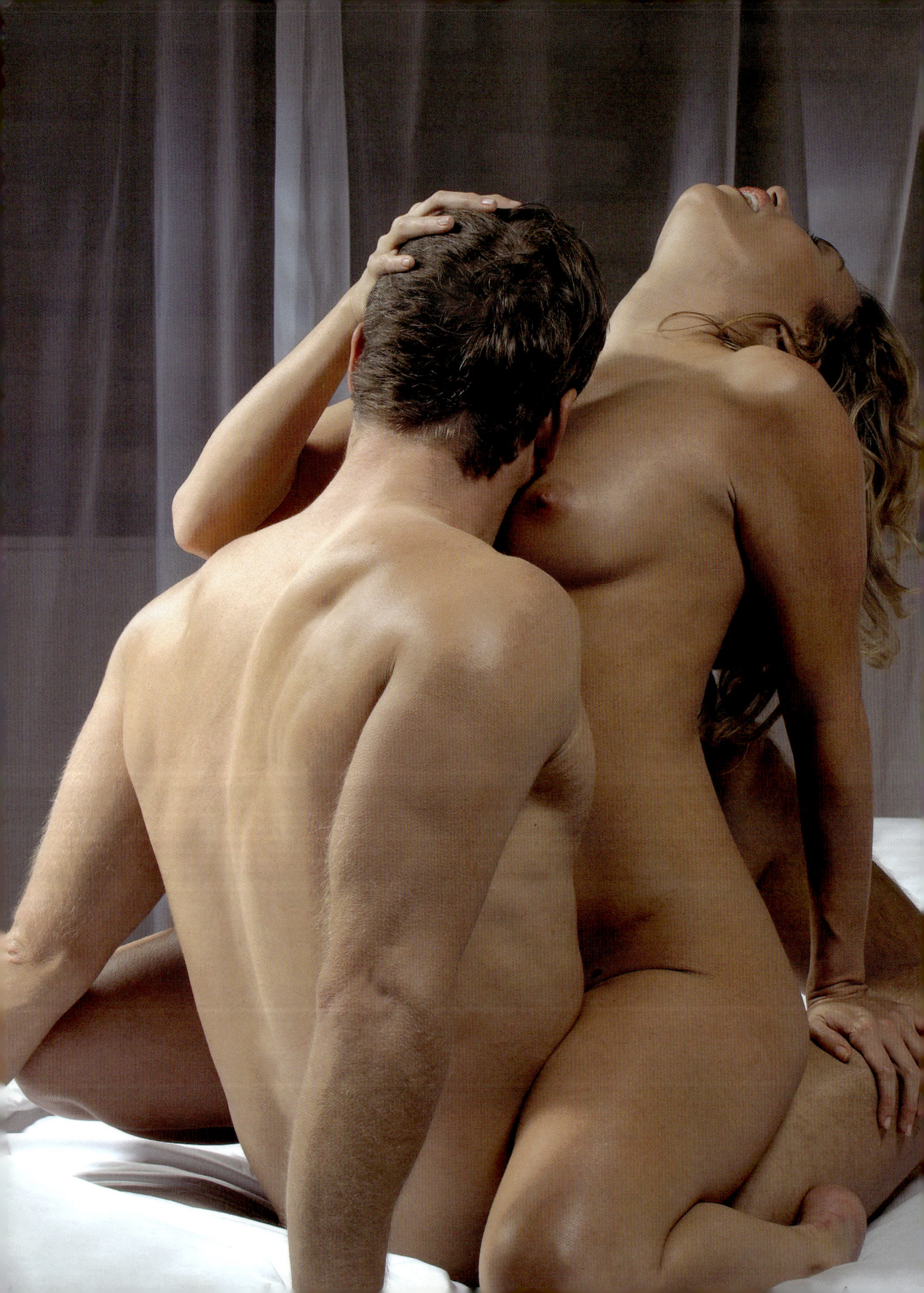

Übung macht
die Meisterin

Männer haben selten Probleme, beim Verkehr zum Orgasmus zu kommen – Frauen meist schon. Stellen Sie sich doch den gemeinsamen Orgasmus völlig anders vor.

Was meinen Sie, ist der folgenreichste und hartnäckigste Irrtum in Sachen Sex? Vielleicht dieser: Die meisten Frauen bekommen beim Verkehr keinen Orgasmus, und 30 Prozent sind überhaupt nicht dazu in der Lage. Schon mal gehört? Nun, jedem, der weiß, dass weibliche Orgasmen durch klitorale Stimulation entstehen, ist klar, dass da was nicht zusammenpassen kann: Wenn die Klitoris draußen ist und der Penis drinnen, ergibt das keinen Orgasmus. Warum sich diese Fehleinschätzung trotz dieses Wissens hält, ist, dass niemand richtig an ihre Orgasmusfähigkeit glaubt. Warum sollten wir auch, wenn Frauen so oft tricksen? Warum tricksen sie? Weil es jede tut, und wer es nicht tun, fürchtet, er könnte sie für frigide halten. Frauen sind es so gewohnt, einen Orgasmus vorzutäuschen, dass wir sogar beim Oralsex und bei manueller Stimulation so tun als ob!

77 Prozent aller Frauen kommen leichter allein als mit einem Partner zum Orgasmus, selbst wenn wir die verlässlicheren Methoden durch Hand und Zunge miteinbeziehen. Und auch mutige Mädchen, die ihrem Partner zeigen, wie er es richtig macht, knicken oft im letzten Moment ein, weil ihrem Partner die Ausdauer fehlt. Sie trauen sich einfach nicht, auch noch zu verlangen, er solle es auch lang genug tun. Hören Sie, wie ich an der Stelle frustriert aufseufze? Im Ernst, Mädels, wann hätte denn ein Typ zu euch schon mal gesagt: »Schatz, sicher

bist du längst total erschöpft! Genug geblasen jetzt!« Dabei ist es sogar erwiesen, dass es Männer recht ist, wenn man ihnen sagt, was sie zu tun haben, und sie halten auch gerne eine Weile durch. Dass sie dann doch viel zu früh aufhören, liegt einfach daran, dass sie sehr viel schneller fertig sind und davon ausgehen, bei Ihnen wäre das auch so. Sagen Sie ihm, es kann bis zu 20 Minuten dauern, durch Cunnilingus zum Orgasmus zu kommen, und er wird sich darauf einstellen. Dann brauchen Sie nicht zu tricksen. Und auch beim Verkehr sollten Sie offen sagen, wie und wie lange Sie's gern hätten – mit dem Einsatz eines Vibrators, seiner Finger oder einer bestimmten Art sich in Ihnen zu bewegen. Wenn wir alle aufhören, Orgasmen vorzutäuschen und unser Sexleben zu sabotieren, kann alles nur besser werden. Und was ist mit den restlichen freihändigen 30 Prozent – jenen weiblichen Wesen, die tatsächlich durch Verkehr zum Orgasmus zu kommen scheinen? Man sagt, sie kämen durch interne G-Punkt-Stimulation zum Höhepunkt (siehe Seite 58–63). (Wobei übrigens die Ansicht weit verbreitet ist, der G-Punkt gehöre de facto zu den inneren Teilen der Klitoris.) Andere vermuten den Auslöser in frauenfreundlichem Beckenkreisen, wodurch das Klitorishäutchen bewegt oder direkter Druck auf die Klitoris ausgeübt wird. Nachgewiesen werden konnte Folgendes: Je erfahrener und selbstbewusster eine Frau ist und je mehr sie über Sex weiß, umso mehr besteht sie darauf, dass beim Verkehr alles richtig läuft, und umso wahrscheinlicher ist es, dass sie auch wirklich zum Orgasmus kommt.

Wenn sie sich nur passiv zurücklegt, während er auf herkömmliche Weise zustößt, stöhnt sie sicher mehr aus Frustration. Je geringer das sexuelle Selbstbewusstsein der Frau ist, umso wahrscheinlicher trickst sie beim Geschlechtsverkehr. Den Grund dafür, warum sie keinen Orgasmus bekommt, sieht sie allein darin, dass etwas mit ihr nicht stimmt – oder mit ihm. Doch es sind rein anatomische Gründe, weshalb eine Frau durch Geschlechtsverkehr nur schwer zum Orgasmus kommt. Es gibt Abhilfe. Vielleicht klappt's, wenn Sie sich den Orgasmus mit ihm mal völlig anders vorstellen. Stellen Sie sich sein Becken und seinen Penis mehr als Masturbationshilfe vor, etwas, woran Sie Ihre Klitoris reiben und stimulieren können, statt eines Fremdkörpers, der sich (ineffektiv, obschon angenehm) in Ihrer Vagina vor- und zurückbewegt. Klingt egoistisch? Tut mir leid, es so offen zu sagen, aber wen kümmert das? Ihn nicht. Er kommt sowieso irgendwann! Ausnahmsweise vielleicht auch mal Sie. Zunächst geht es darum, wie Sie solo zum ersten Mal kommen. Denn wenn schon Frauen, die beim Masturbieren regelmäßig den Höhepunkt erreichen, als Paar damit Schwierigkeiten haben, wie soll es dann klappen, wenn Sie noch nie einen hatten …

Wie man einen Orgasmus bekommt

Ihren ersten Orgasmus bekommen Sie mit fast 100-prozentiger Sicherheit solo, weil Sie dann ungestört und unbefangener sind. Sie haben die vollständige Kontrolle und sind nicht damit beschäftigt, was Ihr Partner wohl denkt und wie Sie aussehen. Ich kenne tatsächlich keine einzige Frau, die ihren ersten Orgasmus nicht beim Onanieren bekommen hätte. Masturbation ist entscheidend – nicht nur für das erste Mal, sondern auch um weiterhin möglichst oft zu kommen. Übung macht die Meisterin. Eine Freundin von mir kommt allein mithilfe der Finger in 20 Sekunden zum Orgasmus. »Ich mach das von klein auf täglich – natürlich bin ich gut darin«, sagt sie. Je mehr Sie masturbieren, umso leichter kommen Sie zum Orgasmus. Aber ehe wir uns der Praxis zuwenden, noch ein paar Dinge vorab …

– **Sind Sie sicher, dass Sie noch nie einen hatten?** Klar, das ist eine komische Frage, und Sie werden wahrscheinlich antworten: »Wieso lese ich das wohl?« Die Sache ist nur die: In Pornofilmen werden Orgasmen immer furchtbar laut und dramatisch dargestellt, weshalb manche Frauen eine völlig falsche Vorstellung davon haben. So wild ist es nämlich gar nicht. Haben Sie schon mal einen Spannungsauf-

Stellen Sie sich sein Becken und seinen Penis als eine Art Masturbationshilfe vor.

bau gespürt, der in Kontraktionen gipfelte? Wenn ja, könnte es sich dabei um »kleine« Orgasmen handeln. Die Intensität der Orgasmen können Sie durch eine Kräftigung der Beckenbodenmuskulatur stärken. Oder Sie steigern die Erregungsintensität, ehe Sie loslassen.

– **Wollen Sie denn zum Orgasmus kommen?** Bereitschaft ist das erste Stadium sexueller Erregung. Lust haben Sie nur, wenn Sie auch wollen. Wenn Sie negativ denken, Sex ist schlecht, ich bin nicht schön genug, erreichen sie nichts. Das Gehirn ist ein Sexualorgan. Wie stehen Sie zu Ihrem Körper? Frauen mit einem gespaltenen Verhältnis zu ihrem Körper haben meist ein geringeres Verlangen und weniger Spaß am Sex.

– **Denken Sie insgeheim, Sex sei schmutzig?** Die meisten Frauen machen ihre ersten Erfahrungen durch Masturbation. Wenn Sie streng religiös aufgewachsen sind oder Ihnen gesagt wurde, Onanie sei schmutzig und widernatürlich, fehlt Ihnen genau diese Erfahrung. In dem Fall sollten Sie die Sache (und Sex) einfach umbenennen. Ein Wort, mit dem Sie nicht sofort etwas »Schlechtes« assoziieren, entschärft die Situation. Gebrauchen Sie für Sex den Ausdruck »Spaß haben« und »sich selbst beglücken« für Onanie.

– **Lernen Sie Ihren Körper kennen.** Eine der besten Darstellungen der weiblichen Anatomie findet sich in *The Elusive Orgasm* von Vivienne Cass (auch sonst ist lesenswert!). Nehmen Sie einen Spiegel zur Hand, inspizieren Ihre Genitalien und suchen Ihre Klitoris. Dann werden Sie sich wohl oder übel noch Gleitgel (in jeder Apotheke erhältlich) und einen Vibrator zulegen müssen (einen Aufliege- oder Klitorisvibrator – siehe Seite 138–143).

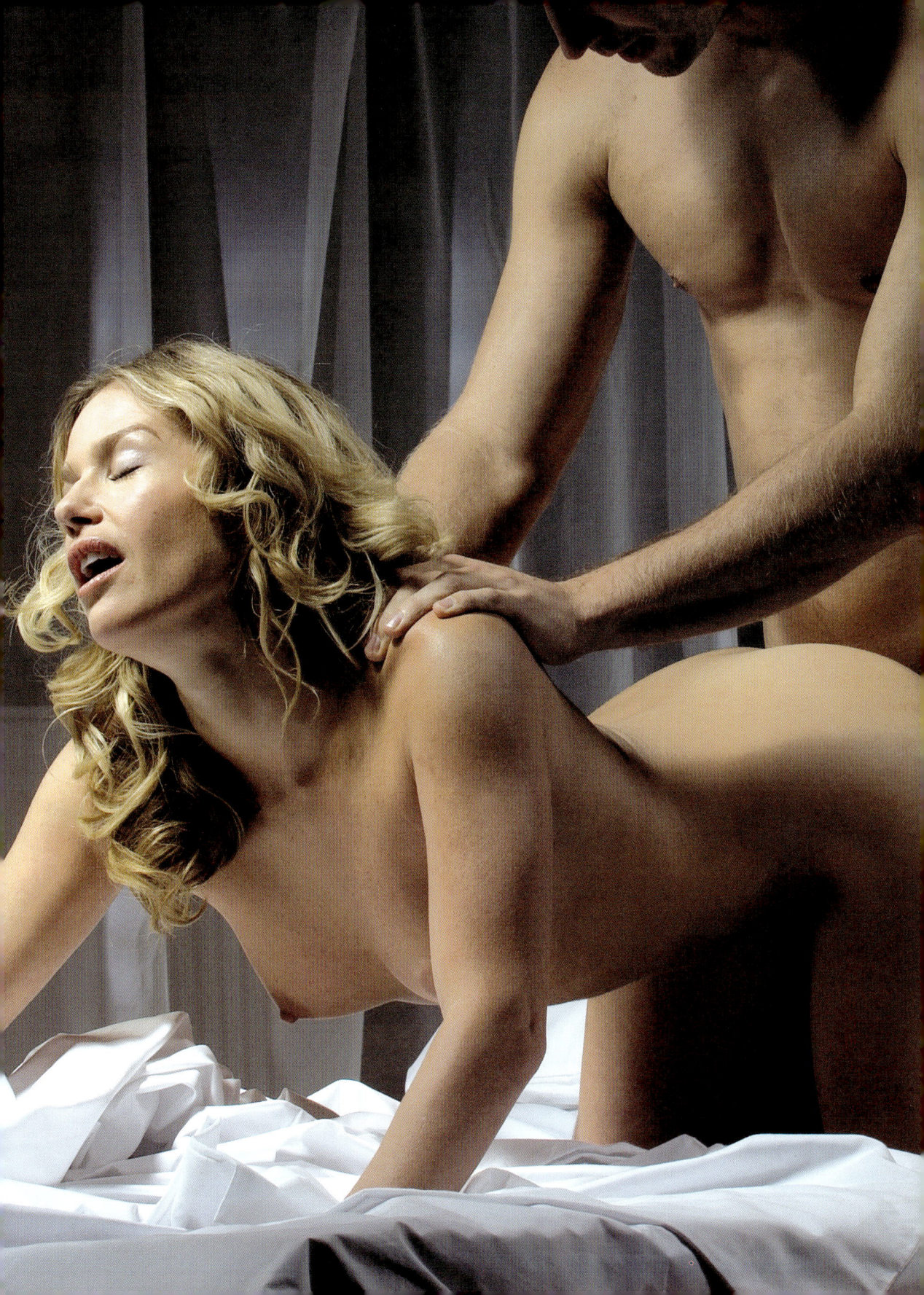

Wann hat denn schon mal ein Typ zu euch gesagt: »Schatz, sicher bist du längst total erschöpft! Genug geblasen jetzt!«

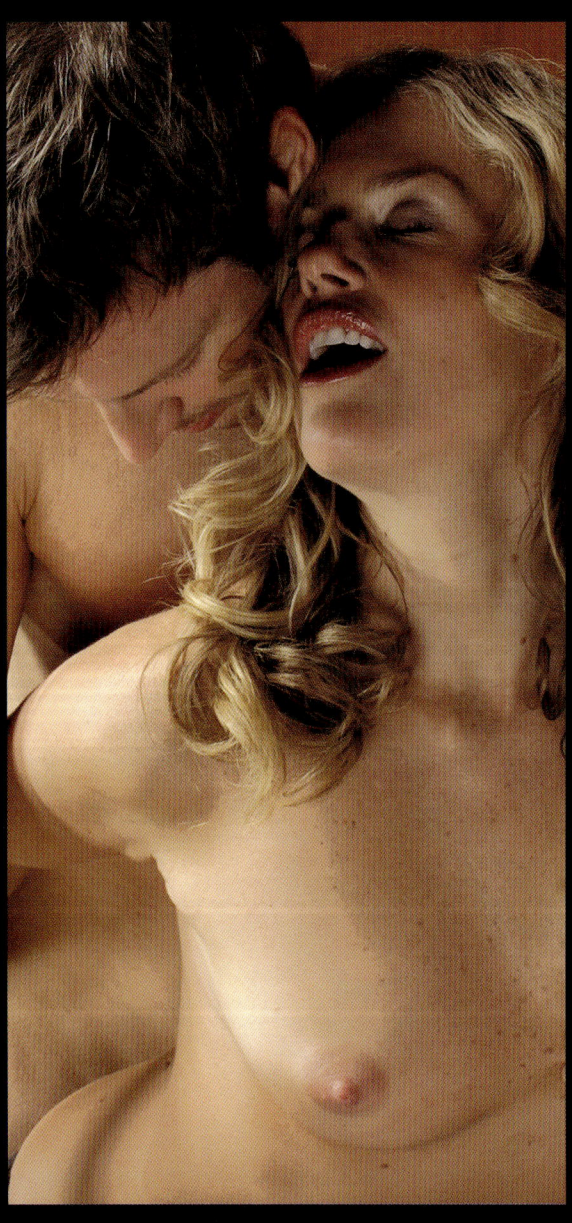

– **Bringen Sie sich mit dem Vibrator zum Orgasmus,** damit Sie wissen, worum es geht. Ich weiß, manche Therapeuten raten dazu, es zuerst mit den Fingern zu versuchen, weil das partnerfreundlicher ist. Natürlich bin ich auch der Meinung, dass Sie sich mit den Fingern befriedigen können müssen, aber mit einem Vibrator geht es nun mal, gerade beim ersten Mal, besonders leicht. Halten Sie ihn oben gegen die geschlossenen Schamlippen, sodass Sie die Klitoris darunter stimulieren. Rollen Sie ihn darüber hin und her, variieren Sie den Winkel, die Geschwindigkeit und den Druck. Sie brauchen ihn wirklich nur da hinzuhalten, wo es sich gut anfühlt – und ihn dort zu belassen.

– **Widerstehen Sie dem Druck, aufzuhören, wenn sich Spannung aufbaut.** Der erste Orgasmus fühlt sich beunruhigend an. Ich hatte regelrecht Angst – ich dachte wirklich, ich könnte explodieren und ich hätte in die Hosen gepinkelt. Dabei werden lediglich große Mengen Blut in Ihren Genital- und Klitoralbereich gepumpt. Ein Orgasmus ist der euphorische Augenblick, in dem das Blut wieder in den Körper zurückströmt. Sobald Ihnen klar ist, was passiert, verlieren Sie deshalb nicht mehr die Nerven.

– **Es gelingt selbst mit einem Vibrator nicht?** Entweder ist der Vibrator zu schwach oder er ist zu stark (legen Sie ein T-Shirt dazwischen), oder aber es gibt psychische Gründe. Manchmal stehen Sie unter dem Einfluss früherer traumatischer Erlebnisse, an die Sie sich gar nicht mehr erinnern. Unsere Psyche hält Informationen zurück, von denen sie glaubt, unser Bewusstsein könnte sie nicht ertragen. Das klingt clever und ist auch sinnvoll, aber nicht nur die Psyche weiß über diese Dinge Bescheid, sondern auch der Körper. Wenn Sie das Gefühl haben, etwas stimmt nicht, gehen Sie zu einem guten Sexualtherapeuten. Er wird Ihnen sicher helfen können, und nur ein sehr geringer Prozentsatz an Frauen, die professionelle Hilfe in Anspruch genommen haben, hatten weiterhin Probleme – unwahrscheinlich, dass Sie dazugehören.

– **Sagen Sie Ihrem Vibrator adieu.** Sobald Sie dank ihm wissen, was Sie wollen, bleibt er in der Schublade. Nun versuchen wir, wie Sie mit den Fingern zurechtkommen. Geben Sie etwas Gel auf die kleinen Schamlippen oder die Finger, und suchen Sie zuerst Ihre Klitoris – jenes erbsengroße, unter einem Häutchen verborgene Ding oben an Ihrer Vagina. Streicheln Sie mit den Fingerkuppen oder nur mit dem Mittelfinger sanft um die Klitoris herum. Sobald Ihre Erregung zunimmt, streichen Sie auch direkt darüber hinweg, vor und zurück. Versuchen Sie es auf unterschiedliche Arten – fest, sanft, schnell –, bis Sie das Passende gefunden haben. Sie sollten wenigstens soweit kommen, dass Sie wirklich sehr erregt sind, ehe Sie auf- oder der Versuchung nachgeben zum Vibrator zu greifen. Bis Sie Technik wirklich raushaben, dauert es mit den Fingern länger, also haben Sie Geduld.

– **Versuchen Sie es weiterhin mit den Fingern.** Planen Sie für die kommenden zwei Wochen etwa sechs oder mehr 15-minütige Sessions ein. Wenn Sie keinen Erfolg haben, versuchen Sie Alternativen: Suchen Sie sich eine neue Position (auf dem Bauch liegend oder im Sitzen auf einem Stuhl) oder reiben Sie sich mit der Klitoris an etwas (z.B. einer Sofalehne). Genießen Sie die Gefühle, die kommen, anstatt sich zu versteifen und zu denken: »Ich muss jetzt einen Orgasmus haben.« Je mehr Sie es darauf anlegen, umso weniger wahrscheinlich ist er.

– **Greifen Sie zu Erotika.** Denken Sie an etwas, das Sie anmacht. Stellen Sie sich vor, wie Sie es gerne treiben würden. Schmökern Sie in Erotikmagazinen, oder versuchen Sie es mit speziellen Frauenpornos (siehe Seite 156–157). Lassen Sie die Beckenbodenmuskeln spielen, und vergessen Sie nicht, tief zu atmen. Und noch eine kleine Ermunterung: Es wird leichter und geht auch schneller, je öfter Sie das Ziel erreicht haben. Versprochen!

Orgasmen beim Verkehr

Dieser eine Satz sagt alles: Machen Sie's wie die Männer. In ihrem Buch *I Love Female Orgasm* spricht die Autorin Dorian Solot aus, was alle wissen, aber keiner zugibt. Dass Männer sich nicht zurücklegen und warten, dass ihre Partnerin ihnen einen Orgasmus beschert; nein, sie werden selbst aktiv. Sie bewegen sich so, wie sie es brauchen, machen es in ihrer Lieblingsstellung, halten die richtigen Fantasien im Kopf parat und lenken ihre Blicke auf das, was sie sehen wollen. »Männer stellen klar, dass sie jede Menge Spaß und natürlich auch einen Orgasmus haben wollen, und sie gehen davon aus, dass das Stelldichein entsprechend lange dauert«, sagt Dorian.

Warum es bei ihr nicht klappt
– zu sehr abgelenkt
– Angst vor Kontrollverlust
– Unkenntnis des eigenen Körpers
– sexuell unerfahren oder gehemmt
– unfähig, Bedürfnisse zu nennen
– fehlende sexuelle Kommunikation
– Schuldgefühle, Stress und Wut
– frühere traumatische Erlebnisse
– Medikamente
– Ungeduld des Partners
– ein schlechter Liebhaber
– Schmerzen beim Verkehr
– Abgestumpftheit gegenüber dem Partner
– nicht der richtige Partner

Wie es klappen könnte
– Nehmen Sie sich mehr Zeit für Sex
– Bauen Sie Stress ab
– Erklären Sie, was Sie brauchen
– Konzentrieren Sie sich darauf, was Sie beim Sex empfinden und an Ihrem Körper mögen
– Suchen Sie therapeutische Hilfe
– Lernen Sie, loszulassen
– Stellen Sie negatives Denken ab
– Seien Sie mal ganz egoistisch
– Beenden Sie eine abgestorbene Beziehung
– Lassen Sie sich medizinisch untersuchen und halten Sie sich fit

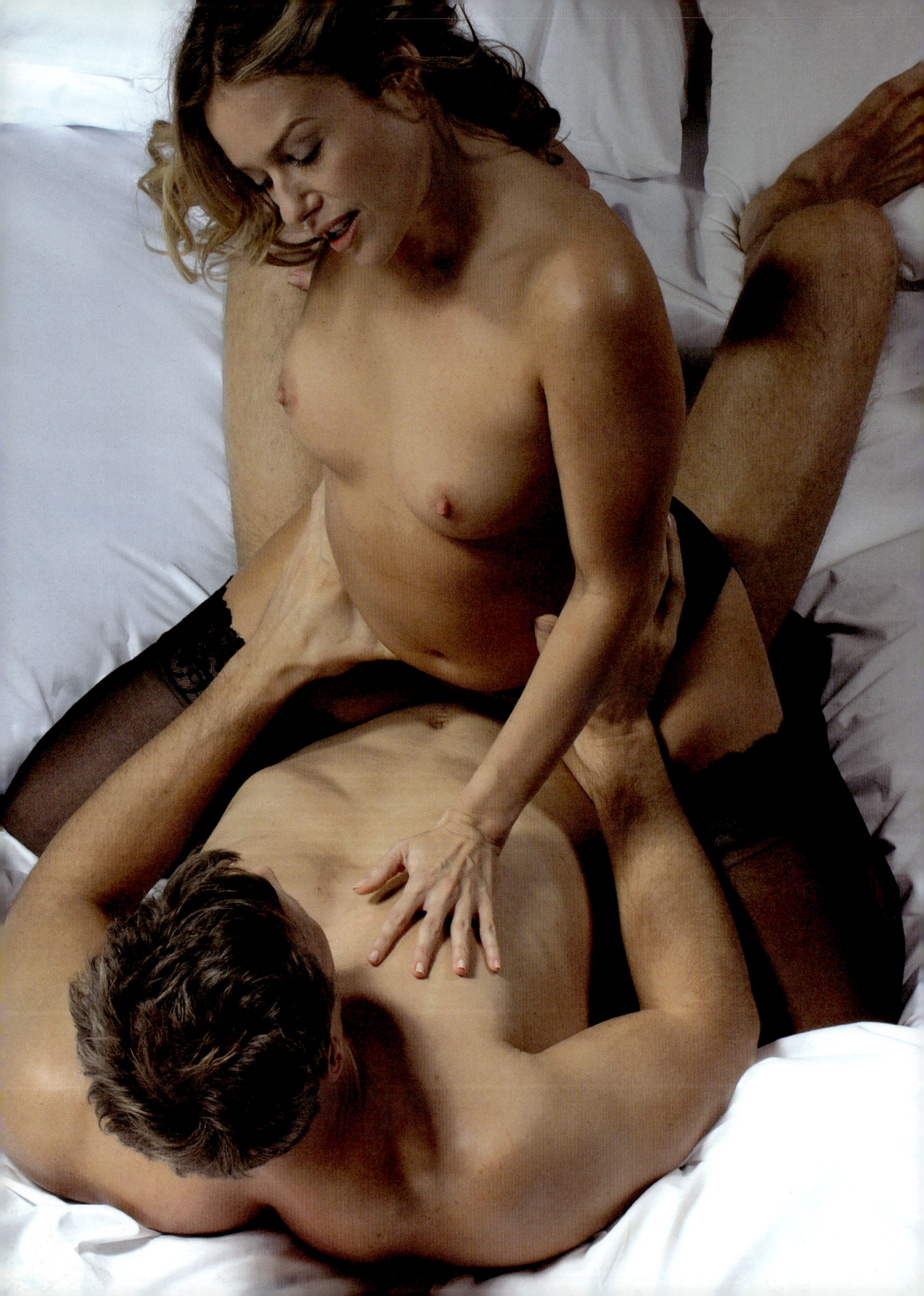

Überlegen Sie, was Sie brauchen. Welche Stellung, Technik, Druck, Tempo, Fantasie, Extras (zusätzliche Stimulation) sie brauchen, und setzen Sie es um! Werden Sie aktiv. Besteigen Sie ihn, greifen Sie zum Vibrator, führen Sie seine Finger, reiten Sie ihn. Fragen Sie sich: »Was tut meiner Klitoris gut?« und lassen Sie es ihr gut gehen.

– **Praktizieren Sie »Schenkelverkehr«.** Gebrauchen Sie seinen Penis als Masturbationshilfe. Zu dem Zweck sind Sie am besten oben. Geben Sie Gel auf den Schaft, und drücken Sie ihn längs zwischen die Schamlippen. Nun gleiten Sie daran auf und ab, über die Klitoris hinweg. Eine Version mit ihm oben: Sie halten die Beine eng geschlossen, und er drückt seinen Penis zwischen ihre Beine und die Schamlippen. Es kommt wiederum nicht zur Penetration.

– **Phasenweises Eindringen und verzögerte Stöße.** Für mehr Lust schlägt Sexualtherapeut Ian Kerner diese Methode vor. Eine Stimulation des G-Punkts und der Klitoris soll gleichermaßen möglich sein. Sie setzen sich auf ihn, führen nur die Penisspitze ein, stoppen für wenige Sekunden, um den Penis dann in einer einzigen Bewegung vollständig aufzunehmen. Für die nächsten zehn Sekunden kreisen Sie lediglich mit dem an ihn gepressten Becken. Ziehen Sie sich dann langsam wieder bis zur Penisspitze zurück und pressen unterwegs die Scheidenmuskulatur zusammen, um ihn zu massieren. Nach einer Pauer beginnen Sie von vorn. Gehen Sie langsam vor und behalten Sie die Kontrolle. Überlassen ihm das Heft, wird er sehr schnell zum Orgasmus kommen.

– **Packen Sie ihn am Po.** Ist er oben, ziehen Sie ihn heran, sodass sein Becken gegen die Klitoris drückt.

Besteigen Sie ihn, nehmen Sie den Vibrator, führen Sie seine Finger ein, reiten Sie ihn. Fragen Sie sich: »Was braucht meine Klitoris?«, lassen Sie es ihr gut gehen.

»Kurz davor«-Techniken

Ihre Chance auf einen Orgasmus steigt, wenn Sie stark erregt sind, bevor er in Sie eindringt. Versuchen Sie dann mit einer dieser vier Techniken.

– Lassen Sie sich *sofort* nach einem Orgasmus penetrieren, den er Ihnen mit Händen oder Mund bereitet hat. Dadurch können weitere Kontraktionen ausgelöst werden, und ein zweiter Orgasmus kommt meist leichter als der erste.

– Lassen Sie ihn manuell (mit viel Gel) die Klitoris stimulieren, und zwar bis Sie kurz vor dem Orgasmus sind. Dann dringt er ein, wartet einen Moment und macht dann zusätzlich auch mit den Fingern weiter.

– Gehen Sie sofort nach dem Eindringen zu einem »frauenfreundlichen« Rhythmus über. Wenn Ihnen das traditionelle »Rammeln« lieber ist, bitten Sie ihn, auf den G-Punkt zu zielen, und hoffen Sie das Beste!

– Benutzen Sie während des Verkehrs einen normalen Vibrator oder einen Fingervibrator, er trägt einen vibrierenden Penisring oder Sie tragen einen Vibrator zum Umschnallen (siehe Seite 139).

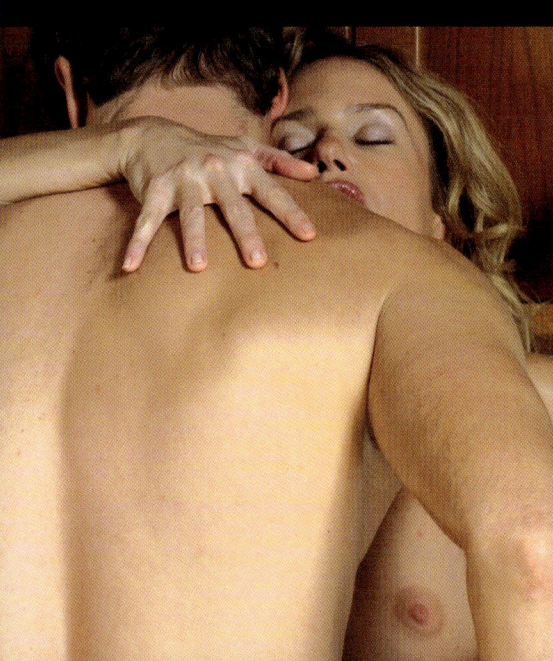

Lust, die nicht vergeht

Im Märchen lernen sich Menschen kennen, lieben und sind glücklich bis zum Tod. Dass man im Bett lieber masturbiert, statt mit dem Partner Sex zu haben, kommt nicht vor. Kann Lust die Zeiten überdauern? Dafür ist sie nicht geschaffen, aber man kann die Natur überlisten.

Bei der Wahl zwischen der ganz großen Liebe und einem befriedigenden Sexleben, wofür würden Sie sich entscheiden? Sie hoffen, die Frage würde sich gar nicht stellen, aber ich muss Sie leider enttäuschen. Die jüngsten Forschungsergebnisse legen nahe, dass es unvermeidlich um »entweder – oder« geht. Stürzen Sie sich nun nicht gleich aus dem Fenster, ein Fünkchen Hoffnung gibt es noch, aber grundsätzlich werden wir akzeptieren müssen, dass Lust und Liebe nicht die ideale Paarung sind, für die wir sie gehalten haben. Tatsächlich sind die beiden sogar richtige Feinde. Der Grund ist dieser: Wenn wir jemanden lieben, wollen wir mit dem anderen »verschmelzen«. Das gibt uns ein Gefühl der Sicherheit und Vertrautheit mit unserem Partner und der Welt. Erotik jedoch erfordert »Getrenntheit«. Was ist Begehren schließlich anderes als unerfüllte Sehnsucht? Das Begehren ist doch dann am größten, wenn wir das Bedürfnis nach der Nähe eines Menschen haben, den wir noch kaum kennen. Und das insbesondere deshalb, weil wir uns nicht sicher sind, ob unsere Gefühle erwidert werden. Sobald sich herausstellt, dass der andere genauso verliebt ist wie wir, schwindet die

bis dahin vorhandene Distanz; die Unsicherheit, die Befürchtungen und die Eifersucht, die diese fiebrige Sehnsucht aufrechterhalten haben, sind plötzlich weg. Aber gerade der Reiz des Neuen und Gewagten und der Distanz treiben das Verlangen auf die Spitze. Wenn wir uns verlieben, streben wir das genaue Gegenteil an und zerstören damit die Lust.

Schlimmer noch, wir können einander nicht einmal Vorwürfe machen, denn weder das eine noch das andere Geschlecht trifft eine Schuld. Esther Perel, Autorin des bahnbrechenden Buchs *Wild Life. Die Rückkehr der Erotik in die Liebe*, sagt hierzu: »Vorstellungen, wonach Frauen sich nach Liebe sehnen und grundsätzlich treu

Wenn Sie die Worte »Lass uns miteinander schlafen« aus Ihrem eigenen Mund hören, waschen Sie ihn mit Seife aus. Oder besser noch: Füllen Sie ihn mit Wein und betrinken sich derartig, dass Sie nur noch schreien: »Um Himmels willen, fick mich!«

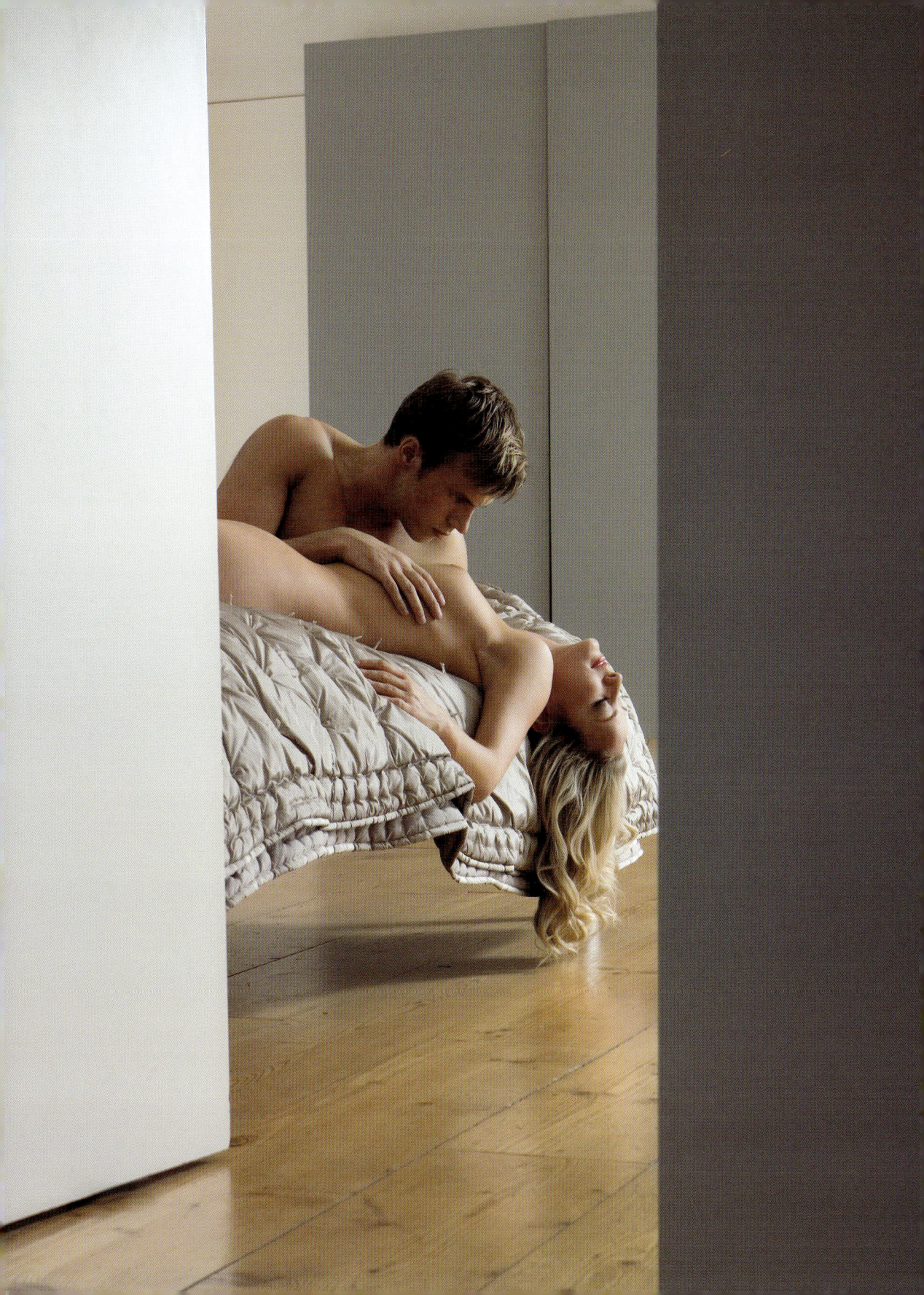

Triebe abstimmen

Manche von uns sind auf Abenteuer programmiert, suchen ständig neue Kicks, andere brauchen die vertraute Routine. Nun muss man kein Beziehungsexperte sein, um sich vorzustellen, dass das zu Problemen führt. Während der eine von Ihnen Trekkingferien in der Sahara anstrebt, liebäugelt der andere mit einem Ferienhaus in einem verschlafenen Nest am Meer. Sexuell ist das nicht anders. Der eine träumt von einem Besuch im Swingerclub, der andere ist mit einem ausgiebigen Vollbad (alleine) und einer nachfolgenden Routinenummer zufrieden. Nun heißt es ja, Gegensätze würden sich anziehen, aber im Bett sollten die Interessen schon eher ausgewogen sein. Das Problem ist nur, dass man anfangs kein zuverlässiges Bild bekommt, denn in der verrückten Phase der Verliebtheit steigt das Verlangen auch bei Menschen mit geringer Libido stark an, und sexuelle Langweiler werden mutig. Dafür ist der Abenteurer zunächst mit dem Reiz des Neuen und »normalem« Sex zufrieden, weil die Hormone ihn benebeln. Erst wenn die Verliebtheit abflaut, bekommt man eine wahre Vorstellung von der Triebstruktur des Partners. Wie Sie mit dieser Situation umgehen, erfahren Sie auf Seite 113.

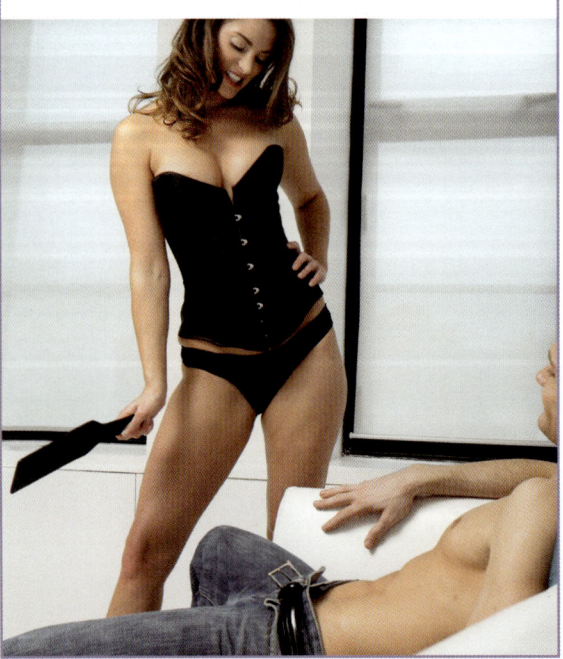

und häuslich sind, Männer dagegen von Natur aus bindungsscheu statt monogam, sind überholt, denn soziale und ökonomische Veränderungen haben die tradierten Geschlechterrollen längst aufgeweicht.«

Männer sind nicht multitaskingfähig

Männer können nicht gleichzeitig lieben und begehren, was zum Teil biologisch begründet ist. Sobald Liebe im Spiel ist, schüttet das männliche Gehirn große Mengen Vasopressin aus, wodurch der Testosteronspiegel abfällt. Aber genau dieses Hormon steuert den Sexualtrieb (siehe Seite 27). Und jemanden zu lieben, bedeutet auch, sich um ihn zu sorgen, während das Streben nach Lust selbstsüchtige kleine Fieslinge aus uns macht; folglich lässt das Begehren nach, wenn wir zu sehr auf das Vergnügen des Partners konzentriert sind. Viele Männer glauben dann, sie würden ihre Partnerin nicht mehr lieben, aber genau das Gegenteil ist der Fall, denn eigentlich lieben sie sie zu sehr. Ginge es nur nach Lust und Verlangen, würde ein Mann gern schmutzige, wenn nicht sogar degradierende Dinge mit der Partnerin treiben, was aber nicht möglich ist, wenn sie quasi wie eine Heilige verehrt wird. »Sex ohne Sünde ist wie ein Ei ohne Salz«, sagte der Regisseur Luis Buñuel. Ohne die Möglichkeit zur Sünde stirbt das Verlangen.

Frauen denken zu viel

Ihr Begehren folgt einem anderen, ähnlich fatalen Muster. Das weibliche Begehren ist oft an Gedanken daran geknüpft, wie er über uns denken könnte. Am Anfang, wenn wir es noch spontan auf dem Küchentisch treiben, geht unser Denken in diese Richtung: »Super! Er findet mich echt gut! Diese Anti-Cellulitis-Creme hält, was sie verspricht! Ich bin unwiderstehlich!« Sechs Monate später passiert genau das Gleiche, aber statt die Augen lustvoll zu verdrehen, verengen wir sie misstrauisch. Anstatt zu denken: »Wunderbar!«, grübeln wir: »Warum?« Meint er tatsächlich uns, wenn er mit uns schläft, oder ist er einfach nur heiß? An wen denkt er, wenn er es mit uns treibt? An die Neue aus dem Büro? Dann kommt der »Sex ist schmutzig«-Film, nach dem Motto: Wir können unmöglich die Mutter seiner Kinder sein, wenn er das von uns verlangt! Als nächstes dann die Unzufriedenheit mit unserem Äußeren. Seufz. Ein Mann käme gar nicht auf die Idee, zu denken: »Jesus! Die Wampe kann ich ihr heute nicht zumuten!« Bei ihr dagegen reicht ein falscher Blick in den Spiegel, und es ist aus mit der Lust.

Lustschädlich

Das Gefühl, nicht attraktiv zu sein. Emotionale Altlasten. Unsicherheit. Mangelnde Zuneigung. Veranlagung. Das sind nur ein paar der Gründe, warum es manchmal nicht klappt mit der Lust. Aber auch der persönliche Charakter und die Lebenserfahrung spielen eine Rolle. Das sexuelle Verlangen ist zudem Ausdruck der allgemeinen Lebenslust. Wenn Sie Ihr Leben langweilig finden, werden Sie kaum voller Elan, mit verwegenem Blick und einem Haufen Spielzeug ins Bett springen. Lust auf den Partner zu haben, setzt Lust am Leben voraus.

Liebe ohne Lust

Alle Beziehungen durchlaufen drei Stadien: Verliebtheit, romantische Liebe und feste Bindung. Das dritte Stadium verläuft von Natur aus ruhiger und vermittelt uns ein Gefühl von Stabilität – die Voraussetzung für Ehe und Fortpflanzung. (Worum es, seien wir doch mal ehrlich, letztlich geht.) In dieser Phase tritt dann auch das ein, womit Sie nie gerechnet hätten: Sie sind – lieber Gott! – *gelangweilt*! Und zwar so gelangweilt, dass Selbstbefriedung mehr Spaß macht als Sex mit dem Partner. Plötzlich lieben Sie Ihren Partner mehr, als Sie ihn begehren, was Sie, gelinde gesagt, *verwirrt*. Das kann doch nicht sein! In Kinofilmen passiert das doch auch nicht! Vor lauter Panik gehen wir fremd, verlassen den Partner oder finden uns mit dem vermeintlichen Schicksal ab: der sexuellen Frustration. Tatsache ist, dass Liebe in unserem Bauplan zwar vorgesehen ist, aber eigentlich nicht für immer. Nur drei Prozent aller Säugetierarten sind monogam, der Rest lebt in serieller Monogamie oder mit ständig wechselnden Partnern.

Wenn Sie Ihr Leben langweilig finden, werden Sie kaum voller Elan, mit verwegenem Blick und einem Haufen Spielzeug ins Bett springen. Lust auf den Partner zu haben, setzt Lust am Leben voraus.

Warum die Verliebtheit nicht von Dauer ist

In der »Honeymoon«-Phase – ganz am Anfang – ist alles, auch der Sex, so gut wie perfekt. Aber es gibt einen Grund, warum dieser chemisch verursachte Rausch (siehe Seite 26) nicht anhält: Er wäre langfristig emotional wie physisch nicht zu ertragen. »Es beruht auf einer Art inneren Weisheit des Körpers, die Hitze zu drosseln, weil die Menschen sonst unter dem ständigen Lustverlangen zusammenbrechen würden«, sagte der weltberühmte Neurowissenschaftler Daniel Amen leicht süffisant.

– Die Verliebtheitsphase kann von einem halben bis zu zwei Jahren dauern, aber obwohl sie langfristig gar nicht zu ertragen wäre, lässt niemand sie ohne eine Träne ziehen, wenn sie sich verabschiedet.

– Viele sehen im Nachlassen der Euphorie ein Zeichen dafür, dass es mit der Liebe zu Ende geht. Stimmt nicht. Dahinter steckt lediglich eine Umstellung in unserem Gehirn, das nun Kuschelhormone produziert und damit den Beginn der »wahren« Liebe einläutet.

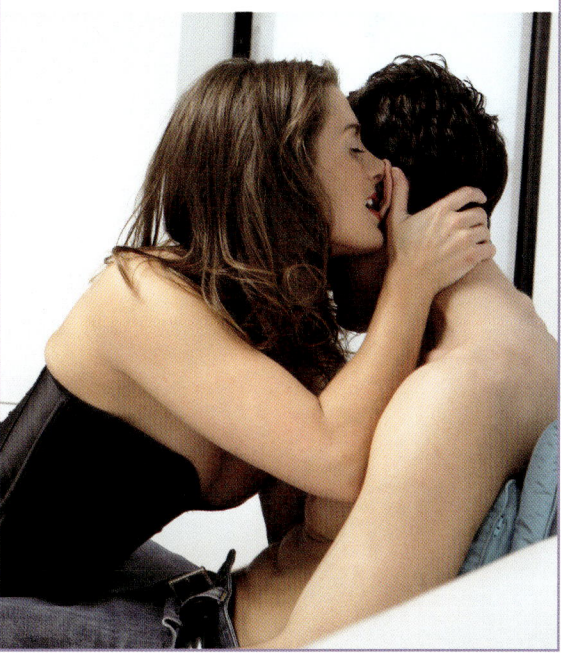

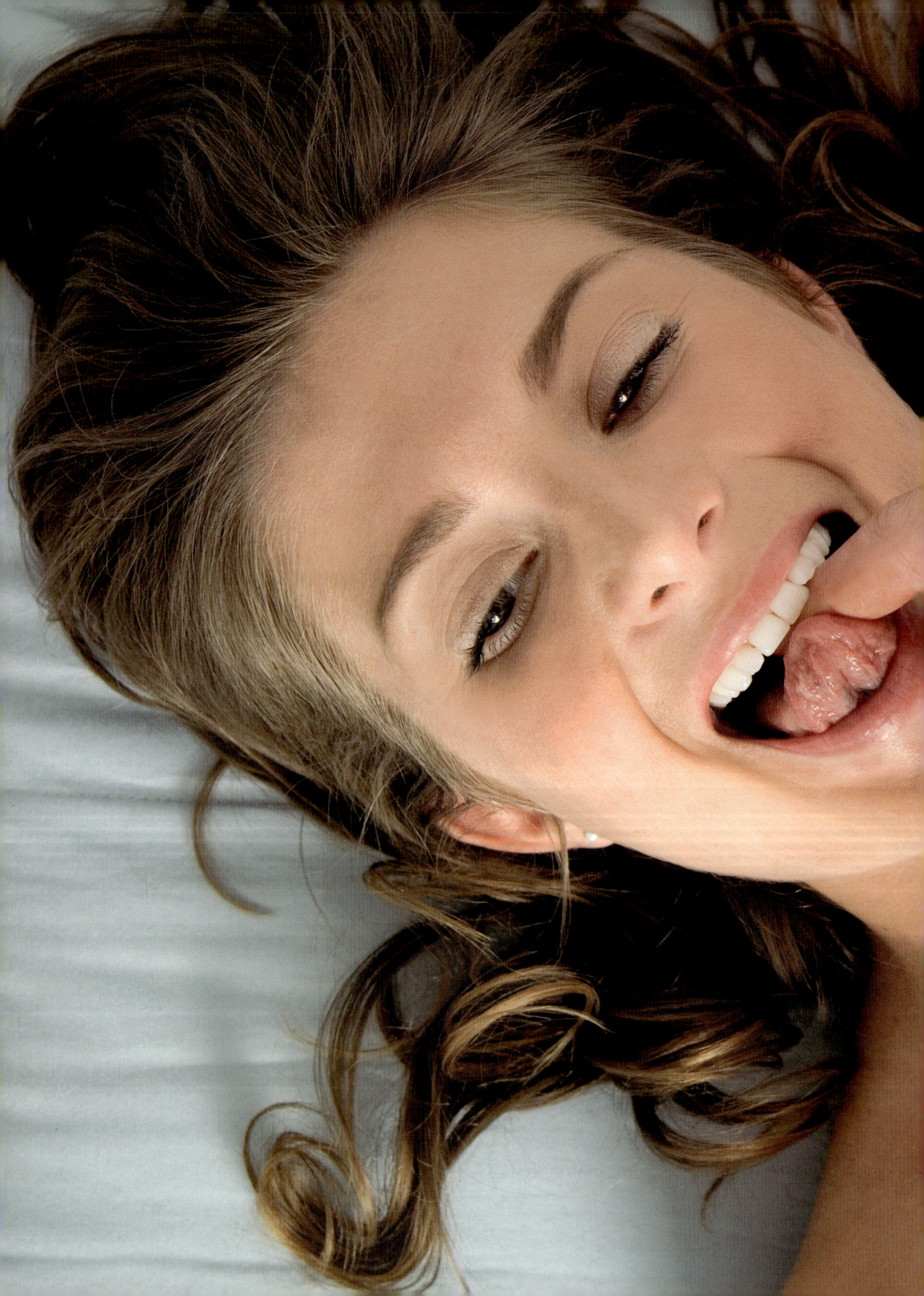

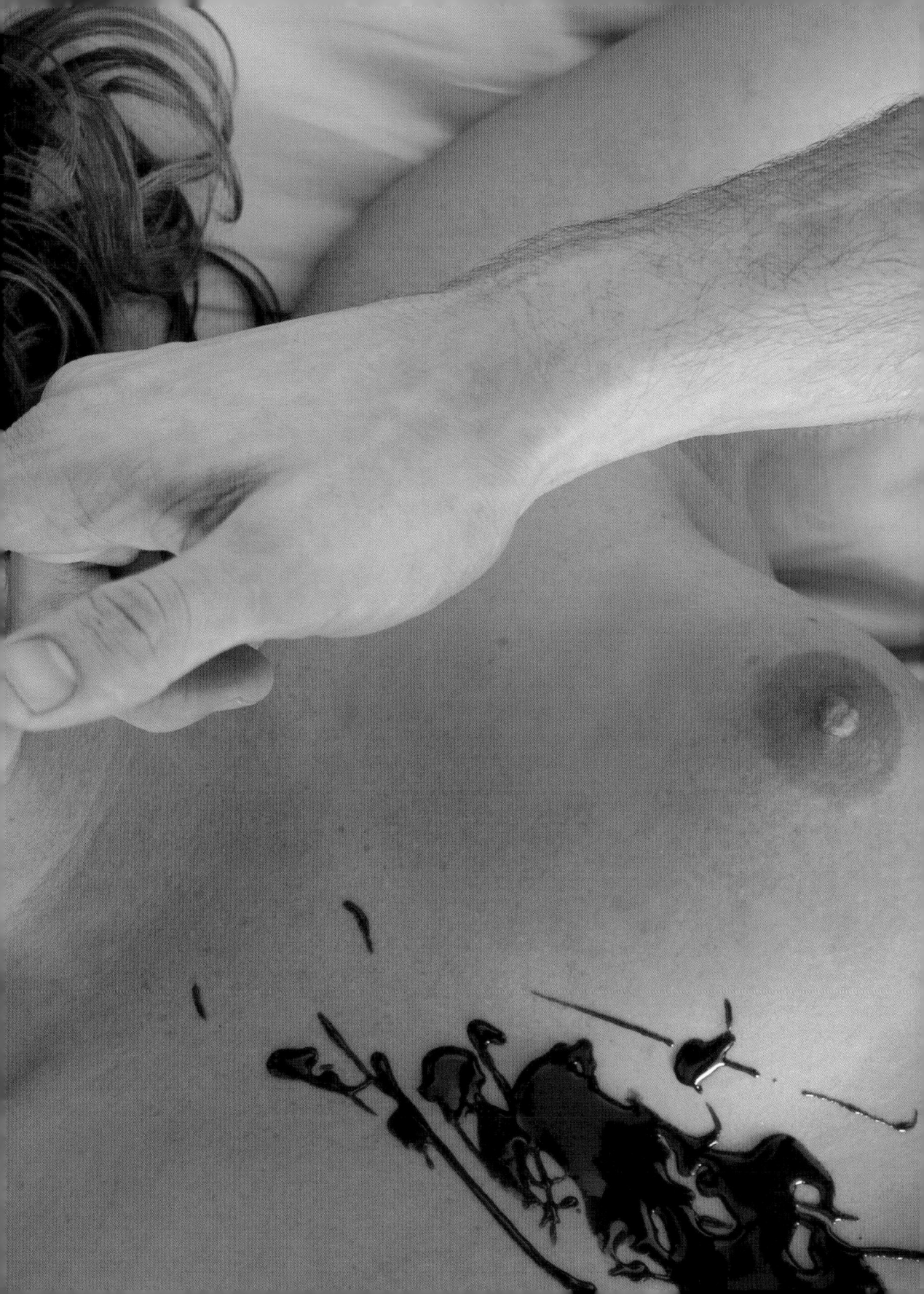

Mutter Natur austricksen

Für die gut Informierten unter Ihnen, ist Folgendes nicht unbedingt neu. Ich will Ihnen lediglich die Hintergründe erklären. Wir wissen alle, dass fast die Hälfte aller Ehen geschieden wird; sie sollen hier nur einen kleinen Einblick bekommen, warum das so ist. Denn wenn wir die Gründe kennen, können wir was dagegen tun. Es ist nicht unvermeidlich, dass Ihre Beziehung auch so traurig endet. Hier – und überhaupt in diesem ganzen Buch – finden Sie Tipps für Gegenmaßnahmen. Nachfolgend zeige ich einige Lösungsmöglichkeiten auf, die auf der neuesten Forschung zu diesem Thema basieren.

– **Werfen Sie überkommene Vorstellungen** vom perfekten Liebesleben über Bord. Konzentrieren Sie sich lieber auf eigene Vorlieben und experimentieren Sie damit.

– **Halten Sie sich attraktiv** und vergessen Sie die »Lieb mich so, wie ich bin«-Attitüde. Geliebt werden Sie vielleicht sogar, selbst wenn Sie sich auf dem Fußboden vor dem Fernseher räkelnd mit der einen Hand in der Nase bohren und mit der anderen die Zehennägel schneiden. Aber wer soll da hart oder feucht werden?

– **Gehen Sie ungehindert Ihren Fantasien nach.** Mit dem Partner Sex zu haben, dabei aber an jemand ganz anderen zu denken, ist nicht verwerflich, im Gegenteil, es hält Sie vom Fremdgehen ab.

– **Hören Sie auf, Sexroboter zu sein.** Sie kennen diesen »sexuellen Automatismus«, wenn beide genau wissen, wie Sie den Partner zum Orgasmus bringen. Und weil das so gut funktioniert, weichen Sie auch kaum vom Weg ab. Ihre Körper wissen von alleine, was sie zu tun haben. Das ist eine gute Sache, wenn Sie beide müde sind oder wenig Zeit haben. Aber aufregend ist es beileibe nicht, schon gar nicht auf lange Sicht.

– **Machen Sie's woanders.** Es ist die einfachste Art, für mehr Spannung zu sorgen. Die vertrauteste Berührung fühlt sich gewagt und verrucht an, wenn im Restaurant eine Hand unter dem Tischtuch verschwindet und an Ihrem Schenkel hochwandert. In einem Taxi bringt selbst harmloses Petting die Sinne zum Knistern. Dasselbe gilt für Ihre Standardstellung, wenn die Kühlerhaube Ihres Autos dafür herhalten muss.

– **Kompromisse funktionieren nicht immer.** Abmachungen, wonach einmal Ihre Vorlieben, das andere Mal die Ihres Partners dran sind, können zwar funktionieren, aber es kann einem auch schon mal den Spaß verderben, wenn man gerade nicht dran ist. Oder Sie haben das Gefühl, Ihr Partner gibt sich keine Mühe, wenn Sie dran sind. Halten Sie sich nicht zu starr an Ihre Vereinbarung, bleiben Sie flexibel.

– **Fallen Sie nicht auf Klischees herein.** Vergessen Sie die Vorstellung, wonach Sex in der Ehe nicht mehr wild und stürmisch, sondern nur noch liebevoll und zärtlich sein darf. Wenn Sie die Worte »Lass uns miteinander schlafen« aus Ihrem eigenen Mund hören, waschen Sie ihn mit Seife aus. Oder besser noch: Füllen Sie ihn mit Wein und betrinken sich derartig, dass Sie nur noch schreien: »Um Himmels willen, fick mich!« Tun Sie sich keinen Zwang an, wenn Sie mal über die Stränge schlagen wollen.

– **Perfektionieren Sie Ihre Sextechniken** und verständigen Sie sich über Ihre körperlichen Bedürfnisse. Denken Sie aber daran, dass das Verlangen im Kopf entsteht. Sie müssen sich schon auf den Partner einstellen, und zwar vor, während und nach dem Sex.

– **Suchen Sie sich Anregung von außen.** Wenn Sie keine Pornofilme mögen (sicher? siehe Seite 154–161), wie sieht es dann mit pornografischer Literatur aus? Versuchen Sie es einmal mit Klassikern wie D.H. Lawrence oder Henry Miller; das Vorlesen knisternder Passagen kann sehr erotisch sein – besonders für Frauen, da Frauen erwiesenermaßen mehr durch Wörter als durch

Ein Mann würde sich niemals sagen: »Jesus! Die Wampe kann ich ihr heute nicht zumuten!« Bei ihr dagegen reicht ein falscher Blick in den Spiegel, und es ist aus mit der Lust.

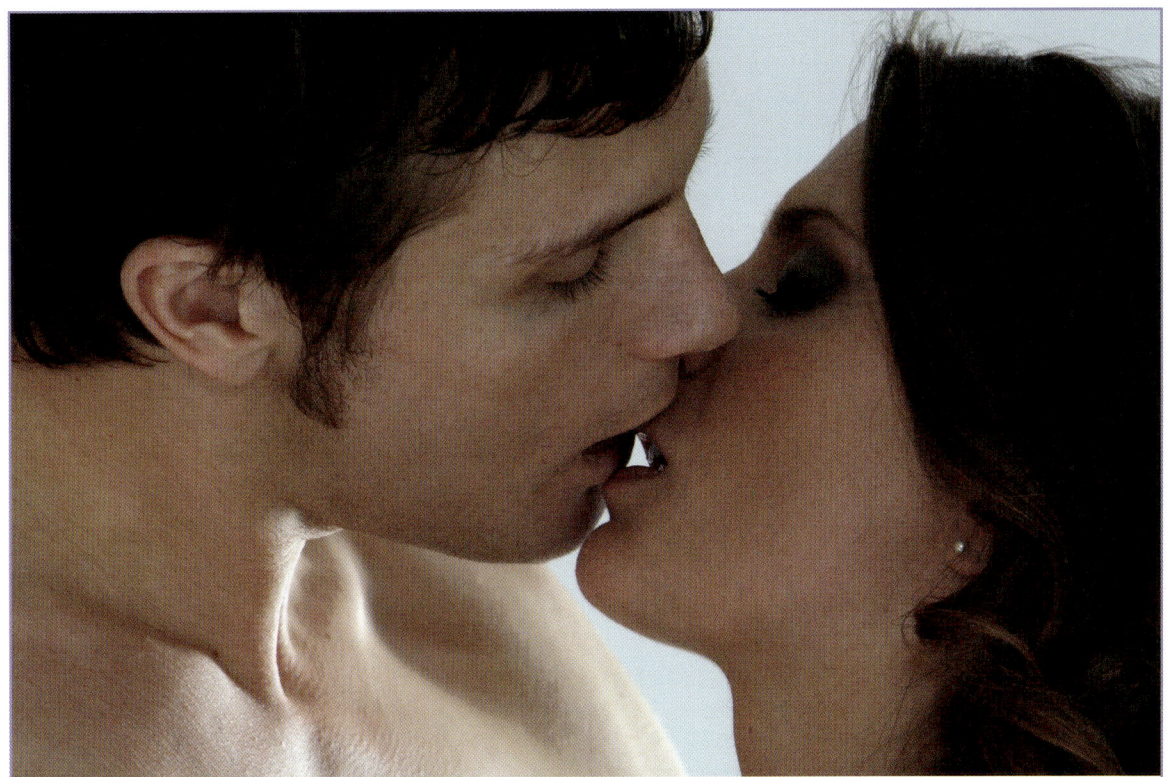

Zehn Libidotypen

Unsere sexuellen Antriebe zu kennen, ist wichtig für ein langfristig zufriedenstellendes Sexleben. In ihrem Buch *When Your Sex Drives Don't Match* beschreibt Dr. Sandra Pertot zehn Libidotypen. Versuchen Sie, sich selbst und Ihren Partner darin zu erkennen, um die Art Sex zu finden, die Sie langfristig verbindet.

– **Sinnlich**: Sex ist ein Ausdruck von Liebe. Am wichtigsten sind Nähe und Intimität.

– **Erotisch**: Sex muss intensiv und lustbetont sein. »Normaler« Blümchensex ist okay, aber es muss auch mal zur Sache gehen.

– **Abhängig**: Sex dient als Mittel zum Stressabbau, und Sie werden nervös, wenn Sie keinen bekommen.

– **Erwidernd**: Sex ist auf das Bedürfnis und Verlangen des Partners ausgerichtet. Grund ist ein schwacher Sexualtrieb, oder dass die Erregung des Partners Sie erregt.

– **Anspruchsbetont**: Sie haben wenig Verständnis für die sexuellen Bedürfnisse des Partners und glauben, man schulde Ihnen Sex.

– **Süchtig**: Sex übt einen so starken Reiz auf Sie aus, dass Sie es kaum aushalten. Er beherrscht Sie.

– **Gestresst**: Sex ist beunruhigend. Sie stehen unter Leistungsdruck und haben Angst, nicht zu genügen.

– **Desinteressiert**: Sex macht wenig Spaß, und Sie haben selten Lust. Dahinter können Schmerzen beim Sex stecken, die jedes Verlangen im Keim ersticken.

– **Distanziert**: Sex ist gut, aber anderweitige Interessen lenken Sie ab, und Sie ziehen sich emotional von Ihrem Partner und dem Sex mit ihm zurück.

– **Zwanghaft**: Sex ist befriedigend, wenn er einem speziellen Ritual gehorcht. Fetischisten gehören zu dieser Gruppe. Sex mit wenig Partnerbezug.

Bilder angesprochen werden. Weitere bekannte Autoren von erotischer Literatur sind Josefine Mutzenbacher und John Cleland (Die Abenteuer der Fanny Hill) sowie Nancy Friday und Erica Jong, die beiden Klassiker der weiblichen erotischen Literatur. Aber auch das gute alte Pornoheft gibt es noch. Diese »Schmuddelhefte« sind gut geeignet, einen schüchternen Partner auf Filme vorzubereiten, und es gibt so viele Spezialmagazine, wie es sexuelle Geschmäcker gibt.

Wenn Sie nicht mehr regelmäßig Sex haben

– **Wenn Sie Freunde, aber keine Sexpartner** mehr sind, schließen Sie einen Pakt, das zu ändern. Versuchen Sie herauszufinden, ob gesundheitliche oder psychische Probleme der Grund sein könnten: Medikamente (Antidepressiva?), Erektionsprobleme, Schmerzen beim Verkehr, Beziehungsprobleme. Im Bedarfsfall sollten Sie sich auch nicht scheuen, professionelle Hilfe in Anspruch zu nehmen. Oder sind Sie einander einfach nur gleichgültig geworden?

– **Einigen Sie sich auf eindeutige »Lustsignale«.** Wenn Sie ein besonders sensibles und einfühlsames Paar sind, das gewohnt ist, stark aufeinander Rücksicht zu nehmen, kann es sein, dass tastende sexuelle Annäherungsversuche des anderen übersehen werden. (Sie ist müde, die Arme, ich massier ihr mal nur die Schultern, und mal sehen, ob was daraus wird.) Finden Sie Signale, die so offensichtlich sind, dass sogar die Katze weiß, was an diesem Abend gespielt wird.

– **Setzen Sie diese Signale ein.** Der Appetit kommt beim Essen, sagt man. Eine der besten Möglichkeiten, eine sexuelle Flaute zu beenden, ist es, einfach die Augen zuzumachen und loszulegen, auch wenn Ihnen nun gerade wirklich nicht der Sinn danach steht. Nutzen Sie jeden kleinsten Hauch von Verlangen.

– **Verabschieden Sie sich von der Vorstellung,** der bloße Anblick des anderen könnte Sie erregen. Das passiert nur ganz am Anfang, wenn es so romantisch zugeht wie in einem Disney-Film (mit etwas pikanteren Details vielleicht), aber nicht mehr, wenn Sie es mit demselben Menschen und demselben Körper schon 20 000 Mal getrieben haben. Nutzen Sie jede Gelegenheit – vor allem seine Morgenerektion. Wenn wir schon beim Thema Erektionen sind, verabschieden müssen Sie sich auch von der Vorstellung, dass er schon beim geringsten Anlass eine Erektion bekommt. Abermals, das war am Anfang so, als er 18 war, aber schon mit 28 ändert sich das. Viele Männer müssen sowieso direkt stimuliert werden, um überhaupt noch eine Erektion zu bekommen.

– **Schieben Sie Quickies ein.** Ich weiß, in diesem Punkt bin ich wie eine Platte, die hängt, aber ich versichere Ihnen, wenn Sie dreimal wöchentlich fünf Minuten lang Sex haben, wird Ihre Libido durchstarten.

– **Erwägen Sie, professionelle Hilfe aufzusuchen.** Warten Sie, bis Sie Lust aufeinander haben. Nach längerer Zeit ohne Sex kommt es Ihnen seltsam vor, wieder damit anzufangen. Aber wenn Sie ernsthaft ein paar neue Dinge ausprobieren, ehrlich darüber sprechen und regelmäßig dranbleiben, sollte der Funke nach etwa einem Monat überspringen. Sollten Sie danach noch immer keine Besserung feststellen, wäre vielleicht ein Besuch bei einem Sexualtherapeuten anzuraten. Das klingt dramatisch, aber woran Sie beide Monate oder sogar Jahre zu knabbern haben, könnte ein Spezialist in ein paar Sitzungen klären. Suchen Sie sich einen möglichst guten, und Sie werden in kürzester Zeit Fortschritte machen, die Sie nie für möglich gehalten hätten.

> Die vertrauteste Berührung fühlt sich verrucht an, wenn im Restaurant eine Hand unter dem Tisch verschwindet und an Ihrem Schenkel hochwandert. In einem Taxi bringt selbst harmloses Petting die Sinne zum Knistern.

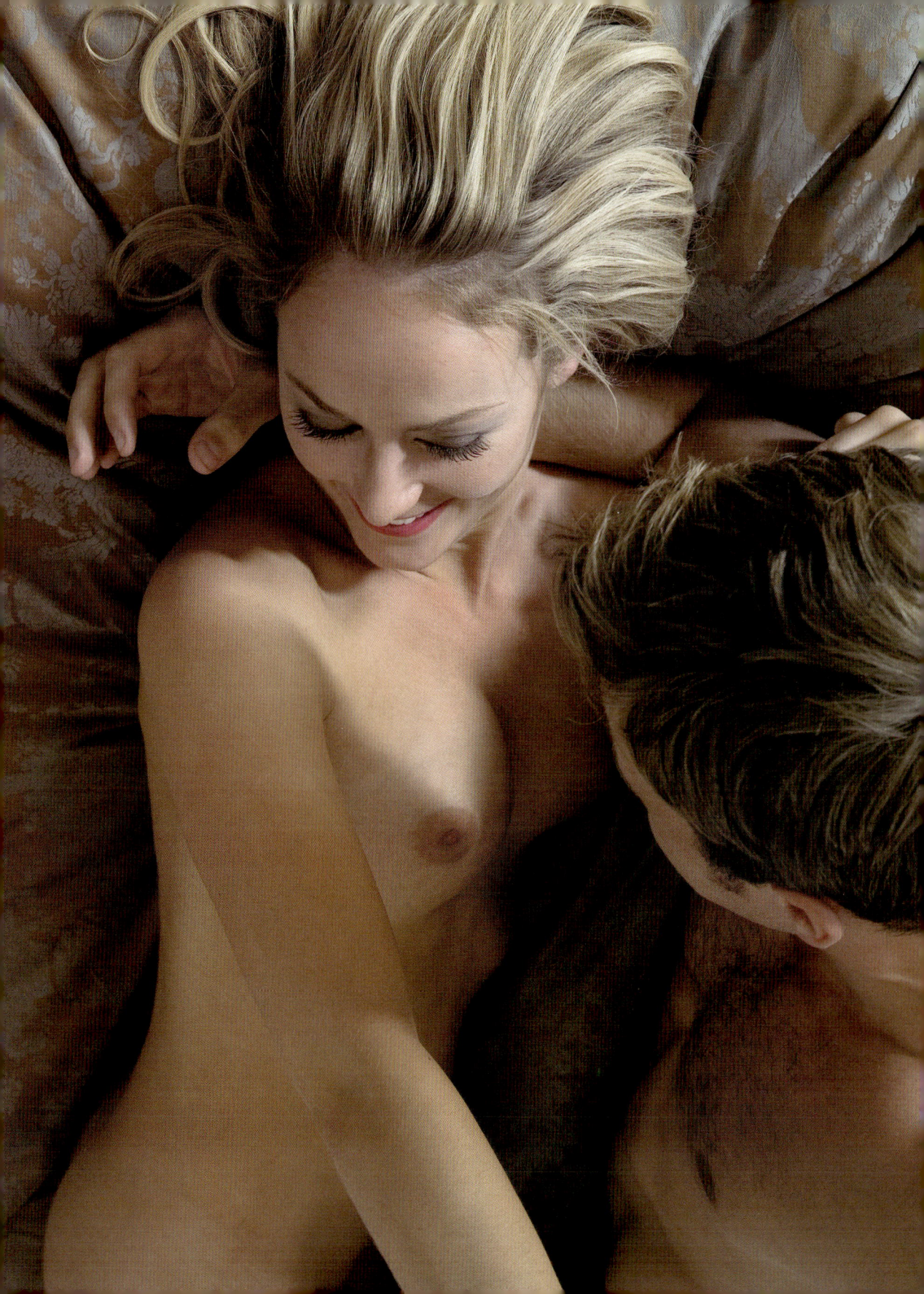

Mehr Erotik & Leiden-schaft

Sie möchten Ihr Sexleben auf Trab bringen – und zwar sofort? Hier finden Sie Vorschläge zur schnellen Lösung der gängigsten Paar-probleme.

1
Wir probieren im Bett nichts Neues aus

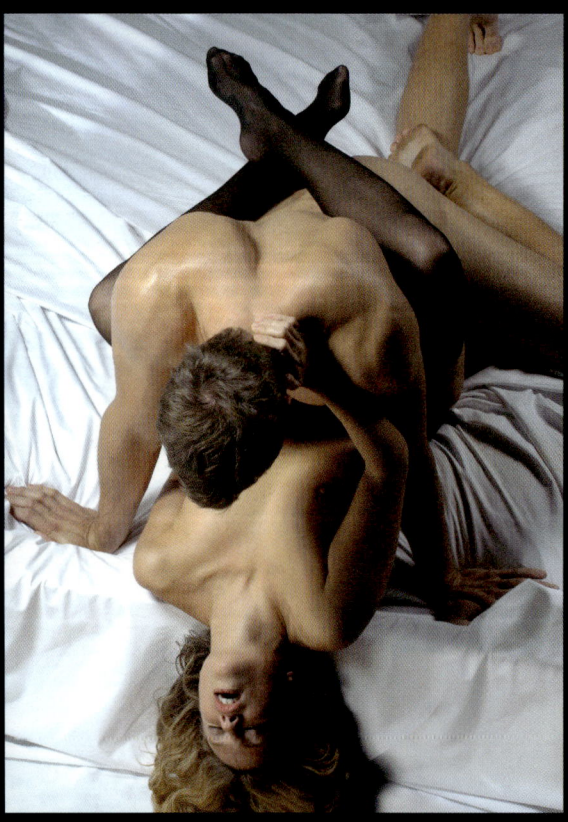

Nicht gleich übertreiben. Es ist besser, zunächst eher harmlose Dinge auszuprobieren, um dann darauf aufzubauen.

– **Lassen Sie sich von diesem Buch inspirieren** und markieren Sie jeder für sich, was Sie anspricht. Was Sie beide markiert haben, wird dann zuerst auspro-biert. Der Rest kommt eventuell dran, wenn Sie Ihre Komfortzonen verlassen haben. Es ist völlig in Ord-nung, Vorschläge aus einem Sexbuch zu verwenden, statt sich selbst was auszudenken – dafür sind sie da!

– **Planen Sie abwechselnd Sexnächte.** Derjenige, der dran ist, bestimmt den Ablauf – wann, wo, wie. Er besorgt etwaige »Zutaten« und fädelt alles ein. So ler-nen Sie beide Seiten kennen, die des Gebenden und die des Nehmenden.

– **Nehmen Sie neue Stellungen ein.** Wahrscheinlich beschränken Sie sich auf nur eine oder zwei Stellungen. Wählen Sie mindestens sechs weitere aus (siehe Seite 64–73), von welchen Sie am Ende zwei bis drei über-nehmen. Nehmen Sie auch einige der Oralsextechniken (siehe Seite 38–47) in Ihre Sessions auf, um dann zu den »17 sündigen Sextricks« auf Seite 76–85 überzugehen.

2

Ich will mal einen **Dreier** machen

Um einen Dreier vorzuschlagen, sollten Sie ein gutes Gepür für die richtige Kombination und den richtigen Zeitpunkt haben. Generell gilt, je länger Sie zusammen sind und je mehr Ihr Partner Sie liebt, umso eher werden Sie auf Ablehnung stoßen. Es gehört zur Natur des Menschen, nicht teilen zu wollen (siehe Seite 165), weshalb Sie, wenn Sie wirklich auf Dreier stehen und diese regelmäßig praktizieren möchten, frühzeitig vorfühlen sollten. Das geht ganz einfach: Erzählen Sie einfach von einem Freund, der voll darauf abfährt, und achten Sie auf die Reaktion. Entweder rümpft Ihr Partner die Nase und sagt: »geht gar nicht«, oder er kriegt große Augen.

– **Platzen Sie nie zur Tür herein mit**: »Wie wär's mal mit einem Dreier?« Ich kenne so viele Männer, die das im Suff einfach mal so gesagt haben und am Ende ihre Freundin verloren haben oder zehn Jahre dafür büßen mussten. Die meisten Menschen reagieren entweder mit Begeisterung oder mit totaler Ablehnung.

– **Auch wenn jemand generell nichts gegen Dreier hat**, müssen Sie auf einen konkreten Vorschlag hin mit Ablehnung rechnen. Viele können sich einen Dreier nur vorstellen, wenn keine Liebe im Spiel ist; wenn Sie das also vorschlagen, könnte Ihr Partner an Ihrer Liebe zweifeln. Tasten Sie sich deshalb vorsichtig an die Sache heran, nach dem Motto: »Ich wollte mal hören, was du dazu sagst«, und vermeiden Sie ein plumpes: »Der- oder diejenige kommt heute Abend vorbei.«

– **Stark verallgemeinernd würde ich sagen**, dass sowohl Männer wie Frauen die Kombination aus zwei Frauen und einem Mann bevorzugen. (Außer natürlich Sie sind schwul.) Viele Frauen werden misstrauisch, wenn ein weiterer Mann dazukommt. Den Partner mit einer Frau teilen zu müssen, scheint weniger angstbesetzt zu sein.

– **Was, wenn Ihr Partner einen Dreier will, Sie dagegen nicht?** Denken Sie nicht gleich, Sie würden ihn sexuell langweilen. Aber es bedeutet eindeutig, dass er heißeren Sex will. Wenn Sie es nicht wollen, sollten Sie nein sagen (für Paare, die sich lieben, die richtige Lösung – siehe Seite 164–165), aber schlagen Sie zum Ausgleich den Besuch einer Bar vor, wo Sie dann vor den Augen Ihres Partners jemanden anmachen. Eine andere Möglichkeit wäre Telefonsex zum Mithören.

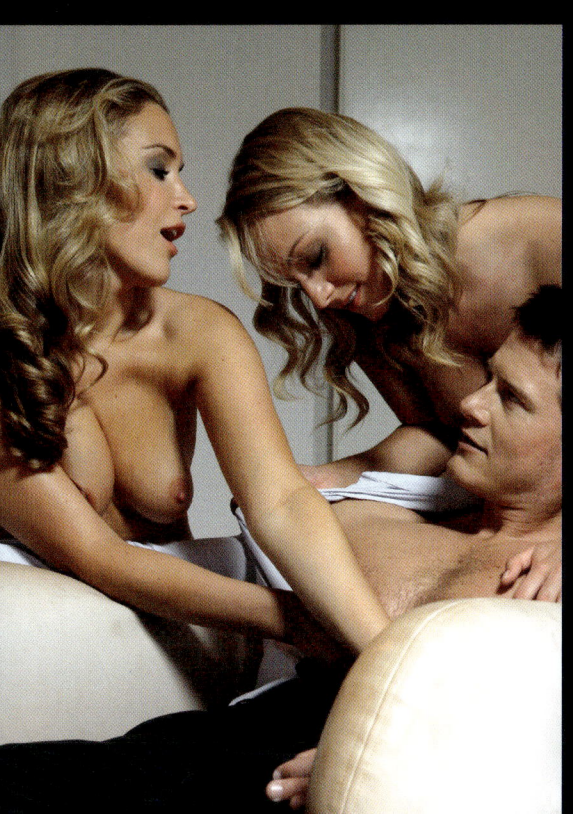

3

Er soll mich mit einem Vibrator befriedigen

Manche Männer haben genügend Erfahrung und Selbstbewusstsein, um zu akzeptieren, dass ein Vibrator Sie besser befriedigt, als er es je könnte. Aber das setzt auch voraus, dass er über Ihre Orgasmen Bescheid weiß. Wenn er es gewohnt ist, Ihre Klitoris zusätzlich mit den Fingern zu stimulieren, oder wenn er weiß, dass Sie nur durch Oralsex zum Orgasmus kommen, wird er nicht gerade vor Überraschung umfallen, wenn Sie vorschlagen, beim Verkehr einen Vibrator zu benutzen. Sollten Sie ihm aber regelmäßig etwas vorgemacht haben, hat er vielleicht kein Verständnis dafür, dass aus einem Zweier plötzlich ein Dreier werden sollte.

Der erste Schritt besteht also unbedingt darin, dass Sie ihm gegenüber ehrlich sind. Als nächstes sollte Ihr Vibrator keine Bedrohung darstellen (siehe Seite 138–139), also nicht größer sein als er. Und dann …

– **Ziehen Sie ihn** unter der Decke hervor und sagen: »Du schaust doch sicher gerne zu.« Dann machen Sie es sich; lassen Sie sich Zeit – er muss nicht sofort wissen, dass Sie mit dem Ding sekundenschnell kommen können, während es mit ihm eine halbe Stunde dauert.

– **Wenn er sich daran gewöhnt hat**, dass Sie im Bett fortan zu dritt sind, wird er eher bereit sein, ihn beim Sex zu benutzen. Nach ein paar Sessions sagen Sie dann: »Willst du auch mal?« Auch wenn er es lachend ablehnt, spielen Sie doch ein wenig damit herum, vielleicht an seinen Brustwarzen. Die meisten Männer sind nicht besonders scharf darauf, das Ding am Penis zu spüren. Versuchen Sie es trotzdem, mit niedriger Geschwindigkeit am Schaft entlang, aber seien Sie nicht überrascht, wenn er ihn wegschiebt. Mehr Erfolg haben Sie, wenn Sie seinen Damm damit berühren und ihn dabei mit der Hand oder dem Mund befriedigen. Viele Männer werden zu wahren Fans, wenn Sie ihm einen blasen und das Ding dabei an Ihre Wange halten.

– **Sobald man sich miteinander angefreundet hat**, warten Sie, bis er die Hand benutzt, um Ihre Klitoris zu stimulieren. Sie sagen: »Warte, ich hab eine Idee.« Dann zaubern Sie Ihren Vibrator hervor, sagen: »Damit geht's leichter.« Und wenn Sie bis dahin vorgetäuscht haben, sagen: »Ich möchte ausprobieren, wie es sich mit einem Vibrator anfühlt, im Vergleich zu den Orgasmen, die ich sonst mit dir habe.« (Den Anspruch, ehrlich zu sein, haben Sie ja von Anfang an vermasselt.)

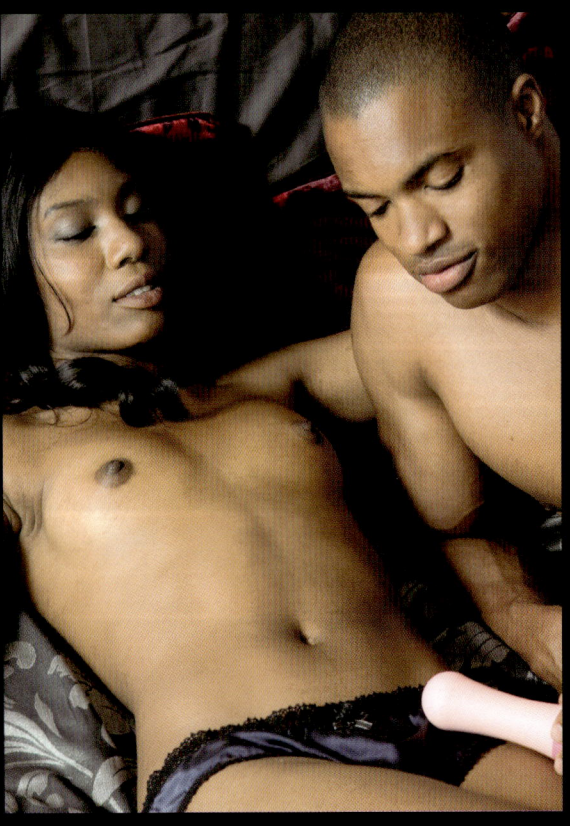

4

Mein
neuer Kniff
missfällt

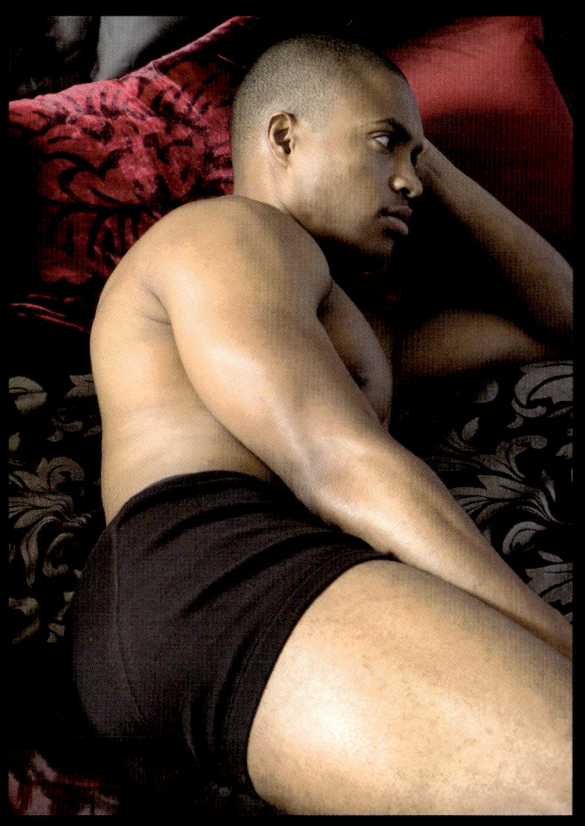

Wir haben alle unseren eigenen erotischen Schaltplan, und Sie dürfen nicht böse sein, wenn Ihre Spezialkniffe nicht bei allen Partnern gleich gut ankommen. Was auf persönlichen Vorlieben beruht, ist nicht persönlich gemeint.

Wenn Ihr Partner Ihnen indirekt zu verstehen gibt, dass ihm nicht gefällt, was Sie gerade machen, lassen Sie es selbstverständlich sein und machen weiter, als wäre nichts passiert. Wenn er deutlich oder gar unwirsch reagiert (was bei unerwünschtem Anus- oder Hodenkontakt der Fall sein kann), ist es kaum mehr möglich, einfach darüber hinwegzugehen.

Gehen Sie darauf ein, indem Sie sagen: »Tut mir leid! Ich dachte, es würde dir gefallen. Gut zu wissen.« Wenn Sie merken, Ihr Partner traut sich nicht zu sagen, dass ihm etwas nicht gefällt, hören Sie auf und sagen lachend: »Beeindruckt dich wohl nicht sonderlich, oder?« Anders herum, wenn Ihnen etwas nicht gefällt, seien Sie höflich, aber direkt – vor allem, wenn es wehtut. Nehmen Sie einfach die Hand oder was auch immer weg, und sagen Sie: »Schön, das mal probiert zu haben, aber für mich ist es nichts.« Noch besser, wenn darauf folgt: »Aber das davor war super.«

Heiß
Probleme gemeinsam lösen, anstatt den Kopf in den Sand zu stecken. Dinge besprechen, bevor sie belastend werden. Teamwork, statt sich gegenseitig Vorwürfe zu machen.

Weniger heiß
Vom Partner erwarten, er könnte Gedanken lesen, und dann auch noch sauer reagieren, wenn er es seltsamerweise doch nicht kann.

5

Er will in meinem Mund kommen

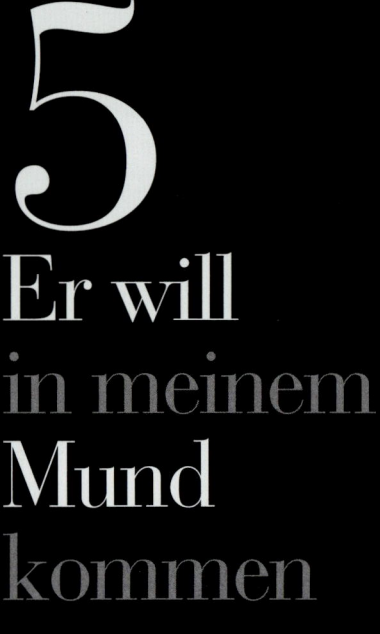

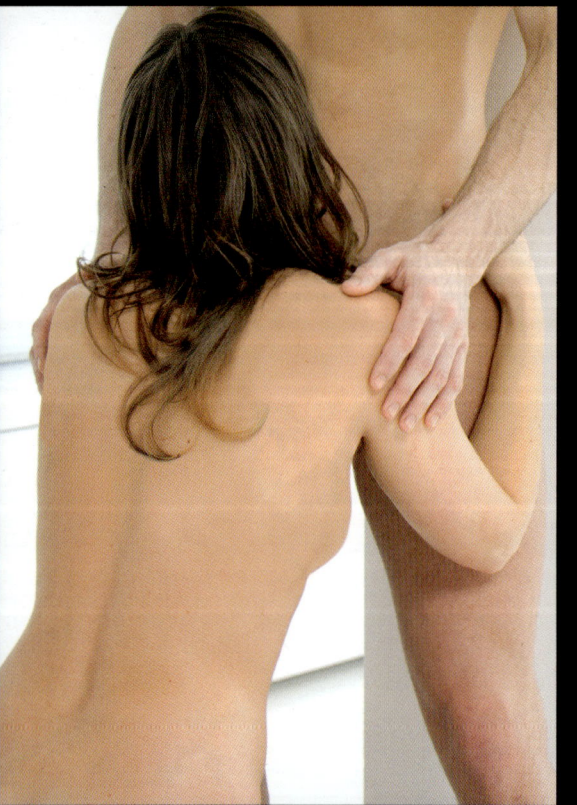

Sie könnten einfach zustimmen! Sperma besteht nur aus Proteinen und Zucker – eigentlich harmlos (und es macht garantiert nicht dick). Trotzdem sollten Sie ihn nur dann in Ihrem Mund kommen lassen, wenn keine sexuell übertragbaren Krankheiten wie z.B. HIV vorliegen – eine kleine Wunde im Mund genügt, und Sie sind infiziert. Sollte der Geschmack Sie abstoßen, liegt es vielleicht daran, dass er sich ungesund ernährt. (Ananassaft soll ihn angeblich süß schmecken lassen, obwohl nicht bekannt ist, wie oft und wie viel er davon trinken soll.)

– **Wenn Sie schlucken wollen,** sollte der Penis im entscheidenden Moment tief im Mund stecken, dann ist es leichter, alles auf einmal zu schlucken, und Sie umgehen die Zungenoberfläche, auf der die Geschmacksknospen sitzen. Oder Sie peilen die Wangeninnenseite an und schlucken dann sehr schnell. Wenn Sie tatsächlich darauf stehen (was übrigens gar nicht so selten ist), umfassen Sie mit beiden Händen seine Hüften und ziehen ihn zu sich heran, sobald er zu ejakulieren beginnt.

– **Sie können auch nur so tun als ob,** indem Sie, die Peniseichel im Mund, mit der Zunge sanft gegen den Eichelschlitz drücken, während er kommt. Dabei melken Sie den Penis weiter mit der Hand und lassen den Samen aus Ihrem Mund heraus und am Schaft entlang nach unten laufen. Das fühlt sich für ihn toll an, weil es gut flutscht, und es ist ein guter Kompromiss: Er konnte in Ihrem Mund kommen, und Sie mussten nicht schlucken.

– **Eine andere Möglichkeit ist die,** dass er über Ihren *ganzen* Körper kommt. Lassen Sie ihn auf Ihre Brüste, über das Gesicht und in die Haare spritzen. (Sagen Sie, wenn's passiert: »Gott, macht mich das an.«)

– **Bei der berühmt-berüchtigten Perlenkette** geht es darum, dass Sie die Brüste zusammendrücken und er den Penis dazwischen hin- und herbewegt. Sollten Sie rankommen, lecken Sie den Penis, wenn er oben herauskommt (ob das funktioniert, hängt davon ab, wie groß Ihre Brüste sind bzw. sein Penis). Wenn er ejakuliert, verteilt sich sein Sperma wie eine Perlenkette auf Ihrem Hals. Erwarten Sie aber nichts besonders Haltbares oder Wertvolles.

– **Die banalste Möglichkeit** ist die, den Mund wegzunehmen, während Sie ihn weiter mit der Hand bearbeiten. Aber dafür entscheiden Sie sich nicht, oder? Gut.

6

Ich will es mal in der 69er treiben

Gleichzeitig Vergnügen zu empfangen und zu geben, klingt optimal, aber leider übertreffen die Fantasien in Sachen 69er die Realität bei weitem. Die Position erfordert *ausgeprägtes* Multitasking und eine gewisse Selbstlosigkeit – weshalb einer dabei meistens die besseren Aussichten hat. Wörtlich. Wenn der eine Teil seinen Job gut macht, geht der andere so sehr darin auf und vergisst dabei, dass er ja auch zu tun hat. So driftet er ab in ein himmlisches Ach-leck-mich-doch, bis ein ungehaltener Hüftstoß ihm die Augen öffnet und ihn an seinen Job erinnert.

Männer sind meist die größeren 69er-Fans als Frauen – vielleicht weil sie leichter kommen, ein entspannteres Körperverhältnis haben und weniger zimperlich sind angesichts von Hinterteilen so dicht vor der Nase. Trotzdem können beide Spaß daran haben:

– **Wechseln Sie sich ab.** Arbeiten Sie nur jeweils einer mit dem Mund, während der andere die Hände benutzt. (Keine Angst, wenn seine Erektion schwankt.)

– **Für sie:** Wenn Sie auf ihm liegen, versuchen Sie, den Rücken rund zu machen, damit er leichter an Sie herankommt. Oder Sie legen ein Kissen unter seinen Kopf. Wenn er oben ist, umfassen Sie den Penisschaft mit den Händen, um die Kontrolle über sein Tempo und die Tiefe zu haben.

– **Für ihn:** Probieren Sie es seitlich nebeneinander, wobei sie das obere Bein mit angewinkeltem Knie aufstellt. Ihre Beine bilden dadurch ein Dreieck, und Sie können den Kopf auf der Innenseite des Schenkels des unteren Beins ablegen, während Sie sie lecken.

So driftet er ab in ein himmlisches Ach-leck-mich-doch, bis ein ungehaltener Hüftstoß ihm unsanft die Augen öffnet und ihn an seinen Job erinnert.

7

Er guckt lieber Pornos

Er guckt sich lieber Pornos an, statt mit Ihnen in die Kiste zu steigen? Ruhe bewahren …

– **Könnte es an Ihnen liegen?** Durchaus, wenn Ihr Äußeres sich sehr verändert hat oder Sie eine Zicke geworden sind. Hat es sich langsam eingeschlichen, ist er vielleicht nur zu träge. Es muss nicht unbedingt daran liegen, dass Sie ihm nicht mehr gefallen.

– **Vielleicht müssen Ihn aus der Reserve locken.** Sind Sie länger als acht Monate zusammen, kann die Produktion chemischer Luststoffe schon nachgelassen haben. Traurig, aber wahr. Der Körper lässt sich aber dazu überlisten, das Feuer wieder anzuheizen. Hinweise hierzu finden Sie auf Seite 112, aber Sie können auch auf alle anderen Tricks in diesem Buch zurückgreifen.

– **Konfrontieren Sie ihn – aber auf die lockere Art.** Witzeln Sie darüber, er würde mehr Zeit vor dem PC als mit Ihnen verbringen und Sie würden wetten, dass er es ohne seine Pornos keine Woche aushält. Oder zwei. Er wird widersprechen und sagen, klar könne er das (keiner gibt Suchtverhalten gerne zu); dann müssen Sie ihn nur noch beim Wort nehmen.

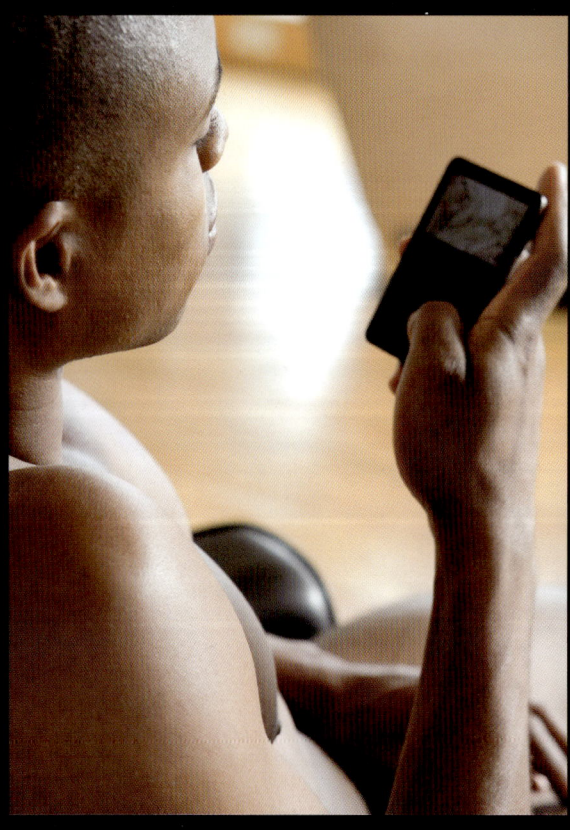

– **Sagen Sie es ihm klipp und klar, wenn Sie Lust haben.** Auf Pornos steht er nicht zuletzt deshalb, weil es darin direkt und »schmutzig« zugeht. Also reden Sie entsprechend mit ihm und benehmen Sie sich so. Masturbieren Sie vor ihm. Er will es so, also soll er es so haben. Appellieren Sie optisch an ihn. Bewegen Sie sich nackt im Haus. Strippen Sie. Behalten Sie »zufällig« Ihre Heels an, wenn Sie halbnackt herumlaufen.

– **Verbieten Sie es ihm nicht.** In dem Fall würden Sie die Sache für ihn nur noch reizvoller machen.

– **Machen Sie's schnell.** Auf Pornos steht er nicht zuletzt deshalb, weil es schneller Sex ist. Glühen Sie vor, masturbieren Sie fast bis zum Höhepunkt, und wenn es dann zum Sex kommt, sind Sie oben. Er soll träge sein dürfen und den optischen Reiz genießen.

– **Kuscheln Sie danach.** Der Unterschied zwischen Porno-Onanie und Partnersex ist die Nähe und der Hautkontakt. Womöglich tut er so, als würde er auf die anschließende Kuschelnummer keinen Wert legen, aber wahrscheinlich genießt er sie doch ebenso sehr wie sie.

8

Ich will länger durchhalten

Sie sieht superheiß aus, es ist das erste Mal, Sie sind sexuell ausgehungert, die Beziehung ist jung – es gibt viele Gründe für eine vorzeitige Ejakulation, aber interessanterweise keine offizielle Definition, ab wann eine sexuelle Störung vorliegt. Die gängigste Definition ist die, dass er sie nicht befriedigen kann, weil er zu schnell kommt. Aber lassen Sie sich eins gesagt sein: Obwohl ein Geschlechtsverkehr angeblich im Schnitt 15 bis 30 Minuten dauern soll, ejakulieren viele Männer schon zwei Minuten nach dem Eindringen. Wenn Sie sich steigern möchten:

– **Richtig masturbieren.** Masturbation kann eine vorzeitige Ejakulation sowohl verhindern wie begünstigen. Wenn Sie vor einer Sex-Session onanieren, halten Sie danach länger durch. Wenn Sie sich aber generell beim Onanieren zu sehr auf die Eichel konzentrieren, kommen Sie in Rekordzeit und werden automatisch zum Schnellspritzer. Geschickt, solange Sie bei Tante Hannelore die Ferien verbringen, weniger klug, wenn Sie zehn Jahre später mit Heidi schlafen.

– **Steuern Sie den Erregungsgrad.** Tasten Sie sich mittels der »Peaking«-Technik an den Gipfelpunkt heran, indem Sie lernen, zu erkennen, wie stark Sie erregt sind – auf einer Skala von eins (nicht erregt) bis zehn (Orgasmus). Sie haben vielleicht noch bis zum Punkt sechs die Kontrolle, wissen aber, dass Sie im Bereich der sieben oder der acht kurz vor dem Orgasmus sind (sobald Sperma in den Penis aufsteigt, gibt es kein Halten mehr). Üben Sie »Peaking« beim Masturbieren. Sie gehen konzentriert vor und versuchen zu bestimmen, an welchem Punkt Sie sich gerade befinden. Später (nach 15 bis 20 Sessions) halten Sie an bestimmten Punkten inne und versuchen, Ihre Erregung zu kontrollieren. »Peaking« ist eine verbesserte neue Variante der Stopp-Start-Methode, wonach jegliche Stimulation zu unterbleiben hatte, sobald Kontrollverlust drohte. »Peaking« erfordert lediglich ein differenziertes Vorgehen.

– **Einmal kurz drücken bitte.** Eine altbewährte Methode zur Ejakulationsvermeidung ist die Squeeze-Technik. Sie legen den Daumen an das Bändchen und umfassen die Peniseichel mit weiteren zwei bis drei Fingern. Dann drücken Sie selbige fest zusammen, bis der Orgasmusdruck nachlässt. Die Prozedur funktioniert auch an der Peniswurzel. Auch ein kurzes Herunterziehen der Hoden oder ein Druck mit drei Fingern mittig gegen den Damm kann sie hinauszögern.

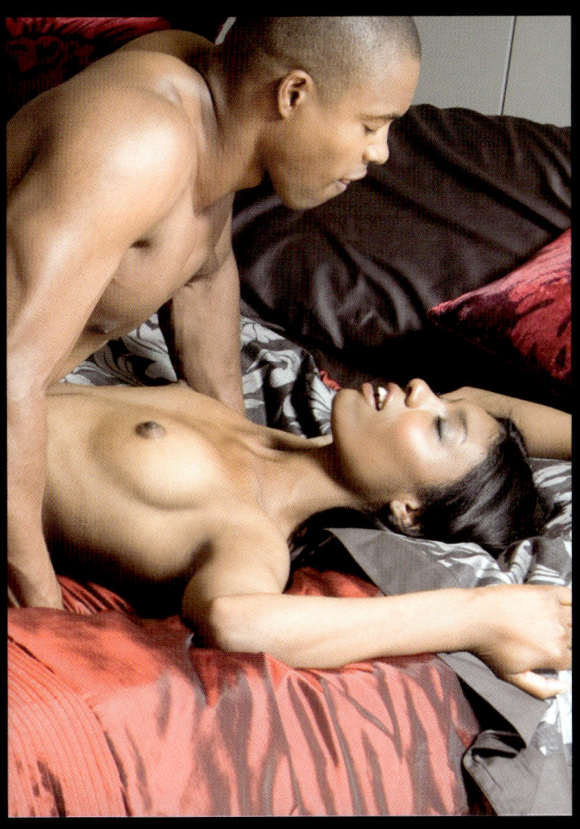

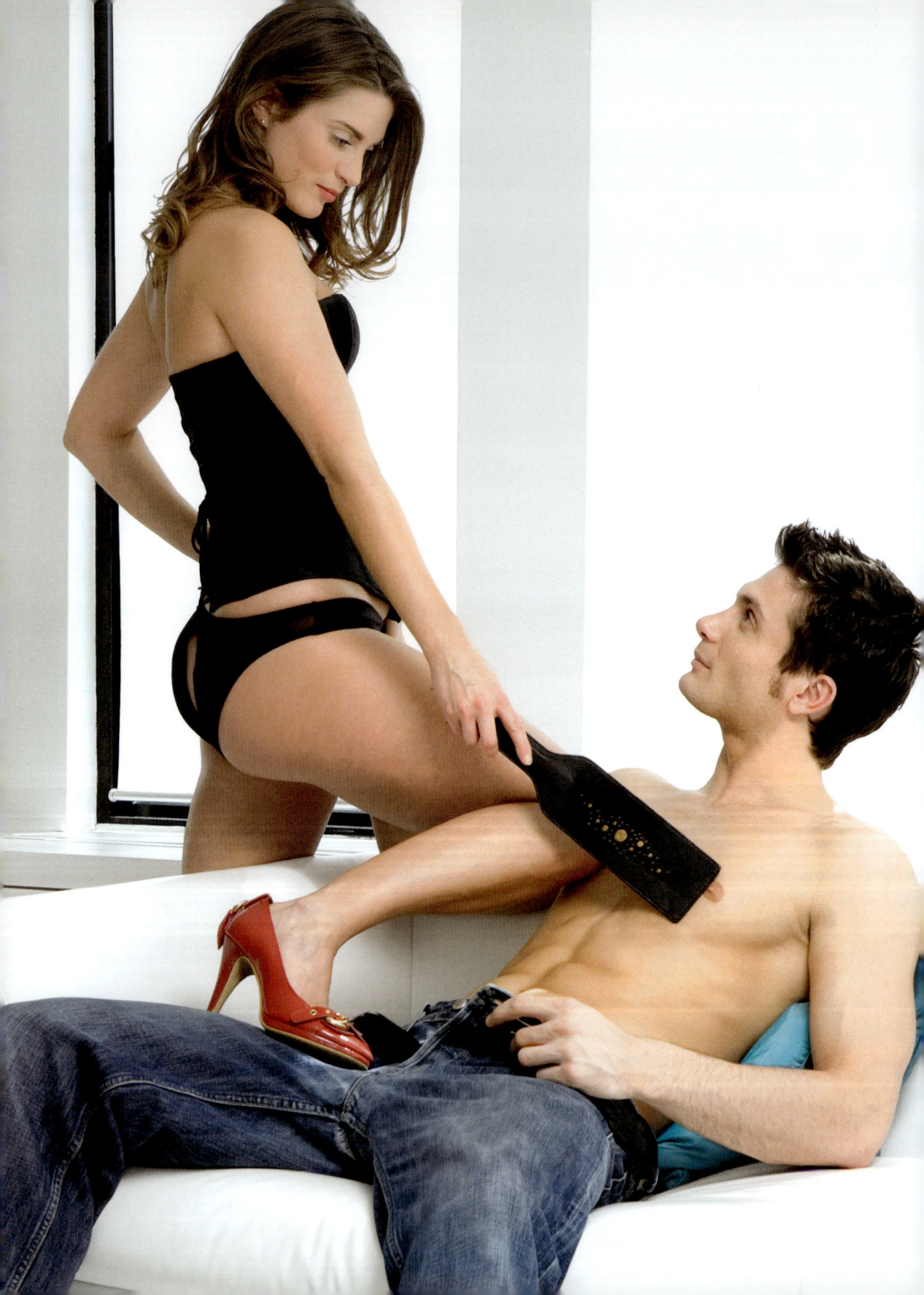

Kapitel vier
Kleine Helfer

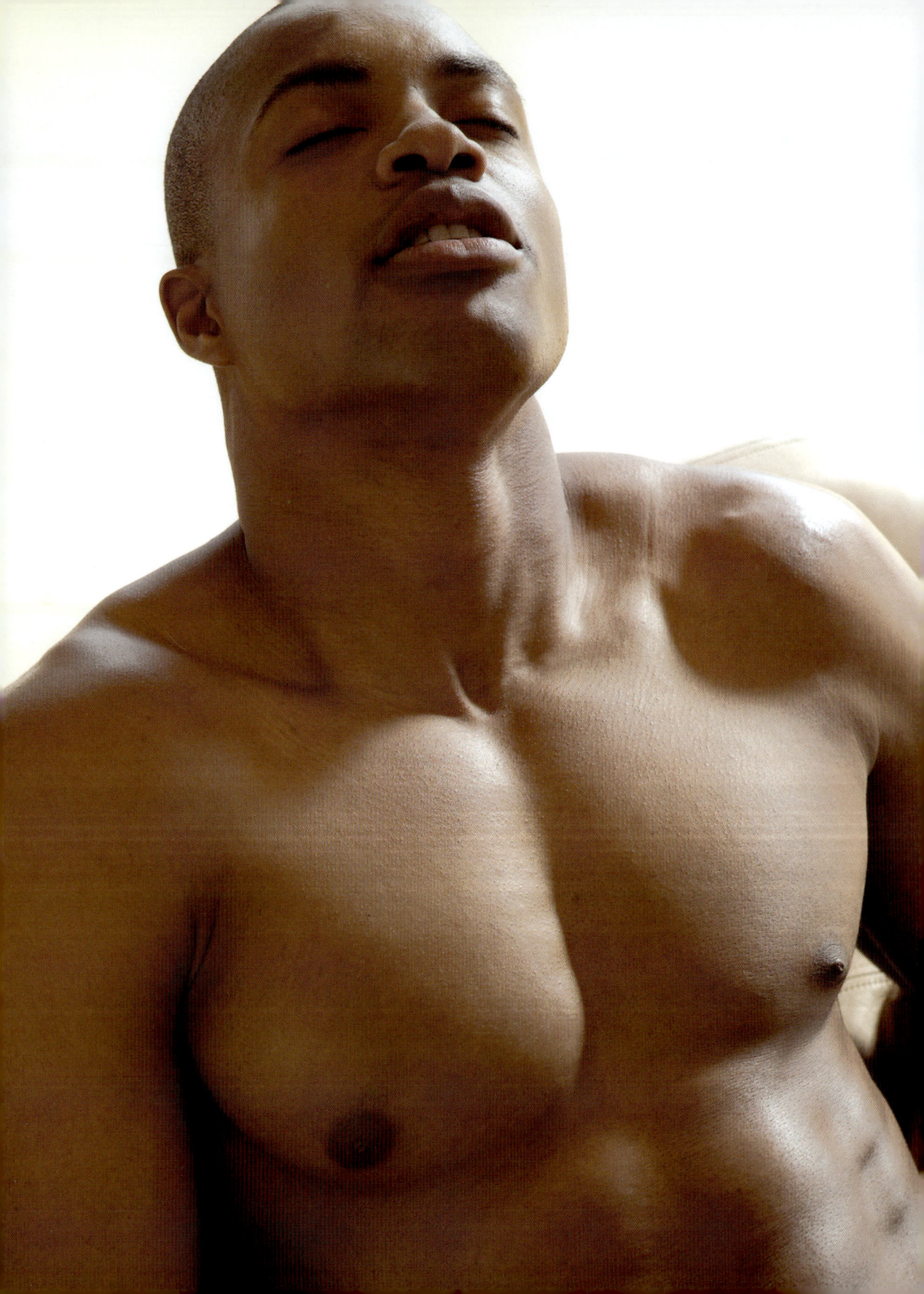

Machen Sie's wie die Schwulen

Jahrelang wurde Männern gesagt, sie sollten Sex haben wie Frauen. In Wahrheit sollten Frauen Sex wie schwule Männer haben …

Unlängst war ich in London in einer Ausstellung mit dem Thema Sex in der Kunst im Lauf der Jahrhunderte. In der Ausstellung waren auch Fotoserien verschiedener Paare zu sehen, die dem Betrachter einen beispielhaften Einblick in deren Beziehung und Sexualität vermitteln sollten. Die sehr privaten Fotos ließen an Deutlichkeit nichts zu wünschen übrig: Sie enthielten sowohl Momente intimer Zärtlichkeit als auch knallharten Sex. Im Vergleich der Serien von einem heterosexuellen und einem schwulen Paar fiel mir sofort auf, wie unterschiedlich sich deren Sexleben gestaltete. Die beiden Schwulen hatten nicht nur mehr Sex als das Heteropaar, sondern auch abwechslungsreicheren Sex. Verschiedene Stellungen, Orte, Utensilien. Mal zärtlicher, mal wilder Sex unter Einsatz von Händen, Penissen, Zungen. Damit konnte das Heteropaar nicht mithalten. Warum? Weil es sich bei einem schwulen Paar nun mal um zwei Männer handelt. Da blockiert sich nicht eine Hälfte des Paares nach dem Motto: »Das kann ich nicht machen. Ist mir zu pervers/undamenhaft/schmutzig.« Schwule Paare sind in etwa gleich gepolt und haben weniger Probleme mit dem, was sie so treiben.

Der männliche Sexualtrieb ist ursprünglicher, direkter und »schmutziger« als der weibliche. Wir Heterofrauen können Folgendes daraus lernen: Was uns daran hindert, tollen Sex zu haben, ist nur die Einstellung! Man unterscheidet in der Gesellschaft klar zwischen »normal« und »versaut«: dem, was akzeptiert ist, und dem, was nicht akzeptiert ist. Die Definition scheint folgende zu sein: Wenn alle es tun, egal was »es« ist, ist es »normal« und gesellschaftsfähig. Wenn nur wenige es tun, egal was »es« ist, gilt es als »krank« oder »bizarr«. Unsinn! Nehmen Sie sich ein Beispiel an den Schwulen, und ignorieren Sie derart verstaubte Ansichten. Wenn Ihnen Ihr Partner beim nächsten Mal etwas Ungewöhnliches vorschlägt, lehnen Sie es nicht gleich ab. Fragen Sie sich: »Was spricht dagegen? Glaube ich, das würden andere Leute nicht tun?« Wenn dem so ist, fragen Sie sich: »Schaden wir uns damit körperlich oder emotional? Besteht irgendeine Gefahr?« Ist die Antwort auf beide Fragen nein, was ist dann das Problem? Seien Sie eine der wenigen Frauen, die das beherzigen, und Sie werden zur besten Geliebten, die Ihr Mann je hatte.

Natürlich verallgemeinere ich, manchmal sogar sehr. Nicht alle Heterofrauen sind so, und nicht alle Schwulen haben tollen Sex. Ich spiele gerne mit Klischees (wie sagte doch einer meiner schwulen Freunde: »Warum muss ich immer die Modehusche sein, wo ich doch Fußball und Bier mag?«), und dafür entschuldige ich mich.

Nehmen Sie seinen Mittelfinger in den Mund. Umspielen Sie ihn mit der Zunge und saugen Sie daran – tun Sie so, als ob es sein Penis wäre.

Vorbild Schwule

Also meine Damen, von den Schwulen lässt sich manche Lektion lernen, z.B. folgende …

– **Achten Sie auf Ihr Äußeres.** Heterofrauen brezeln sich zum Ausgehen gerne auf, nehmen es zu Hause oft weniger genau. Schwule achten stets auf gutes Aussehen, weil Sex ihnen wichtig ist. Sie wissen, dass sich Männer von der Optik verführen lassen – deshalb haben schwule Männer auch die besten Bodys und zeigen sie gern. Nun heißt das nicht, dass Sie Lindenstraße nur mehr im kleinen Schwarzen und Highheels gucken dürfen, aber wenn Sie jeden Abend in Schlabberhosen auf dem Sofa lümmeln, wird er kaum denken: »Oh, wie appetitlich. Ich hätte Lust, sie zu vernaschen.«

– **Auch er hat Brustwarzen!** Schwule wissen, dass Brustwarzen eine heiße Zone sind. Manche Männer lieben es, wenn Sie sie zwicken, daran ziehen oder lecken, andere mögen es gar nicht. Probieren Sie's aus, aber seien Sie nicht böse, wenn er Ihre Hand wegschiebt.

– **Lutschen Sie an seinen Fingern.** Schwule finden Fingerlutschen extrem heiß! Tun Sie es diskret in der Öffentlichkeit (er mit dem Rücken zu einer Wand, sie vor ihm). Nehmen Sie seinen Mittelfinger in den Mund, umkreisen ihn mit der Zunge, saugen Sie daran, – tun Sie so, als ob es sein Penis wäre (nur die Sache mit der Handarbeit sollte aus dem Spiel bleiben – das wäre peinlich!). Sehen Sie ihm dabei in die Augen.

– **Stürzen Sie sich auf ihn.** Heterofrauen ergreifen meist erst im Bett die Initiative. Schwule treiben es überall, wenn es sein muss, auf dem Küchentisch. Sex im Bett ist vielleicht bequem, aber aufregend? Nein. Wenn Sie trotzdem das Bett vorziehen, wählen Sie wenigstens einen spannenden Zeitpunkt – etwa den Besuch seiner Eltern für einen Quickie nebenan.

– **Treffer versenkt.** Schwule Männer schlucken. Wenn Sie es nicht tun, dann nicht, weil sie es nicht mögen, sondern weil sie sehen wollen, wie es kommt. Zu sehen, wie der andere abspritzt, macht ihnen mehr Spaß als uns das Schuhe kaufen. Machen Sie es zu Ihrer neuen Samstagnachmittagslieblingsbeschäftigung. Lassen Sie sich eine Perlenkette schenken (und zwar nicht die von Tiffany).

Analplugs

Nicht nur Männerhintern sind sensibel. Auch Sie haben dort viele hochempfindliche Nervenenden! Ein Plug hilft Ihnen dabei, herauszufinden, ob Ihnen Analverkehr gefallen könnte. Auf Seite 142 finden Sie Kauftipps, und dann brauchen Sie sich nur noch an diese Anleitung zu halten. Sie funktioniert für beide, aber ich glaube, dass für diese Übung vielleicht doch er die Sache in die Hand nimmt.

– Sobald Sie erregt sind (oder entspannt nach einem Orgasmus), bitten Sie ihn, Gleitgel (siehe Seite 130) auf einen Plug aufzutragen und damit Ihren Schließmuskel zu umkreisen. Dann soll er sanft dagegendrücken, um zu sehen, ob Ihr Anus den Plug einzieht. Wenn nicht, soll er so lange drücken, bis der Plug ein Stück weit eingedrungen ist. Auch wenn es eingezogen wird, bitten Sie ihn, langsam vorzudringen und zu stoppen, damit Sie sich daran gewöhnen, etwas in sich zu spüren. Sobald er drin ist – die Dinger gehen nicht sehr tief –, lassen Sie ihn einfach da und haben ganz normalen Sex.

– Wenn Ihnen das Gefühl gefällt, hätten Sie vielleicht gerne mal Analverkehr. 25 Prozent der Frauen, die die Erfahrung gemacht haben, bezeichneten diese als »sehr angenehm«, 38 Prozent als »irgendwie angenehm«. Dem Rest gefiel es nicht. Es kommt darauf an, ob es richtig gemacht wird (sonst tut es weh), und darauf, wie groß er ist. Manche Frauen kommen durch Analsex sogar zum Orgasmus, vor allem, wenn zusätzlich die Klitoris stimuliert wird.

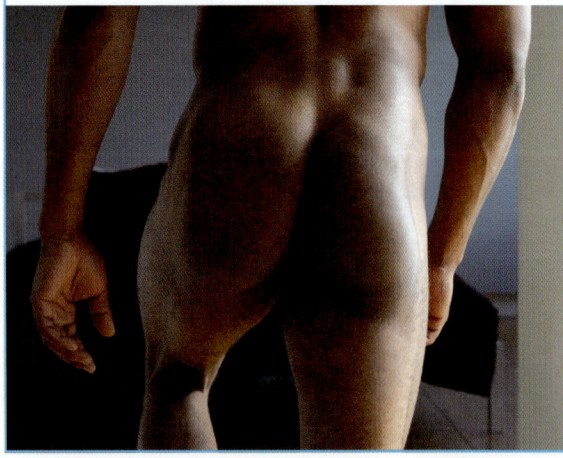

– **Zugabe! Zugabe!** Heterofrauen sind oft zu gehemmt, um sich beim Masturbieren zusehen zu lassen. Schwule dagegen zeigen sich gern – und schauen auch gern zu. Dabei achten sie auch genau auf die Technik, um sie später selbst anwenden zu können.

– **Wechseln Sie öfter mal den Typ.** Schwule leben sehr viel häufiger in offenen Beziehungen. Nun schlage ich beileibe nicht vor, dass Sie das auch tun sollen, aber es schadet nicht, Ihrem Partner die Illusion zu geben, er hätte Sex mit vielen Frauen. Variieren Sie Ihren Stil in der Liebe. Geben Sie mal die Unschuldige, mal den Vamp und mal die Domina. Passen Sie Ihre Wäsche dem Auftreten an: unschuldiges Weiß für die Jungfrau, rot für die Sexbombe und schwarz für die Femme fatale.

– **Ein Penis ist nicht alles.** Wenn es ihm zu früh kommt, schert das Schwule kein Stück. Letztlich geht es doch beim Sex nur darum, abzuheben – toll, wenn es schnell geht! Man kann doch mit dem Mund und den Händen weitermachen – und eine zweite Runde ist immer drin.

– **Langweiler im Bett.** Heterofrauen sind zu höflich, um zu sagen »Beeil dich mal!«, wenn er ewig braucht. Schwule dagegen werden schnell ungeduldig und sagen das auch. Wenn es ihnen zu lange dauert, bitten sie ihn, es sich selbst zu machen, und sehen ihm dabei zu. Machen Sie es genauso, und achten Sie darauf, ob er sehr schnell, heftig und hart masturbiert. Wenn ja, dann ist genau das der Grund für das Problem. Er sollte üben, mit sanfterer Stimulation zum Orgasmus zu kommen, dann klappt es auch miteinander.

– **Leichte Schläge auf …** Heterofrauen stehen meist nicht auf Spanking. Schwule lieben Schläge auf den Allerwertesten. Versuchen Sie es mal beim Verkehr – beginnen Sie mit der sanften und verspielten Variante.

– **Machtspielchen.** Schwule kennen sich aus mit dem Reiz der Macht. Seien Sie mal unterwürfig, mal dominant, indem Sie ihn fesseln und sich im Gegenzug fesseln lassen. Verwenden Sie Ihre Nylons oder Bondage-Tape. Man kauft es in großen Rollen wie Tesa-krepp, sodass selbst Mutti keinen Verdacht schöpft!

– **Schluss mit lustig.** Heterofrauen schwärmen danach gerne, wie toll der Sex war, auch wenn es gar nicht stimmt. Schwule sind zurückhaltender. »Wozu? Es ist sonnenklar, ob der Sex gut oder schlecht war«, sagt ein schwuler Freund von mir. Sagen Sie stattdessen einfach: »Du warst gut.« Und wenn es nicht so toll war, belassen Sie es bei einem: »Ich bin gern mit dir zusammen.«

– **Von hinten.** Heterofrauen sind in Sachen Analsex eher zurückhaltend, und auch nicht alle Schwulen praktizieren ihn, der gängigen Meinung zum Trotz, aber aufgeschlossener sind sie allemal. In meinen anderen Büchern (z.B. *Superhotsex*) habe ich ausgiebig über das Thema Analverkehr und Safer Sex geschrieben, aber hier noch mal die grundlegenden Dinge: Waschen Sie die Toys davor und danach (sowieso). Verwenden Sie Kondome, wenn Sie sich die Toys teilen oder sie sowohl anal wie vaginal benutzen. Es fühlt sich angenehmer an und ist hygienischer, wenn das ballaststoffreiche Müsli seinen Zweck erfüllt hat und Sie sich doch eigentlich extra sorgfältig gewaschen haben.

Ein Orgasmus vorab entspannt den Analbereich, doch die Verwendung von Gleitgel ist ein Muss! Von Analsprays zur Entspannung rate ich ab, ebenso von »Poppers« oder Kokain. Besonders beim ersten Mal. Schmerzen sind ein Warnsignal. Ja, ich weiß, das könnte von Ihrer Mutter stammen, aber Schmerzen sagen Ihnen, ob Sie auf dem richtigen Weg sind. Wenn Sie Analverkehr nicht so mögen, aber nicht ganz dagegen sind, machen Sie ihm eine besondere Freude damit (Anal ist jedoch tabu, wenn ein Partner ihn ablehnt.)

Heiß

Sperma locker wegstecken. Schwule zicken ja auch nicht rum, wenn alles auf ihrem Körper oder dem frischen Laken landet.

Weniger heiß

Zu sanft anfassen. Verspieltes Kitzeln kann nett sein, aber Männerhaut ist dicker und robuster. Wenn Sie zu sanft sind, spürt er nicht mal was.

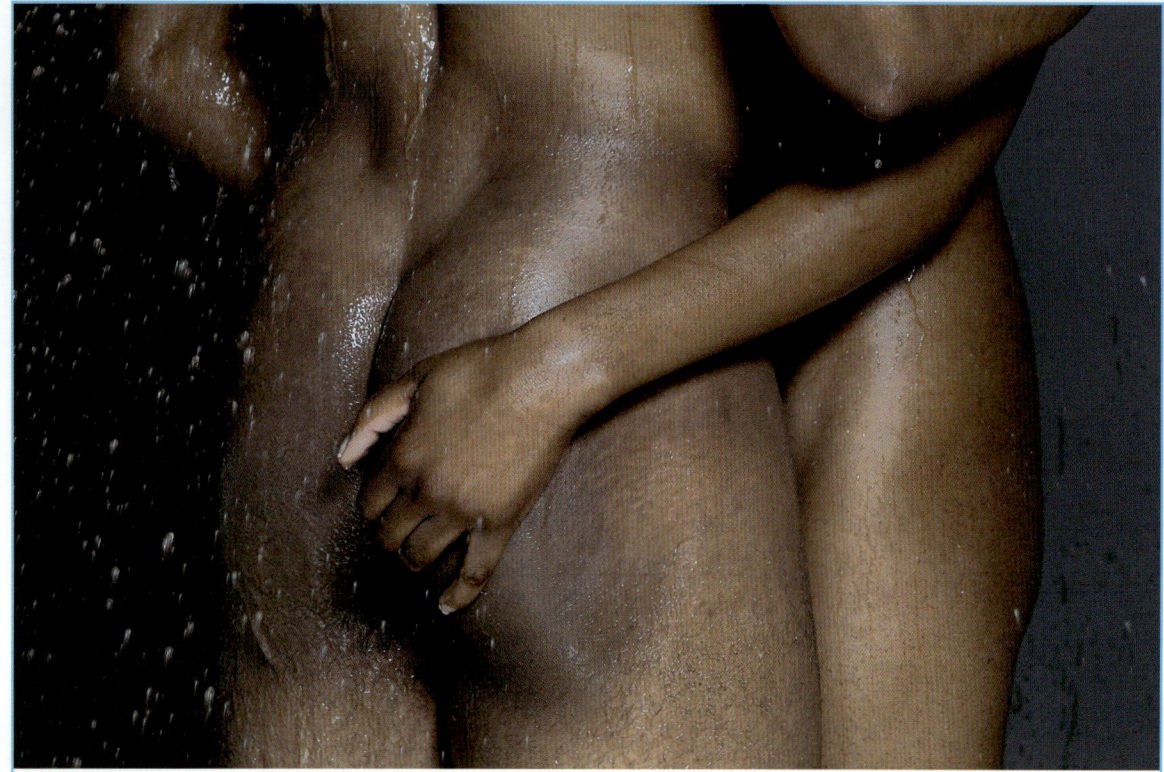

Schwule verwenden Gleitgel

Möchten Sie Ihr Sexleben sofort dramatisch verändern? Versuchen Sie es mal mit Gel. Frauen benutzen es meist nur beim Verkehr, Schwule für Handarbeit, Analspiele, mit Sexspielzeug – für alles! Es macht sogar Safer Sex noch safer: Geben Sie einen Tropfen Gel in ein Kondom, und es reißt nicht so leicht. Wenn Sie ultra-safe sind und beim Oralsex ein Lecktuch verwenden, geben Sie unter dem Tuch einen kleinen Klacks auf Ihre Klitoris. Es fühlt sich viel besser an.

Der Trick besteht in der richtigen Dosierung. Wenn Sie zu viel nehmen, haben Sie keine Reibung mehr. Am besten Sie fangen mit sehr wenig an und nehmen bei Bedarf mehr, statt es gleich zu übertreiben. Welches Mittel empfiehlt sich für was?

Speichel
Ist rein, natürlich, gut für alles. Ergänzen Sie ihn, um angewandtes Gleitgel länger verwendbar zu machen.

Hausmittel
Handcreme, Vaseline, Massageöl, Speiseöl und Bratfett funktionieren in Filmen, aber nicht im wahren Leben. Sie können Kondome zerstören oder das pH-Gleichgewicht der Scheide ruinieren, was zu Infektionen führt.

Gleitmittel auf Wasserbasis
Sie fühlen sich natürlich an und sind wunderbar vielseitig. Man kann sie mit Kondomen und Toys verwenden, und es gibt aromatisierte Varianten, sodass Sie nicht würgen müssen, falls es nach der Anwendung zu Oralsex kommt. Sie sind hautverträglich.

Gleitmittel auf Silikonbasis
Sie sind die teuerste Variante, halten aber besonders lange und kommen als *einzige* für Analsex in Frage. Sie sind hochwirksam, auch unter Wasser. Seien Sie trotzdem etwas vorsichtig – das Saubermachen ist schwierig, weil sie einen Film hinterlassen. Silikongleitmittel, möchte man meinen, würden ideal zu Silikon-Sexspielzeug passen, aber die werden davon angegriffen, weshalb in dem Fall jene auf Wasserbasis besser sind.

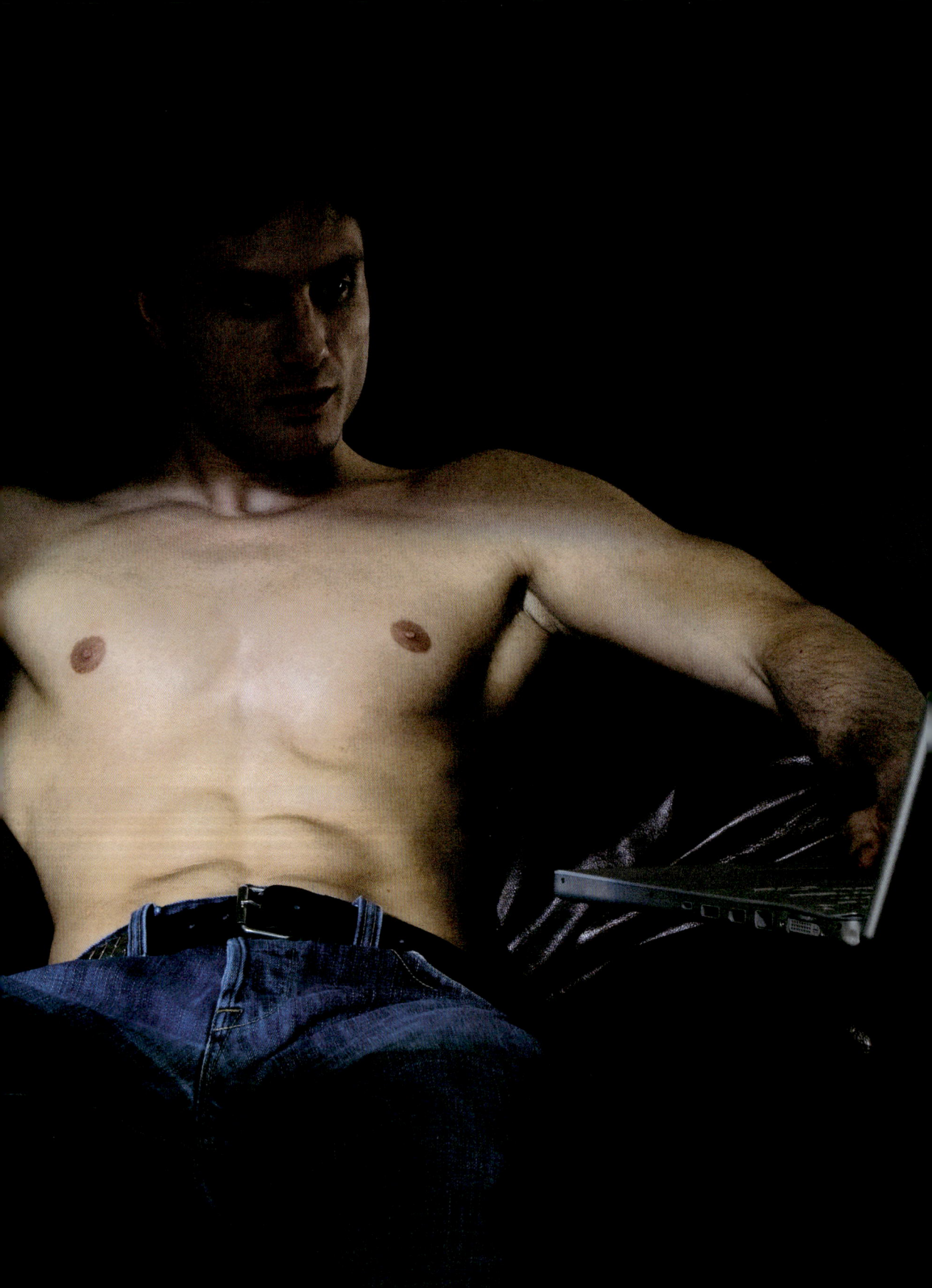

Internet-Sex: Sünde oder Erotik?

Sie sind vollauf begeistert (sicher männlich) oder zutiefst skeptisch (weiblich?). Es gibt Gutes und Schlechtes im Netz. Hier finden Sie Orientierungshilfen …

Im Internet sind harte Pornos jederzeit verfügbar, und vielleicht ist Ihnen das sogar lieber als realer Sex. Immerhin sieht die Kleine auf dem Bildschirm einfach geil aus, und sie ist auch jederzeit absolut geil und willig. Keine Essenseinladung, langes Herumreden oder sonstige emotionale Anstrengung vonnöten. Stattdessen sofortige visuelle Stimulation, was, wenn Sie selbst geübte Hand anlegen, garantierten Lustgewinn bedeutet. Ist es da ein Wunder, dass Sie Netsex bevorzugen?

Man weiß heute, dass die Gehirnareale, die Emotionen und Motivation steuern, beim Betrachten erotischer Bilder bei Männern aktiver sind als bei Frauen. Sollten wir da, angesichts dieser angeborenen Porno-Affinität, die technischen Errungenschaften nicht einfach dankbar akzeptieren? Ja – und nein. Vorausgesetzt, Sie nutzen sie in Maßen und sind ein emotional gereifter Mann, dann ist Pornokonsum relativ harmlos. Wenn dagegen männliche Teenager heutzutage ihre Kenntnisse über Sexualität ausschließlich aus dem Internet beziehen, sind die Folgen verheerend. Man muss sehen, welches Bild Pornos vermitteln: Sex geschieht mit wenig Anstrengung seinerseits, außer dem Hervorzaubern eines gigantischen Gemächts. Alle Frauen stöhnen laut. Frauen kommen durch alle möglichen Handgriffe zum Orgasmus, einschließlich eines oft (auuutsch) ruppigen Umgangs mit ihren Genitalien. Frauen kommen auch einfach nur dadurch, indem sie ihm einen blasen – so sehr macht uns das an. Männer haben jederzeit eine steinharte Dauererektion. Er weiß automatisch, was er zu tun hat. Frauen mögen alles, was er macht. Niemand muss jemanden führen oder ihm sagen, was er braucht oder will. Wenn im Bett geredet wird, dann Dirty Talk. Geschlechtskrankheiten existieren nicht.

Mit dieser verzerrten Realitätssicht geht ein erhöhtes Sexsucht-Risiko einher. Diese Sucht nimmt immer mehr zu, und die Betroffenen werden immer jünger, wofür Experten den Internet-Pornokonsum verantwortlich machen. Forschungsergebnisse zeigen, dass der durch Pornokonsum ausgelöste Stoffwechselprozess im Hirn chemisch so abhängig machen kann wie Drogen und Alkohol und, in exzessivem Maß, ebenso lebenseinschränkend ist. Das also sind die schlechten Nachrichten. Die gute Nachricht ist die, dass es Hilfe gibt. Und wenn Sie unter »Warum Porno funktioniert« (siehe Seite 154–161) nachschlagen, finden Sie eine Menge Gründe dafür, sich Pornos gemeinsam anzusehen, statt den Laptop aus dem nächstbesten Fenster zu werfen.

Laut einer US-Studie haben 97 Prozent der Männer Netsex-Erfahrung, zwei Prozent gaben keine Antwort. Macht also insgesamt 99 Prozent.

1

Netsex ist frei verfügbar – »die Tage«, Launen oder Kräche spielen keine Rolle. Er ist berechenbar – Frauen nicht.

2

Es geht sofort los – er muss nur den Computer anmachen, um sich selbst anzumachen. Vorspiel entfällt.

3

Es ist bequemer Sex, die meisten Männer haben Stammseiten und eine bestimmte Art von Porno, die garantiert funktioniert.

4

Es geht schnell – Männer sind visuell veranlagt und kommen bei Pornos schnell auf Touren. Er kann es schnell mal selbst machen, solange Sie sich eine Tasse Kaffee machen.

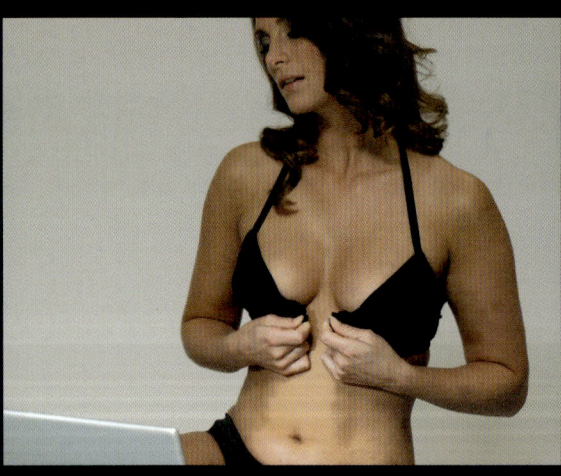

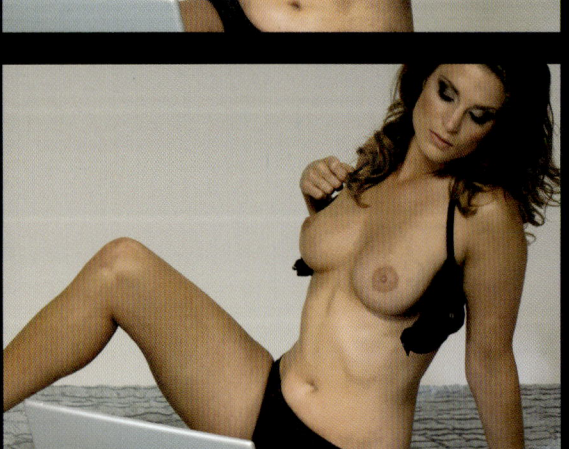

Pornos selbst inszeniert

Wenn Sie ihn nicht davon abbringen können, machen Sie mit. Hier finden Sie Vorschläge, die Sache gemeinsam zu genießen.

Chaträume

Ein Besuch in einem Chatroom lässt Ihnen diverse Freiheiten: Das Angebot deckt alle Vorlieben ab. Erfinden Sie einen Namen, und schlüpfen Sie in eine Rolle: männlich, weiblich, bi, lesbisch, hetero, alt, jung – ein Fantasieprofil. Sie sollten nur wissen, dass das jeder macht und »hotforitbabe69«, der Sie außer Fassung gebracht hat wie lange keiner mehr, Bob der Baumeister sein könnte und sich ins Fäustchen lacht.

Webcams

Auf zahllosen Seiten können Sie eigene Live-Pornos veranstalten. Aber Vorsicht – legen Sie nicht gleich hardcoremäßig los. Softcore genügt völlig. Sie loggen sich also auf einer Seite ein, positionieren die Webcam, schicken Ihrem Partner eine sexy Message, um ihn auf die Seite zu locken, und er bekommt den Schock seines Lebens! Sie müssen nicht viel mehr tun, als auf dem Bett zu sitzen, sexy dreinzuschauen und zu sagen: »Ich bin so scharf.« Dabei ziehen Sie Ihr Top aus. Der Kick besteht allein darin, dass er Sie in einem so »anrüchigen« Umfeld sieht. Theoretisch könnten Sie auch dasitzen und stricken! Später kön-

...en Sie dann gemeinsam anderen Paaren zusehen, wie sie es treiben. Sie selbst sollten sich vielleicht lieber nicht zeigen, es sei denn, es ist Ihnen egal, dabei ertappt zu werden (man weiß nie, ob einen nicht auch Bekannte oder der Chef mal entdecken). Sie brauchen auch eine gehörige Portion Selbstsicherheit. Ihre Zuschauer können Kommentare abgeben, und ich kenne viele Paare, deren sexuelles Selbstbewusstsein durch erniedrigenden Netchat völlig zerstört wurde.

Digitalkameras

Machen Sie gemeinsam gewagte Selbstauslöserbilder. Aber Gnade bitte! Wenn schon der Anblick im Sucher wenig schmeichelhaft ist, ist das Bild aus der Sicht Ihres Partners ein Albtraum. Problemzonen sollten Sie möglichst kaschieren. Vermeiden Sie allzu gestellte Posen: Etwas Bewegung macht sich gut, und Schnappschüsse wirken lebendiger. Die Beleuchtung ist alles – dazu ein paar simple Tricks, die Sie garantiert gut aussehen lassen. Er sollte gerade stehen und den Bauch einziehen; sie sollte Busen und Po herausstrecken, Highheels tragen und/oder den Fuß überstrecken.

Videokameras

Wenn Sie sich beim Sex filmen lassen, kann das Video in die falschen Hände und schnell ins Internet geraten. Das Problem ist, dass viele Kerle – hoffentlich nicht Ihrer – diese Bänder freiwillig veröffentlichen, weil sie glauben, sie kommen darin gut rüber. Es törnt sie an, Ihre Partnerin »in action« zu präsentieren oder anderen zu zeigen, was für ein toller »Hengst« sie sind. Es ist eine gängige Fantasie unter Männern, sich vorzustellen, ihre Frau könnte mit anderen Männern schlafen. Mit der Veröffentlichung intimer Bänder können sie dieser Fantasie eifersuchtsfrei frönen und ohne das Risiko, seine Kumpel könnten im Bett besser sein als er. Und er hat natürlich das schöne Gefühl, dass er ziemlich heiß sein muss, wenn alle seine Freunde ebenfalls scharf auf Sie sind. (Nette Vorstellung, oder?) Wenn Sie es dennoch ausprobieren wollen, löschen Sie es am besten gleich wieder, nachdem Sie es sich angesehen haben. Oder Sie lassen die Kamera gar nicht wirklich laufen. Der Kick kann schon in der Planung bestehen und im So-tun-als-ob.

Wann muss ich mir Sorgen machen?

Falls Sie auf die immer gleichen Standardpornoseiten stoßen, wenn Sie (natürlich rein zufällig) das Verlaufsprotkoll des Browsers aufrufen, können Sie beruhigt schlafen.

– Entdecken Sie hingegen etwas, das von der Feld-Wald-und-Wiesen-Variante abweicht (Gruppensex, Frau mit Frau), könnte das ein Grund zur Sorge sein. Natürlich müssen Sie ihn zur Rede stellen oder eventuell sogar die Polizei einschalten, falls es sich um Kinder- oder Gewaltpornos handelt.

– Wenn er sich auf Spezialbereiche konzentriert – selbst etwas so Harmloses wie Frauen mit Riesenbüsten –, könnte es sein, dass er einen Fetisch entwickelt. Eine Erregung oder ein Orgasmus ohne diesen Reiz wäre dann nicht mehr möglich.

– Andere Gründe zur Besorgnis: Sie haben selten oder keinen Sex mehr, wissen aber, dass er noch Netsex hat. Zeit für ein Gespräch … konsultieren Sie Seite 122 für Ihr persönliches Maßnahmenpaket.

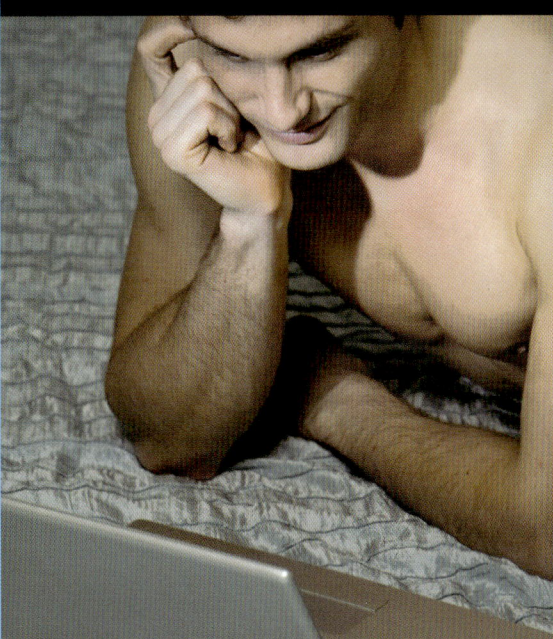

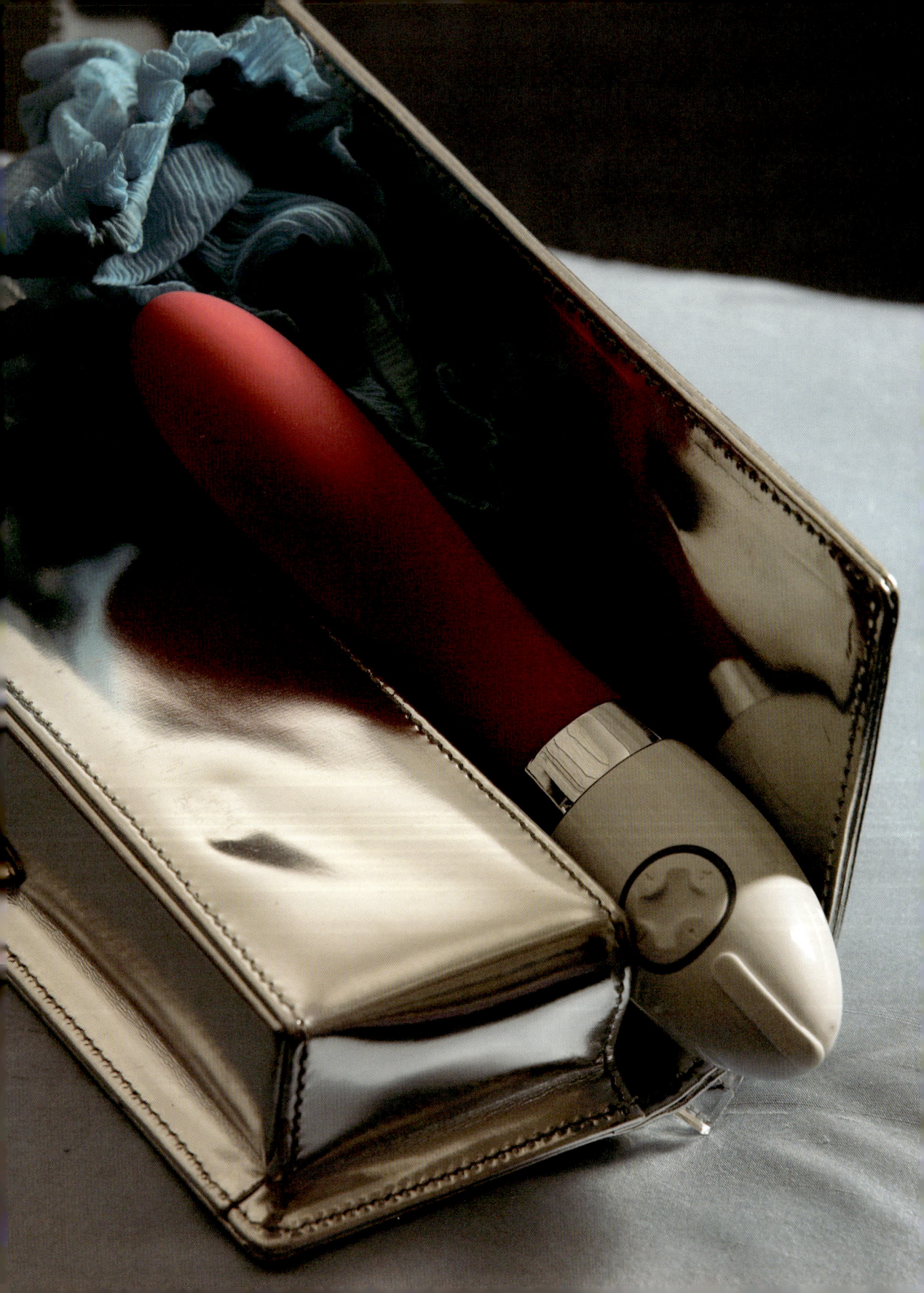

Sexspielzeug,
das Lust bereitet

Entweder war es die Anschaffung Ihres Lebens, oder Sie werfen das Ding nach fünf Minuten frustriert weg. Sie haben die Wahl zwischen Kegel, gerippt oder klassisch – oder lieber das Modell Schmetterling, Ente oder Häschen?

Ein Leben ohne Vibratoren wäre sehr, sehr traurig. Ich glaube, wenn es im Himmel keine geben sollte, würde ich schleunigst zusehen, wieder nach unten zu kommen. (Schon wegen denen mit Vibro-Zunge!) Vermutlich stehe ich mit meiner Vorliebe nicht allein da. Die weibliche Faszination an allem, was vibriert, beginnt früh – wie die Erfinder des berüchtigten Harry-Potter-Besens sicher bestätigen können. Die batteriebetriebene Variante des Zauberbesens, der Nimbus 2000, sorgte als Kinderspielzeug für Furore. Da er vibrierte und zwischen die Beine geklemmt wurde, erlebten besonders die kleinen Mädchen viele aufregende Abenteuer! (Und auch Mutti, schenkt man den Berichten Glauben.) Leider ist der Nimbus nicht mehr erhältlich. Ich habe keine Idee, wieso – aber ich glaube, der enorme Verkaufserfolg spricht für sich.

Mehr als einer von fünf Erwachsenen weltweit, so der neueste Durex-Report, hat Vibrator-Erfahrungen. Der jährliche Absatz in den westlichen Ländern ist gigantisch, die Auswahl riesig und verwirrend. Heutige Vibratoren vibrieren nicht nur, sie rotieren, penetrieren, pulsieren, lecken und dringen in Bereiche vor, die unseren Eltern noch gänzlich unbekannt waren. Sie kommen getarnt als Nachttischleuchten, Taschenlampen, Lippenstifte,

Handys, iPods und Gummienten auf den Markt. Es gibt spezielles Spielzeug für den Mund, für Brüste, Brustwarzen, G-Punkt, Damm, Po, Penis, Vagina oder Klitoris. Es gibt Vibratoren, die gehen in der Handtasche verloren, so klein sind sie, andere sind so groß wie ein Nudelholz.

Immer wenn ich meinen alten Dicken – ein ziemlich großes »Rücken«-Massagegerät – aus seinem Versteck hervorhole, denke ich an meinen Bruder. Nicht was Sie meinen, sondern weil er ihn einmal gesehen hat, und als ich ihm erklärte, um was es sich handelt, sah er mich entsetzt an. Sicher dachte er: »Meine Schwester kommt ins Guinnessbuch der Rekorde für etwas, das ich nicht so genau wissen will.« »Jesus, du könntest 'ne Straße damit aufreißen.« Als ich ihm sagte, es sei für den äußeren Gebrauch, beruhigte er sich leicht, aber ab und zu sieht er mich immer noch misstrauisch an.

Von meinem traumatisierten Bruder vielleicht abgesehen, sieht heute niemand mehr in Sexspielzeug einen erbärmlichen Zeitvertreib für »Nymphomaninnen« (Frauen also, »die mehr Sex als er haben wollen«), verzweifelt Einsame oder »Perverse«. Sie sind heute so normal, dass es schon fast unnormal ist, keinen zu besitzen. Sexualtherapeuten raten ihren Patientinnen oft zu einem Vibrator, weil sie das einfachste und wirk-

Vibratoren sind heute so normal, dass es schon fast unnormal ist, wenn eine Frau keinen besitzt.

Heutige Vibratoren vibrieren nicht nur, sie rotieren, penetrieren, pulsieren, lecken und dringen in Bereiche vor, die unseren Eltern noch gänzlich unbekannt waren.

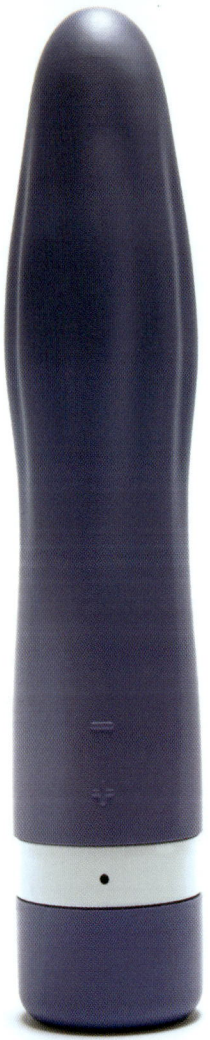

samste Mittel sind, um eine Frau zum Orgasmus zu bringen. Warum? Die Klitoris liebt eine andauernde intensive Stimulation, und nichts ist dafür besser als ein Vibrator. Hände und Zungen können da nicht mithalten (von Penissen ganz zu schweigen). Die meisten Frauen bringt nicht einmal der beste Oralsex schneller zum Orgasmus als ein Vibrator.

Nützliche Vibratoren

Wenn Sie noch nie einen Orgasmus hatten, ist ein Vibrator Ihre Rettung. Wenn Sie noch nie einen Orgasmus mit Ihrem Partner hatten, beziehen sie ihn ins Liebesspiel mit ein. Wenn Sie noch nie einen Orgasmus beim Verkehr hatten, wird Sie ein Vibrator dorthin bringen. »Aber es ist mein Geheimnis«, höre ich Sie aufschreien. »Er macht da niemals mit.« Die Sexologin Betty Dodson sagte hierzu: »Wenn ein Mann gegen Ihren Vibrator ist, behalten Sie den Vibrator und trennen Sie sich von dem Mann. (Tipps, wie Sie ihn überlisten, finden Sie auf Seite 118.)

Gängig ist auch die Behauptung, einen Vibrator zu benutzen, wäre irgendwie geschummelt! Dann dürfte man auch keine Mascara auftragen! Wir nutzen doch auch sonst technische Hilfsmittel; wir legen Verderbliches in den Kühlschrank statt in eine kühle Ecke. Weil ein Kühlschrank weitaus effektiver ist. Man nennt das Fortschritt. Ja, Sie sollen auch Ihre Finger und seine Zunge nutzen, aber seien wir doch bitte vernünftig!

Hier zeige ich Ihnen Spielzeug, das wirklich Spaß macht – nicht das Zeug, das fünf Minuten lang lustig ist und dann irgendwo hinten in einer Schublade landet.

Elektrische Massagestäbe
Ihnen geht nie, niemals der Saft aus, sie sind eine einmalige Anschaffung (ich hatte meinen 15 Jahre lang), die Vibration ist gleichmäßig und atemberaubend stark – Sie können sogar so tun, als wäre er wirklich für die Schultern! Der Nachteil ist, dass man sie in die Steckdose stecken muss, um sie zu benutzen. Aber ich kapiere nicht, warum die Leute deshalb so hysterisch werden! Wir halten glühendheiße Glätteisen gefährlich nahe an unseren Kopf und keiner hat Angst vor einem Stromschlag. Elektrovibratoren wurden schon vor dem Bügeleisen und dem Staubsauger erfunden! (Gut, dass hier wenigstens einer mal die richtigen Prioritäten hatte!)

Wenn Sie ihn nicht gerade in der Badewanne verwenden, gibt es keine Bedenken. Der *Hitachi Magic Wand* ist der meistverbreitete Vibrator der Welt. Wären Frauen auf mysteriöse Weise ums Leben gekommen und in ihrem Schlafzimmer mit geöffneten Beinen und einem Vibrator neben sich aufgefunden worden, hätten wir sicher längst davon gehört. Für die äußere genitale Stimulation oder wenn Ihnen andere Spielzeuge peinlich sind, ist dieses Teil mit seinem beruhigend medizinischen Aussehen unschlagbar.

Das Vibro-Ei
Sie sehen aus wie große Tampons, sind meist aus Metall und werden zwischen den Schamlippen untergebracht, wo sie eine kräftige Klitoris-Stimulation bewirken. Auch an den Brustwarzen und am Po sind sie toll. Sie sind wunderbar handlich, das ganze Design ist einfach sexy – kein Wunder, dass sie der Renner sind.

Klassische Vibratoren in Torpedoform
Das sind die unansehnlichen schwarzen Dinger aus dem Nachttisch Ihrer Mutter, schmal, zylindrisch mit abgerundeter Spitze, aber heutzutage können sie mehr. Sie sind preiswert, bieten eine kräftige Vibration und sind partnerfreundlich. Sie sind klein (haben genügend Ähnlichkeit mit einem Penis, sodass er glaubt, für sie wäre das die »ideale« Penisgröße) und unscheinbar genug, um sie beim Verkehr einzusetzen, aber dennoch groß genug, auch wirklich den Punkt zu treffen.

Was es sonst noch so gibt …
– **Aufliegevibratoren** stimulieren mit ihrer breiten geschwungenen Form die Schamlippen besser, sind sanft, diskret, gerade bei einer sensiblen Klitoris ideal.

– **Der Häschen- oder Rabbit-Vibrator** gehört nach wie vor zu den beliebtesten Vibratoren, auch wenn die meisten Frauen nur den Klitoris-Anhang benutzen. Dabei leistet der Schaft alles, um maximalen vaginalen Genuss zu gewährleisten, während die »Ohren« ihr Bestes geben, um die Klitoris zu befriedigen.

– **Fingervibratoren** sind wunderbar geeignet für einen schnellen Quickie zwischendurch und auch für ihn nicht bedrohlich, da keine Penetration stattfindet.

– **Schmetterlings-Vibratoren** zum Umschnallen sind genial. Zwischen einer schmetterlingsgleichen Man- schette befindet sich ein kleiner Vibrator, der mittels Umschnallbändern positioniert wird. Die Schmetterlingsflügel flattern über Ihrer Klitoris.

– **U-förmige Vibratoren** sind für Damen, die eine gleichzeitige Stimulierung von G-Punkt und Klitoris samt Penetration bevorzugen. Sie führen das gebogene Ende ein und richten es auf den G-Punkt; das gerippte Ende liegt an Ihrer Klitoris, sodass das integrierte Vibro-Ei zur Wirkung kommt. Bewegen Sie das Ganze mit der Handfläche vor und zurück.

– **G-Punkt-Vibratoren und -Dildos** sind länger als normal und gebogen, damit sie die richtige Stelle treffen. Das Areal verträgt einiges, weshalb sie eine Verdickung am Ende oder eine gekrümmte Spitze haben.

– **Der Kegel (oder Plug)** – Sie lassen sich im Sitzen darauf nieder und genießen Vibrationen an verschiedensten Stellen. Fühlt sich super an, aber versuchen Sie danach nicht zu gehen. Die Position hat was, ist aber nicht sehr bequem.

Was früher war
Übergroße »realistische«, 25 cm lange Vibratoren (ich gebrauche den Ausdruck realistisch mit Vorbehalt, da diese Teile aus abscheulich beigem Hartplastik waren, mit aufgemalten Adern). Sie wurden von Männern gemacht und wohl auch nur von (schwulen) Männern benutzt. Es gibt sie immer noch, aber stark verbessert, falls Sie so was gern hätten. Warum, ist mir ein Rätsel.

Unsere neuen Favoriten
Vibro-Eier, Schmetterlinge, Häschen, der Kegel – oft von Frauen zur Klitoris-Stimulation kreiert.

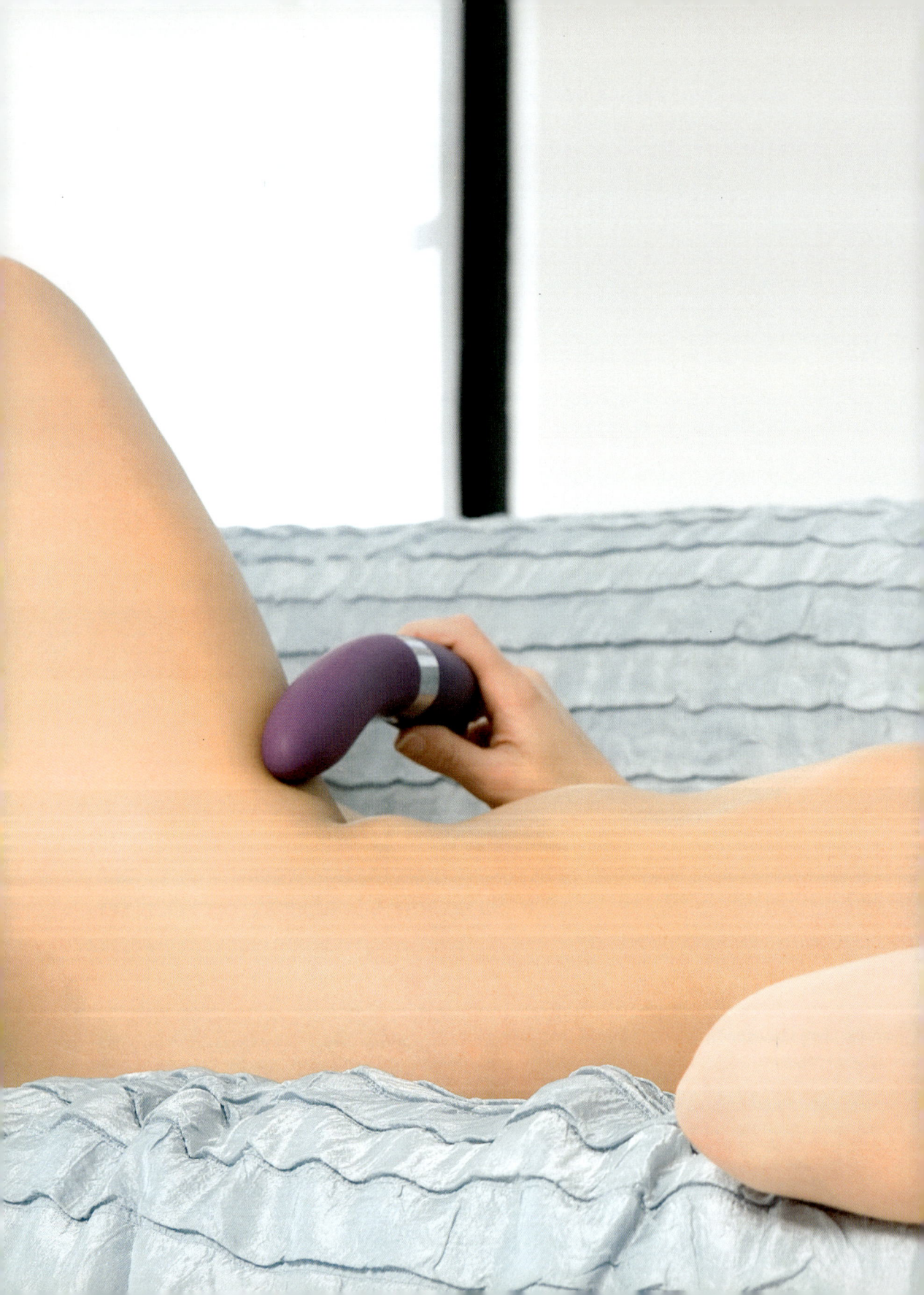

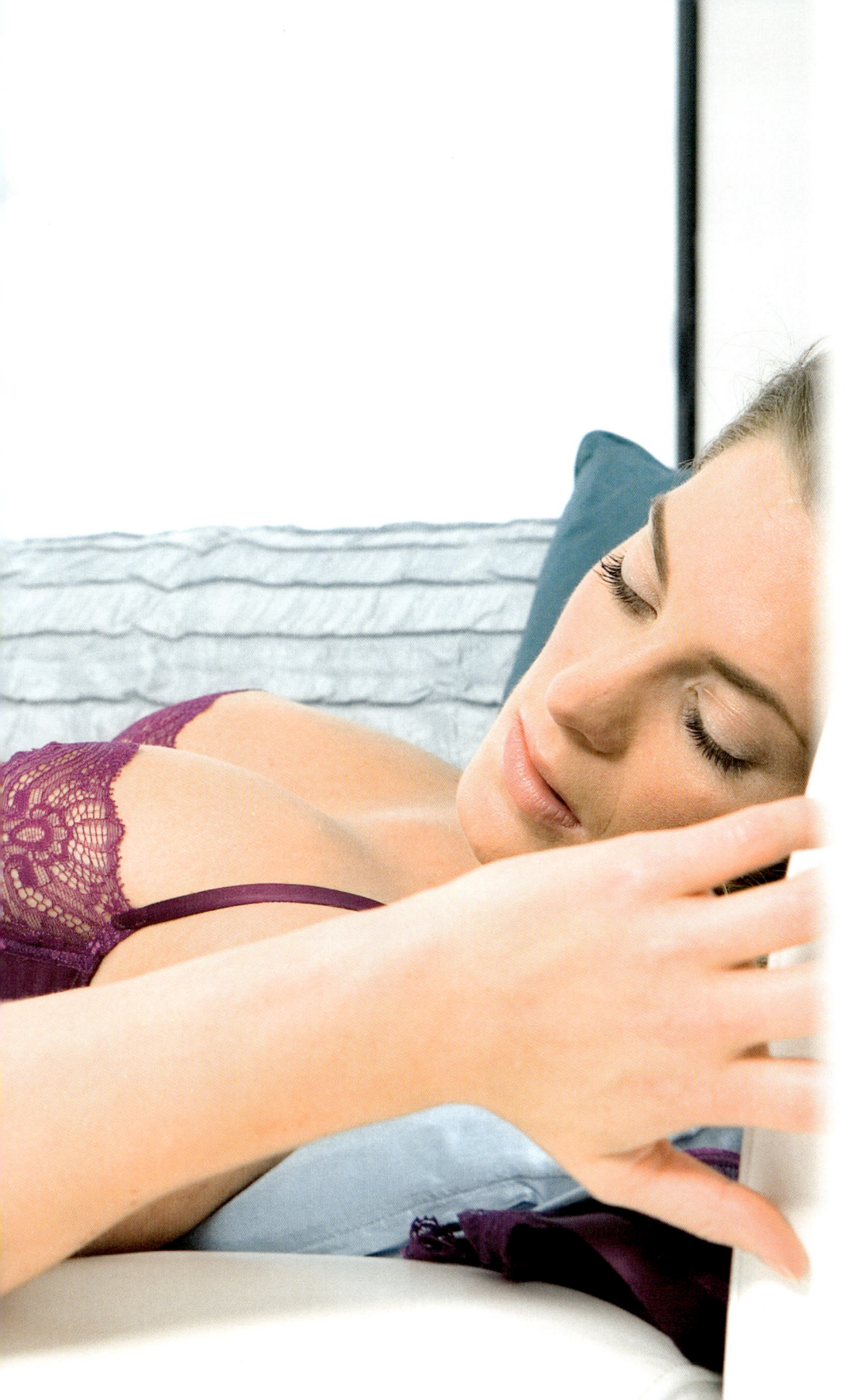

Kauftipps für Vibratoren

Wozu möchten Sie ihn benutzen?
Die Form richtet sich danach, ob Sie ihn einführen oder nur die Klitoris stimulieren möchten. Wollen Sie beides gleichzeitig, nehmen Sie einen »Rabbit« oder einen U-förmigen Vibrator (siehe Seite 139), und wenn Sie ihn sowohl anal wie vaginal benutzen möchten, brauchen Sie möglicherweise zwei unterschiedlich große.

Wann möchten Sie ihn benutzen?
Sagen Sie nicht: »Wenn ich einen Orgasmus will.« Ich meine, wollen Sie damit verreisen? (Sie würden staunen, wie viel Platz ein Häschen-Vibrator im Vergleich zu einem schicken, kleinen Vibro-Ei braucht.) Wer könnte eventuell zu lautes Brummen »mithören«? Brauchen Sie, weil Sie Kinder haben, eine »Tarnversion«? Ich bin kein großer Fan von neumodischem Kram wie z.B. Vibratoren in Lippenstiftform, aber ein »Rückenmassagegerät« wäre eine gute Lösung. Vorsicht ist bei exklusiven Designerteilen angesagt, die etwa Steinen nachempfunden sind. Sie sehen hübsch aus, und einige sind auch okay, aber andere vibrieren viel zu schwach; da hätten Sie mit Steinen aus dem Garten, die Sie an sich reiben, mehr Erfolg.

Wie stark muss er sein?
Nehmen Sie lieber einen mit mehr Power, und nutzen Sie die niedrigere Stufe. Die Wirkung lässt sich auch mit einem T-Shirt abmildern, oder Sie dämpfen die Vibration mit der Hand. Warum viel Power? Alkohol betäubt nicht nur im Kopf, sondern auch andernorts. Nichts Schlimmeres als von einer netten Tour mit der besten Freundin heimzukommen und festzustellen, dass man den Vibrator nicht mal mehr spürt, von einem Orgasmus ganz zu schweigen. In derlei Momenten ist die Höchststufe hochwillkommen.

Wie viel sollen Sie ausgeben?
Mit etwas Glück ergattern Sie günstig einen klassischen Vibrator und haben damit bis ins hohe Alter Spaß. Andere wiederum geben schon nach dem zweiten Mal den Geist auf. Ich würde mich für einen der vier Favoriten entscheiden – Vibro-Ei, klassischer Torpedo, Massagegerät oder Häschen – und nehmen Sie den besten, den Sie sich leisten können. Es ist immerhin eine einmalige Ausgabe – und spielend leichte Orgasmen ein Leben lang sind doch eigentlich sowieso unbezahlbar.

Analtoys

Viele haben vor Analtoys Angst, obwohl ihnen ein Finger im Allerwertesten durchaus Spaß macht. Dabei gibt es nichts weniger Bedrohliches – und Niedlicheres – als einen Analplug. Wozu er gut ist?

– Nun, anstatt eine ganze Hand zu blockieren, die Sie sinnvoller einsetzen könnten, bleibt der Analplug, ist er erst mal drin, von alleine an Ort und Stelle. Damit haben Sie alle Finger frei für andere Öffnungen.

– Es gibt Plugs mit Vibration, um den hochsensiblen Analbereich zu stimulieren, die ohne sind aber nicht minder wirkungsvoll, einfach aufgrund des Drucks, den sie erzeugen.

– Analplugs und Analdildos haben ein verbreitertes Ende oder einen Standfuß. Sie müssen kein Notfallmediziner sein, um sich auszurechnen, warum.

– Vergessen Sie nicht, unbedingt ein Gleitmittel zu verwenden, da das Rektum von Natur aus zu trocken ist. Und verwenden Sie bitte hochwertige, lang anhaltende Präparate.

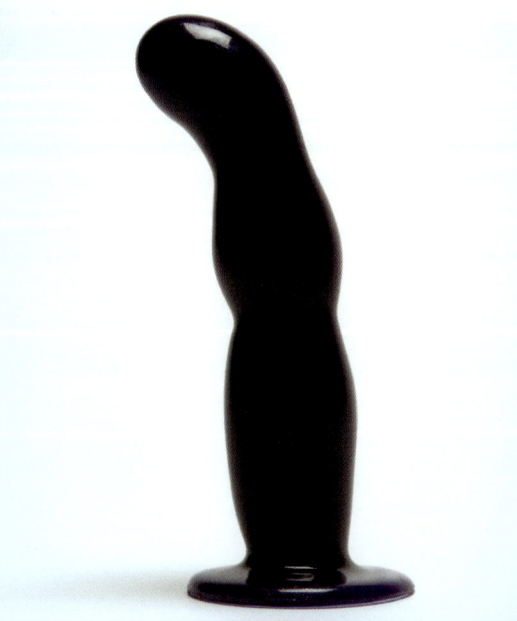

Wo am besten kaufen?

Logisch, in einem Sexshop, aber die beste Auswahl, den besten Preis und absolute Diskretion finden Sie im Internet. Sollten Sie es jedoch eilig haben, gehen Sie rasch ins nächste Kaufhaus und lassen Sie sich freundlich dieses ach so effektive »Rückenmassagegerät« einpacken.

Dildos, die Spaß machen

Der Unterschied zwischen einem Vibrator in Penisform und einem Dildo ist der, dass Dildos nicht vibrieren. (Wenn doch, dann gehören sie in die Kategorie Vibrator.) Es gibt Dildos speziell für die vaginale und für die anale Penetration. Frauen, die Dildos benutzen, verwenden meistens zusätzlich einen Vibrator an ihrer Klitoris; oder es kommen noch Zunge, Finger oder (bei analem Gebrauch) der Penis zum Einsatz. In Lesbenpornos wird viel mit Dildos herumgemacht, aber die Lesben, die ich kenne, unterscheiden sich gar nicht so sehr von Heterofrauen – manche sagen, sie stehen auf Penetration, andere weniger. Das Tolle an Dildos ist, dass Sie sich Länge und Umfang ganz nach Wunsch aussuchen können, während es in der realen Welt sehr schwierig ist, den perfekten Penis mit dem dazu passenden Mann zu finden. Wenn Ihr Freund penetriert werden möchte, würde ich zum Kauf eines Umschnalldildos raten.

»Haushalts-Dildos« finden sich überall. Im Bad (der Stiel einer Haarbürste), im Kühlschrank (Zucchini, Gurken, Karotten) und in der Obstschale (verwenden Sie unreife Bananen und entfernen Sie den rauen Strunk). Waschen Sie Gemüse, um sich vor Pestiziden zu schützen, oder streifen Sie ein Kondom über.

Dildos werden selten in den Mund genommen. Zum einen ist bei Dildos keine Ejakulation zu erwarten, zum anderen schreckt der Geschmack ab.

Hygieneregeln

Halten Sie sich sicherheitshalber an Folgendes:

– Bewahren Sie Sexspielzeuge immer getrennt auf, denn direkter Kontakt kann zu Schäden führen. Stecken Sie sie nicht Plastiktüten; besser sind Säckchen aus Baumwolle.

– Achten Sie auf Gebrauchshinweise auf der Verpackung, ehe Sie sie wegwerfen. Wenn Sie keine vorliegen haben, sehen Sie im Netz nach.

– Streifen Sie jeweils ein neues Kondom über das Spielzeug, wenn Sie es gemeinsam oder sowohl vaginal wie auch anal benutzen.

– Feuchttücher sind ideal für die schnelle Reinigung nach Gebrauch (und überhaupt für die Endreinigung nach dem Sex).

– Weiche, poröse Spielzeuge aus Cyberskin®, Jelly oder Gummi kann man mit Wasser und Seife reinigen. Bei empfindlicher Haut empfiehlt sich ein seifenfreies Mittel. Spülen Sie vor dem Abtrocknen klar nach.

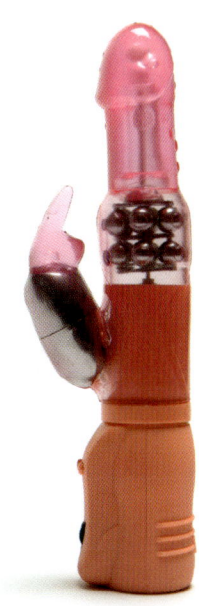

Am schönsten sind Dildos aus Glas. Manche farbige sind eine solche Augenweide, dass man sie gern auf dem Couchtisch hätte. Auch als Deko natürlich.

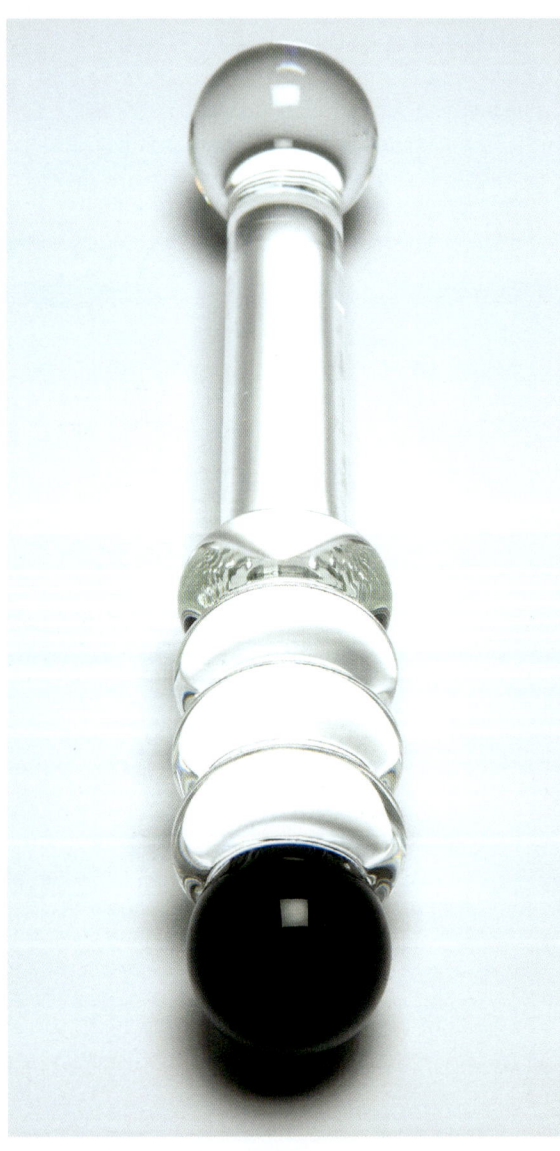

Kauftipps für Dildos

Wie groß soll er sein?

Die Maßangaben betreffen meist Durchmesser und Länge. Für die vaginale Penetration werden meist 15 cm bevorzugt. 20 cm Länge sind zur besonderen Stimulation des G-Punkts zu empfehlen.

Wie soll er sich drinnen anfühlen?

Dildos aus weicheren Materialien wie Latex fühlen sich schöner an, müssen aber penibel gereinigt werden, weil ihre Oberfläche porös ist. Dildos aus Glas, Hartplastik, Silikon fühlen sich nicht so natürlich an, weil sie hart sind – der Vorteil ist aber, dass sie glatt sind und weniger Angriffsflächen für Bakterien bieten. Dildos aus Acryl und Plastik erzeugen zudem genügend Druck für anale und G-Punkt-Orgasmen.

Am schönsten sind Dildos aus Glas. Manche der farbigen sind eine solche Augenweide, dass man sie gern auf dem Couchtisch hätte. Als Deko, meine ich. Glas hält ein Leben lang, lässt sich leicht reinigen (in der Spülmaschine) und eine Glasallergie gibt es auch nicht. Jelly-Dildos sind witzig und billig, aber erwarten Sie nicht, dass sie länger bei Ihnen bleiben als Ihr gegenwärtiger realer Spielgefährte. Cyberskin-Dildos fühlen sich *unheimlich* echt an, müssen aber wiederum gut gereinigt werden.

Wie gehe ich damit um?

– **Manche Dildos haben Saugfüße** und stehen sicher, sodass Sie sich draufsetzen können.

– Dildos kann man in den Mund nehmen, was aber kaum jemand macht – verständlicherweise. Zum einen ist bei Dildos keine Ejakulation zu erwarten, zum anderen ist der Geschmack abscheulich. Kondome mit Geschmack sind okay, aber ich kenne niemanden, der sie freiwillig so in den Mund nehmen würde.

Wenn Sie gerne Dildos verwenden, sind Umschnalldildos zu empfehlen. Warum? Sie haben dadurch die Hände frei, um damit andere Bereiche zu stimulieren.

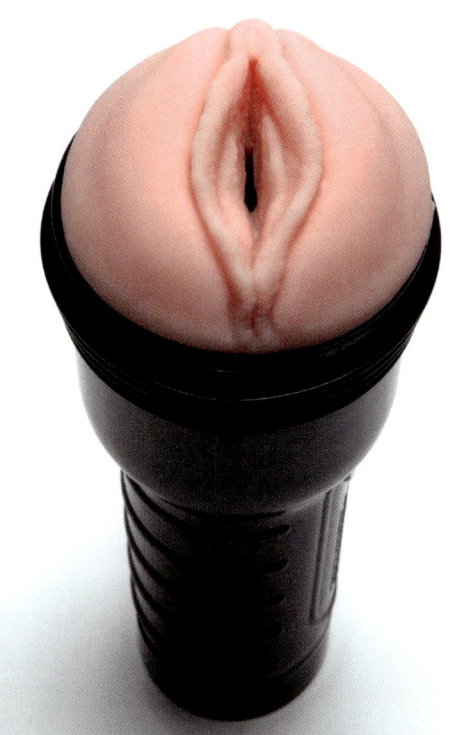

Spielzeug für Jungs

Fast alle Sextoys für sie kann natürlich auch er verwenden (Hoden, Damm, Anus). Dann gibt es aber noch welche, die sind speziell *nur* für ihn.

Das Fleshlight

Ein Spielzeug, wie für Männer gemacht. Das einer Taschenlampe nachempfundene Spielzeug (darauf beruht das Wortspiel im Englischen) besteht aus hyperrealistischer Cyberskin in Form eines künstlichen Mundes, einer Vagina oder eines Anus. Er steckt seinen Penis dorthin, wo es kein Licht gibt, in einen 25 cm tiefen Schacht (ja, es wurde von einem Mann erfunden – einem Polizisten aus L.A., der sich die Standard-Taschenlampe der US-Polizei zum Vorbild nahm!). Das Innenleben ist individuell wählbar, glatt oder gerippt, straff oder locker. Er stößt hinein, und noch ehe er verwundert ausrufen kann »Das ist ja super!«, hat er nicht nur einen ziemlich befriedigenden Orgasmus, nein, auch die Reinigung ist kein Problem (der Samen sammelt sich unten). Das Fleshlight ist auswaschbar und wiederverwendbar. Angesichts von Fleshlights

und Häschen-Vibratoren (siehe Seite 139) fragt man sich, warum man sich überhaupt noch Beziehungsstress antut!

Prostata-Stimulatoren

Sie sehen aus wie von einem anderen Planeten – es handelt sich um seltsame, merkwürdig geformte Objekte, die er bei sich einführt, um die vielen Nervenenden im Anus zu stimulieren. Manche vibrieren, andere nicht.

Sexpuppen

Die Bandbreite reicht von Nachbildungen Ihres Lieblingspornostars bis zu, na ja, vollbusigen Mädchen mit langen Beinen und langen Haaren. (Achten Sie auf den Unterschied!) Die Plastikpuppen, die man auf Junggesellenabschieden sieht, kosten etwa zehn Euro. Für ein paar tausend Euro kriegen Sie irritierend lebensechte Models aus medizinischem Silikon, deren Mund nur darauf wartet, dass Sie ihn reinstecken, und deren Arsch und Vagina vibrieren. (Lieber Gott, Männer, lassen Sie bloß die Finger davon. Wie soll eine echte Frau damit je konkurrieren?)

kratzen saugen
züngeln schmecken drücken
kreisen stoßen
tief hart
schlucken rannehmen
ficken vögeln
stramm erigiert steif
kommen abgehen
reizen berühren
fummeln ziehen drängen
zwicken klatschen feucht
heiß weich pochen
geil nass
hungrig offen
verlangen begehren groß

Oralsex
der anderen Art

»Wie sage ich meinem Partner, was ich will, ohne ihn zu verletzen?« »Ich hätte Lust auf Dirty Talk, aber was soll ich bloß sagen?« So lauten zwei der häufigsten Fragen an mich. Die Antworten und alles, was Sie schon immer über Sex-Talk und Verbalerotik wissen wollten, finden Sie hier.

Wenn Sie zu Beginn Ihrer Beziehung gar nicht mehr aus dem Bett kommen, spricht es sich leicht über Sex. Tatsächlich kriegen die meisten den Mund gar nicht mehr zu. Wir sind mächtig stolz darauf, wie durchtrieben wir sind, wie heiß der Partner ist, wie eifersüchtig unsere Freunde sind, dass wir ständig zusammenhängen, bla, bla, bla. Erst wenn es nicht mehr so recht funktioniert, verstummen wir, denn über Sex zu reden, macht wenig Spaß, wenn er kaum mehr stattfindet.

Aber genau das ist der Punkt: Wenn Sie nicht über Sex reden können, werden Sie langfristig auch keinen mehr haben. Es ist Unsinn, zu glauben, gelegentliches Seufzen oder Stöhnen würde reichen, um Lust zu kommunizieren. Dass die Flaute, die Sie seit sechs Jahren erleben, von alleine verfliegt. Dass der suchende Blick Ihres Mannes nichts damit zu tun hat, dass Sie seit einem Jahr nicht mehr mit ihm geschlafen haben. Dass er, wenn Sie nur fest genug daran glauben, Ihre Klitoris von alleine entdecken wird. Träumen Sie weiter. Über Sex zu reden, löst nicht nur diese Probleme, es schafft auch Vertrauen und Selbstbewusstsein. Es erzeugt

Erotik und – das Allerwichtigste – bewahrt uns davor, in eine gefährlich lähmende Müssen-wir-denn-wirklich-Gleichgültigkeit abzugleiten.

Wenn das Reden über Sex so viele Vorteile hat, warum tun wir es dann nicht? Weil *falsche* Worte das Gegenteil bewirken können. Sie können Ihren Partner leicht aus der Fassung bringen und damit das bisschen Sexleben, das Sie hatten, auch noch zerstören. Darum sind wir auch alle so zurückhaltend darin, uns zu zeigen. Nun dürfte Ihr Interesse wirklich geweckt sein. Lassen Sie uns sehen, wie Sie das gemeinsame Gespräch in Gang bringen – und Ihr Sexleben aufpeppen können.

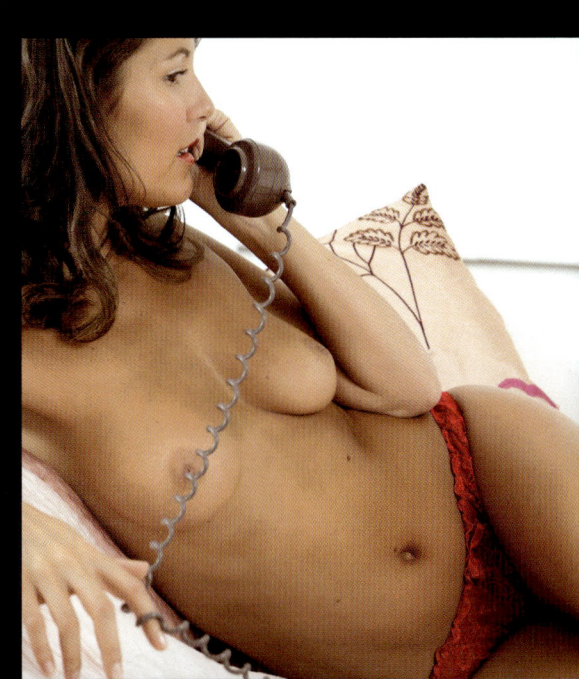

Kommen Sie ins Gespräch

Sie und Ihr Partner kommen um ein ernstes »Lass uns mal über Sex reden« nicht herum. Stellen Sie Regeln auf: Sie verurteilen einander nicht. Sie reagieren nicht sauer oder wütend, wenn einer gesteht, dass die bevorzugte Zungentechnik des anderen bei Ihnen nicht funktioniert. Stellen Sie sich auf ein ehrliches Gespräch ein, wozu Komplimente gehören, aber auch (konstruktive) Kritik.

Plaudern Sie vorab ein wenig

– **Sie sollten wissen, was Sie wollen.** Das klingt banal, aber die meisten wissen es nicht. Werden Sie deutlich. Sie wollen mehr Sex? Wie viel mehr? Welche Art – Verkehr, oral, manuelle Befriedigung? Wann wollen Sie es? Wo? Wie lange? Welche Phase soll am längsten dauern? Wollen Sie mehr Orgasmen oder mehr Sex oder längere Sessions?

– **Seien Sie selektiv.** Überlegen Sie, wie viel von Ihrer Vergangenheit Sie preisgeben. Manche Leute reagieren amüsiert auf Ihre etwaige lesbische Vergangenheit oder die seltsamen Grunzgeräusche, die Ihr Ex angeblich beim Orgasmus von sich gab. Andere wollen überhaupt nichts über frühere Liebschaften wissen, weil das nur eine Art Horrorszenario in ihrem Kopf auslösen würde, das Sie nicht mehr loslässt.

– **Neuerungen können *jederzeit* gestoppt werden.** Ein Freund von mir bekam gesagt: »Stopp, ich kann nicht«, und das zwei Sekunden nach dem Eindringen. Zwei Minuten später war die Betreffende verschwunden, und er blieb geschockt zurück. Das ist zwar ein extremes Beispiel, und ich würde Ihnen zu Ähnlichem niemals raten (der Typ befindet sich seither bei mir in Beratung), aber es ist trotzdem sinnlos, einfach so zu tun, als ob Sie etwas genießen würden. Es erfordert Mut, nach einer Viertelstunde eines Rollenspiels zu sagen: »Das ist doch nichts für mich«, aber auch wenn das Prinzessin-Leia-Outfit fortan herumhängt und verstaubt, empfiehlt es sich trotzdem, sich zu bekennen. Wenn Sie wissen, dass Sie jederzeit noch Nein sagen können, lässt Sie das bestimmte Dinge ausprobieren, die Sie vielleicht nicht von vorneherein mögen, womit Sie aber Ihrem Partner einen Gefallen tun. Wenn Ihr Partner wirklich darauf abfährt und Sie zwiespältig, aber nicht ganz abgeneigt sind, spielen Sie ihm zuliebe ein bisschen länger mit.

Was ankommt

– Gefällt es dir, wenn ich das so fest/ sanft/hier/da mache?
– Ich liebe es, dich zu lecken.
– Wie gefällt es dir am besten – so oder doch lieber so?
– Dein Hintern ist einfach göttlich. Darf ich ihn versohlen?
– Willst du, dass ich dir einen Finger reinstecke?
– Kann ich dich dort küssen?

Was absolut nicht geht

– Ich hasse es, wenn du das machst.
– Peter hat mit seinen Fingern immer das gemacht.
– In einem Streit zu rufen: »Und im Bett bist du eine Null!«
– Vorwurfsvoll zu sagen: »Warum machen wir nie dies oder das?«
– Verlangen statt zu bitten.

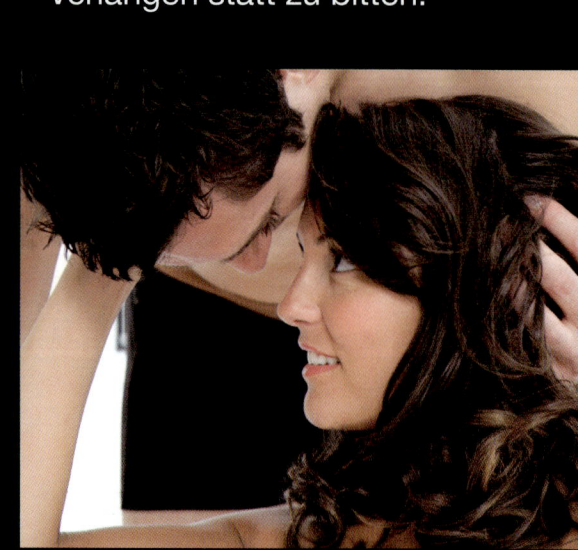

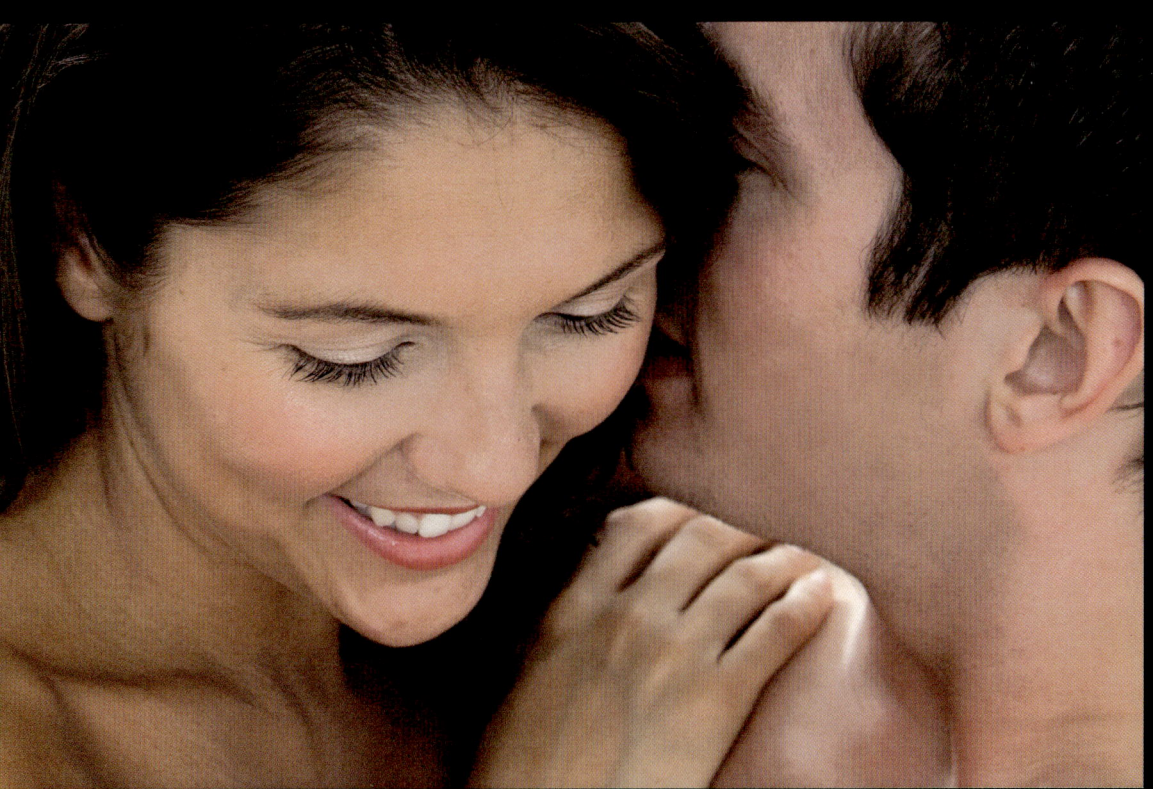

– Traumatische sexuelle Erfahrungen. Sie brauchen nicht jedem von dem peinlichen Erlebnis zu erzählen, aber in einer längeren Beziehung sollte eine gewisse Offenheit schon sein. Wenn ein Typ auf der Uni Sie zum Oralsex gezwungen hat, erklärt das, warum Sie nicht sofort auf die Knie fallen, kaum dass sein erigierter Penis aus der Hose ragt. Niemand hat was gegen ein Nein, wenn es eine Erklärung dafür gibt. Im Rahmen einer Affäre sind solche Beichten nicht erforderlich, für echte Intimität und Nähe dagegen schon.

Nun tun Sie's

– Zeigen Sie einander Ihre heißen Stellen – und entdecken dabei neue. Verbringen Sie eine Session nur damit, einander überall zu lecken, beißen, streicheln. Wer hätte gedacht, dass sich eine Zunge zwischen den Zehen so gut anfühlt? Manches vergessen wir auch. Ich mag Bisse in den Nacken sehr gern, aber ein Typ, mit dem ich befreundet war, stand überhaupt nicht drauf. Für ihn war das barbarisch. Ich hatte vergessen, wie sehr ich das mochte, bis der nächste Lover sich ranwagte. Heiße Stellen wechseln auch mit der Zeit (sekündlich, wenn man die weiblichen Hormonschwankungen berücksichtigt!).

– Machen Sie einander Komplimente. Sagen Sie, wie heiß der andere, wie gut er in manchen Dingen ist. Sie können sich in dem Punkt nicht oft genug wiederholen.

– Geben Sie Rückmeldung. Reagieren Sie, wenn Ihr Partner Ihnen mal einen leichten Klaps auf den Hintern gibt oder Ihre Hände über dem Kopf zusammenhält! Entweder mit einem unmissverständlichen »mmh« gleich darauf oder etwas später, indem Sie sagen: »Hey, das war heiß.« Es gibt nichts Schlimmeres, als mit viel Mut etwas auszuprobieren und dann nicht zu wissen, ob derjenige es überhaupt bemerkt hat, und wenn ja, ob es ihm gefallen hat oder nicht.

– Bilden Sie sich weiter. Sie haben dieses Buch gekauft (danke übrigens), also teilen Sie die gewonnenen Erkenntnisse mit Ihrem Partner. Kaufen Sie mindestens ein, zwei Sexbücher pro Jahr, um auf dem Laufenden zu bleiben. Schmökern Sie darin, und markieren Sie sich die Dinge, die Sie gern ausprobieren würden.

– Das Verlangen anheizen. Lesen Sie erotische Bücher, gucken Sie Pornos. Sprechen Sie darüber, lesen Sie einander vor.

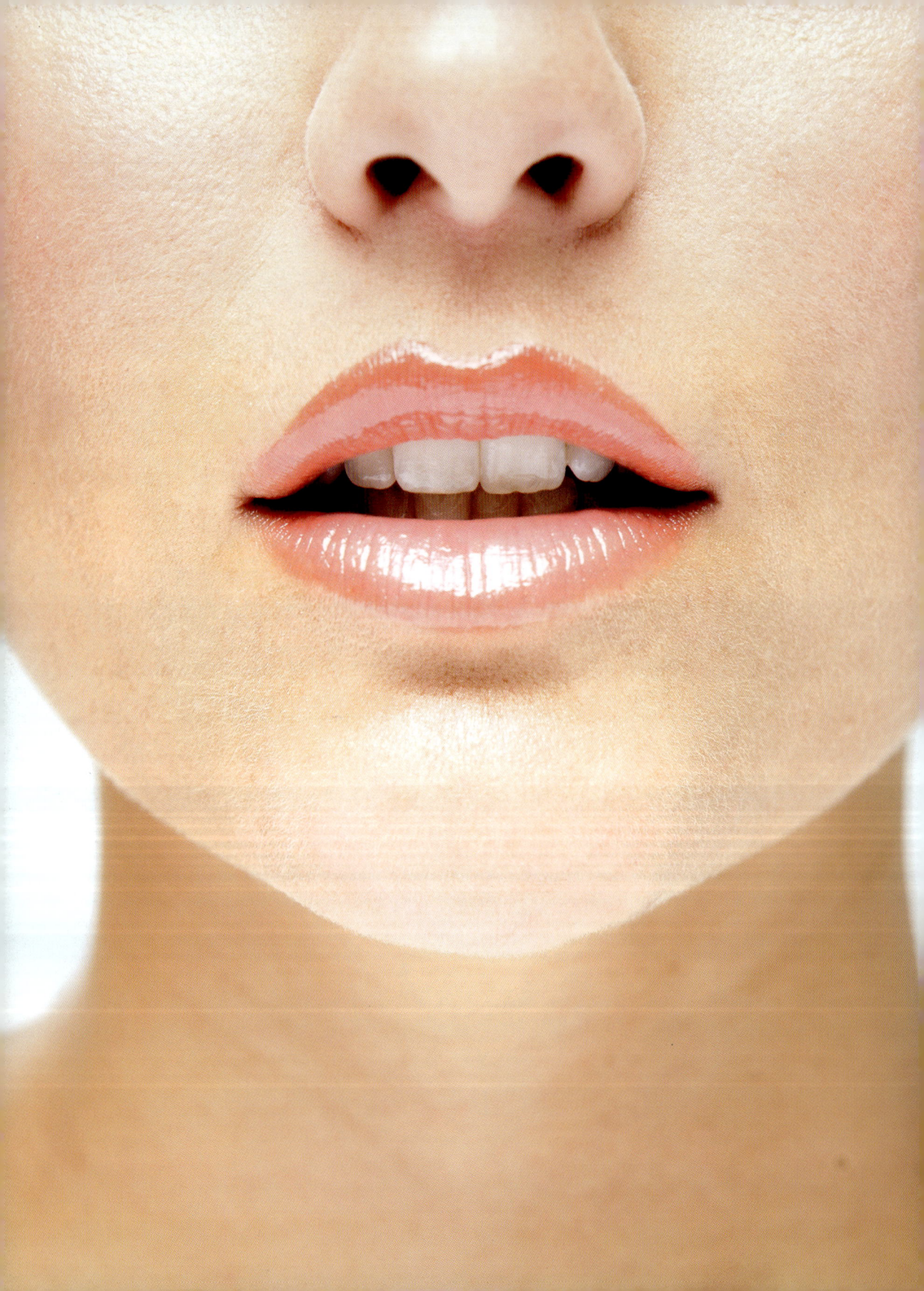

Wer nicht fragt, der kriegt auch nichts …

– **Wenn Sie gern mehr vom Üblichen hätten,** sprechen Sie über die tolle Zeit, die Sie schon hatten. Sagen Sie genau, was Sie daran toll fanden (»War das nicht aufregend, draußen im Freien?«). Es stärkt den Partner und bindet Sie aneinander. Paare, die sehr viel über die gute Zeit sprechen, die Sie zusammen hatten, sind meist glücklicher als die, die es nicht tun.

– **Wenn Sie gern Änderungen hätten,** schlagen Sie behutsam Neues vor, statt Ihren Partner für das, was er macht, nur zu kritisieren. Sagen Sie: »Ich mag es, wenn du mich leckst. Könntest du dir mehr Zeit dabei lassen?«, statt: »Du leckst mich nie lange genug.«

– **Wenn Sie eine neue Position ausprobieren möchten,** besorgen Sie sich ein gutes Stellungsbuch (in meinem *Kamasutra* finden Sie genug Vorschläge für ein ganzes Jahr!). Gehen Sie es beide für sich durch und markieren Sie die Stellungen, die Sie gerne probieren möchten. Dann lesen Sie die Beschreibungen, sehen sich das Bild an und beziehen Position.

– **Wenn er Sie beim Verkehr mit Ihrem Vibrator stimulieren** soll, schlagen Sie ihm zunächst einen vibrierenden Penisring vor. Das gibt ihm weiterhin die Illusion, sein Gemächt würde Sie beglücken und nicht der geschickt an Ihrer Klitoris positionierte kleine Vibrator. (Achten Sie darauf, dass er mit dem Becken kreist, um den Kontakt zwischen Ihnen und dem Vibrator zu halten, oder es kommt wieder alles nur auf seinen Penis an.) Auch ein Vibro-Ei lässt sich während des Verkehrs gut zwischen den Schamlippen platzieren. *Siehe Sexspielzeug, das Lust bereitet, Seite 136–145,* und *Mehr Erotik & Leidenschaft, Seite 118.*

– **Wenn Ihnen beim Sex eine Fantasie** durch den Kopf geht, sprechen Sie diese vielleicht auf Band und lassen es beim Sex laufen. Der Mund sollte während einer guten Session beschäftigt sein, was das Sprechen erschwert. Wenn Sie die Fantasie als Anregung nutzen möchten, schicken Sie sie Ihrem Partner via E-Mail oder als SMS. Ein wichtiger Tipp noch, ehe Sie loslegen: Stellen Sie klar, was Sie damit erreichen wollen. Soll sie Sie beide nur anregen? Möchten Sie ein Rollenspiel (siehe unten)? Oder wollen Sie die Fantasie wiirklich umsetzen? Die Unterschiede sind enorm.

– **Wenn Sie etwas »Gewagteres« vorschlagen** möchten, leihen Sie einen Film aus, der das Gewünschte auf ansprechende Art darstellt (*9 ½ Wochen* für Fessel- und Eiswürfelspiele; *Secretary* für BDSM). Achten Sie auf die Reaktionen, während er läuft. Macht Ihr Partner einen faszinierten Eindruck, sagen Sie: »Spannende Sache. Ich könnte mir das auch vorstellen … und du?« Oder Sie kaufen ein einschlägiges Buch oder Magazin und lassen es unauffällig liegen. Ein alter Trick ist Folgender: »Letzte Nacht habe ich geträumt, wir beide …« Dann kommt es nur noch darauf an, wie er reagiert.

– **Wenn Sie »Dirty Talk« möchten,** aber sich nicht trauen, besprechen Sie ein Band, oder hinterlassen Sie eine Voicemail auf dem Handy (sprechen Sie es niemals auf den Anrufbeantworter zu Hause – wir kennen das alle aus Fernsehkomödien), schreiben Sie eine sexy E-Mail, eine SMS. Oder rufen Sie ihn bei der Arbeit an, wenn er selbst nicht sprechen kann, und informieren Sie ihn über Ihre Pläne für den Abend. »Dachte mir, du willst vielleicht wissen, dass ich gerade masturbiere, weil ich es nicht mehr erwarten kann, dich heute Abend in mir zu haben.« Dann hängen Sie auf.

– **Wenn Sie auf Rollenspiele stehen,** aber Ihr Partner eigentlich nicht, versuchen Sie, auf subtile Weise ein paar Requisiten einzuschmuggeln, ohne dass sich Ihr Partner wie in einem billigen Pornofilm vorkommt: Er lässt sein Hemd an und mutiert plötzlich zu dem heißen Vertretertyp von neulich. Und die irre geilen Strapse und Nylons für sie bedienen die Fantasie »Sie ist eine Sexarbeiterin, ich der Kunde«.

Reagieren Sie nicht sauer, wenn Ihnen der andere gesteht, dass Ihre bevorzugte Zungentechnik bei ihm leider nicht funktioniert.

Dirty Talk

Wie schon zuvor, einigen Sie sich auf ein paar Grundregeln, um herauszufinden, was Sie antörnt.

Reden Sie drüber:
– Welches Sprachniveau wollen Sie verwenden?
Setzen Sie sich Grenzen, wenn einer von Ihnen keine allzu vulgären Ausdrücke mag. (Seien Sie vorsichtig mit heiklen Formulierungen wie »Schlampe«. Manche Frauen mögen derlei, weil es so verrucht klingt, andere finden es nur beleidigend.)

– Wann sollen Sie es machen? Kurz vor dem Orgasmus oder um in Fahrt zu kommen? Was, wenn sie Ihnen in der Öffentlichkeit was ins Ohr flüstert?

– Welche Themen? (Du bist eine Schlampe, du bist eine Jungfrau, du bist eine Göttin.) Wollen Sie lieber eine ganze Geschichte hören, als verbal angemacht zu werden?

– Wie möchten Sie es? Möchten Sie es sanft und sexy, dunkel und unheimlich, respekt- und rücksichtslos? Möchten Sie derlei nur hören, ohne selbst zu antworten?

– Möchten Sie so tun, als wären Sie jemand anders? Manche Leute lieben es, so zu tun, als würde ihr Partner mit jemand anderem schlafen, andere werden dabei eifersüchtig, was sofort alles kaputt macht und zu Diskussionen führt wie: »Es geht hier doch um Paul, oder? Er ist blond und durchtrainiert. Du hast ihn im Kopf.«

Und nun los:
– Senken Sie Ihre Stimme ab. Wenn Sie schüchtern sind, flüstern Sie ihm ins Ohr, um Blickkontakt zu vermeiden, oder lassen Sie sich die Augen verbinden.

– Lassen Sie es locker angehen. Beschreiben Sie, was er macht. »Deine Hände wandern zu meinem Busen.« Und sagen Sie, wie sich das anfühlt: »… das ist aufregend.«

– Beschreiben Sie, was Sie tun oder gleich tun werden. »Ich lutsch ihn dir.« Und sagen Sie, wie Sie sich dabei fühlen: »… es gibt mir ein Gefühl von Macht. Ich hab dich in der Hand.«

– Machen Sie Komplimente. Sagen Sie Ihrem Partner: »Du bist so herrlich muskulös« oder »Du hast den knackigsten Hintern, den ich je gesehen habe.« Verschlingen Sie ihn mit den Augen, sehen Sie ihn an und sagen Sie: »Du siehst klasse aus. Ich bin verrückt nach dir.« Sagen Sie auch, wie gut Sie zusammen sind: »Unser Sex ist großartig.«

– Animieren Sie ihn zu schmutzigen Reden. Fragen Sie: »Gefällt dir das? Wie fühlt es sich an? Willst du mehr davon? Was soll ich jetzt tun? Ich mach alles …«

– Teilen Sie Ihren Erregungsgrad mit. »Mmm, so ist es gut, mach weiter« oder »oh Mann, oh ja, ich glaub', mir kommt's gleich!«

– Lassen Sie sie wissen, wie Sie sie befriedigen möchten. »Oh Baby, ich werde es dir besorgen wie noch nie zuvor!«

– Lassen Sie ihn wissen, dass er gut dabei aussieht. »Ich liebe es, dich zu sehen, wenn du kommst.« Beschreiben Sie Einzelheiten: »Deine Zunge fühlt sich irre gut an. Der Wahnsinn. Mach weiter. Nicht aufhören.«

– Lesen Sie eine heiße Stelle aus einem Buch oder einer Zeitschrift vor, während Ihr Partner Sie bearbeitet.

– Achten Sie auf Körpersprache. Nur weil er nichts sagt oder Blickkontakt schüchtern vermeidet, bedeutet nicht, dass es ihm (oder ihr) nicht gefallen würde! Wird er steifer? Wird sie feuchter? Geht sein Atem heftiger? Dann sind Sie super, machen Sie weiter.

– Geben Sie indirekte Anweisungen. »Ja, genau da. Gib mir deine Zunge. Leck mich, mach mich richtig nass. Ganz sanft und wahnsinnig feucht. Genau so.«

Manche Frauen lieben Obszönitäten, auch laut vor den Nachbarn an der Supermarktkasse.

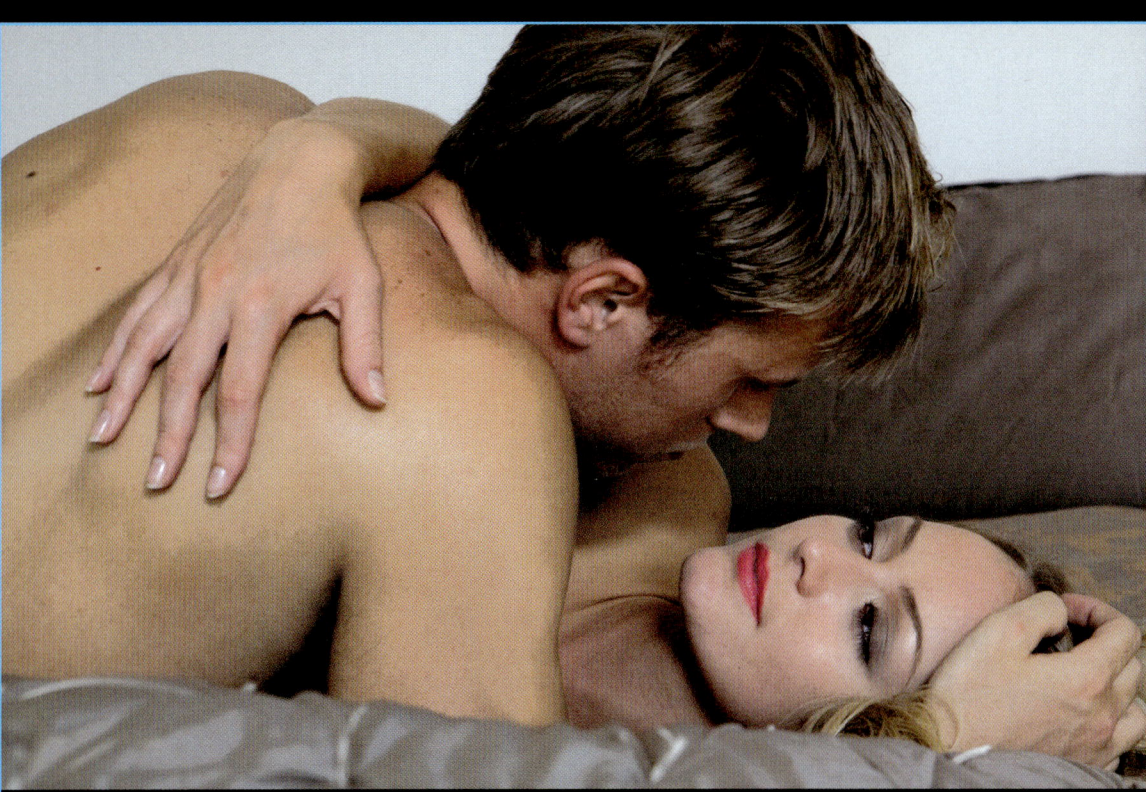

Warum macht uns Dirty Talk so nervös?

Wieder ist am Anfang alles viel einfacher. Mit einem vielsagenden Blick bitten Sie den Partner, Dinge zu tun, bei denen Sie Gina Wild näher sind als Michaela Schaffrath. Erst später schleicht sich allmählich ein ungutes Gefühl ein. Es ist normal, Dirty Talk als peinlich zu empfinden, je besser man sich kennt, und nicht ungekehrt. Aber wie alle sexuellen Probleme behebt man auch dieses am besten, indem man es einfach wieder tut.

Es ist tabu

Negative Einflüsse aus dem Elternhaus, religiöse Überzeugungen, ein früherer Liebhaber, der prüde war – alles Gründe, warum wir nicht gerne offen reden. Sagen Sie Ihrem Partner, warum Sie Schwierigkeiten haben und dass Sie ganz vorsichtig anfangen müssen. Nehmen Sie sich die Freiheit – Eltern wissen nicht alles, Sie können religiös sein und trotzdem tollen Sex haben, Ihr früherer Liebhaber

hatte ernsthafte Probleme. Sprechen Sie gewagte Dinge erst einmal aus, wenn Sie allein sind. Üben Sie am Anfang vor einem Spiegel.

Sie haben Angst, Sie müssen lachen

Gut möglich. Für Dirty Talk muss man erregt sein, denn kaum haben Sie Ihren Orgasmus hinter sich, klingt alles, was Sie oder Ihr Partner gerade gesagt haben, entweder komisch oder pervers. Das ist so, macht aber nichts, also machen Sie einfach weiter.

Sie wissen nicht recht, was Sie sagen sollen

Manche Frauen lieben Obszönitäten, auch laut vor den Nachbarn an der Supermarktkasse. Andere dagegen können mit Slang und Kraftausdrücken nichts anfangen. Doch zu flüstern »Ich will dich jetzt« kann ebenso erotisch sein (für manche Männer umso mehr!). Bleiben Sie authentisch. Andererseits, wenn Ihr Partner darauf abfährt, wenn Sie dreckig daherreden, tun Sie ihm den Gefallen. Bieten Sie ihm einen Kompromiss an: Wie wär's mit »Muschi« statt des F-Wortes?

Warum's mit Pornos läuft

Frauen lieben sie ebenso wie Männer. Wie kann man dem Partner sagen, man hat Lust darauf, nach welchen Kriterien soll man aussuchen und wie soll man sich bloß dabei verhalten?

Mein letzter Freund hatte Pornos nie mit einer Frau angeguckt, also beschloss ich, das müsse sich ändern. »Soll ich welche kaufen?«, fragte er und biss sich nervös auf die Lippen. »Nein, ich hab selbst genug!«, prahlte ich. »Gleich heute Abend geht's los.« Er trudelt also bei mir ein, die Augen erwartungsvoll glänzend, und ich gehe an den Schrank, um meinen Pornostapel hervorzuholen … und zu erkennen, dass es durchweg Videokassetten sind. Was mich ungefähr so hip aussehen lässt wie Cliff Richard. Das zweite Problem: Ich habe keinen Videoplayer. Toll. Während ich fieberhaft meine DVDs durchsuchte (eine aufgepeppte Version von *Verbotene Liebe* hätte mir in dem Moment schon gereicht), stieß ich auf eine mögliche Alternative. Eine ziemlich alte DVD mit Liebesstellungen. »Was ist das?«, fragte mein Freund misstrauisch. »Sieht mir nach Aufklärung aus.« »Es ist mehr Porno als Aufklärung«, log ich und hatte das Gefühl, meine Nase würde lang wie die von Pinoccio, während der ausfahrbare Teil meines Freunds sich entgegengesetzt zu entwickeln schien. Wir legten die DVD trotzdem ein. Was man sah, haute einen wirklich nicht vom Hocker, aber als es aus dem Off ertönte: »Wenn der Mann seinen Penis in die Vagina einführt, empfindet er große Lust «, konnte sich mein Freund nicht mehr halten. Mitten dabei, es mir (ver-

dammt gut) mit dem Mund zu machen, prustete er los. »Für wen soll das Zeug bloß gut sein?« Also trabten wir zur nächsten Videothek, wo es aber keine Pornos gab; darauf probierten wir es auf Sky Channel für Erwachsene, aber vor acht Uhr Abends gibt es da nichts. In unserer Not warfen wir den Laptop an und gingen online, aber prompt machte der Akku schlapp. Und warum zum Teufel müssen Netzkabel so kurz sein, dass man das Ding nicht anschließen und so aufstellen kann, dass man beim Sex den Monitor im Blick hat? Also ließen wir es sein.

Ihre Erfahrungen dagegen werden großartig sein! (Vorausgesetzt, Sie versprechen nicht, wie ich, was Sie nicht halten können.) Abermillionen »normaler« Leute konsumieren regelmäßig Pornos, die sie entweder kaufen, ausleihen oder herunterladen. In dieser Branche werden Unsummen umgesetzt. Männer, Frauen und Paare, alle gucken sie Pornos. Man schätzt, ungefähr die Hälfte aller Porno-DVDs werden von Frauen gekauft oder geliehen – die sie jedoch meist mit dem Partner konsumieren, während Männer dazu masturbieren. Pornokonsum ist heute, wie übrigens auch Analsex, längst zur Normalität geworden.

Eines noch, ehe Sie auf Start drücken: Denken Sie daran, dass weibliche Pornostars aufgrund äußerer Merkmale engagiert werden. Bereiten Sie sich also auf rosafarbene, symmetrische, haarlose hübsche kleine Muschis vor, deren innere Schamlippen kleiner sind, als die äußeren. Bei den Männern kommt es auf die Penisgröße und ihr Stehvermögen an, und sie müssen quasi auf Befehl ejakulieren können. Von beiden Geschlechtern erwartet man eine scheinbar unbegrenzte Ausdauer. So hatte angeblich eine Darstellerin namens Houston in weniger als acht Stunden Sex mit 620 Männern. Wer möchte da schon mithalten?

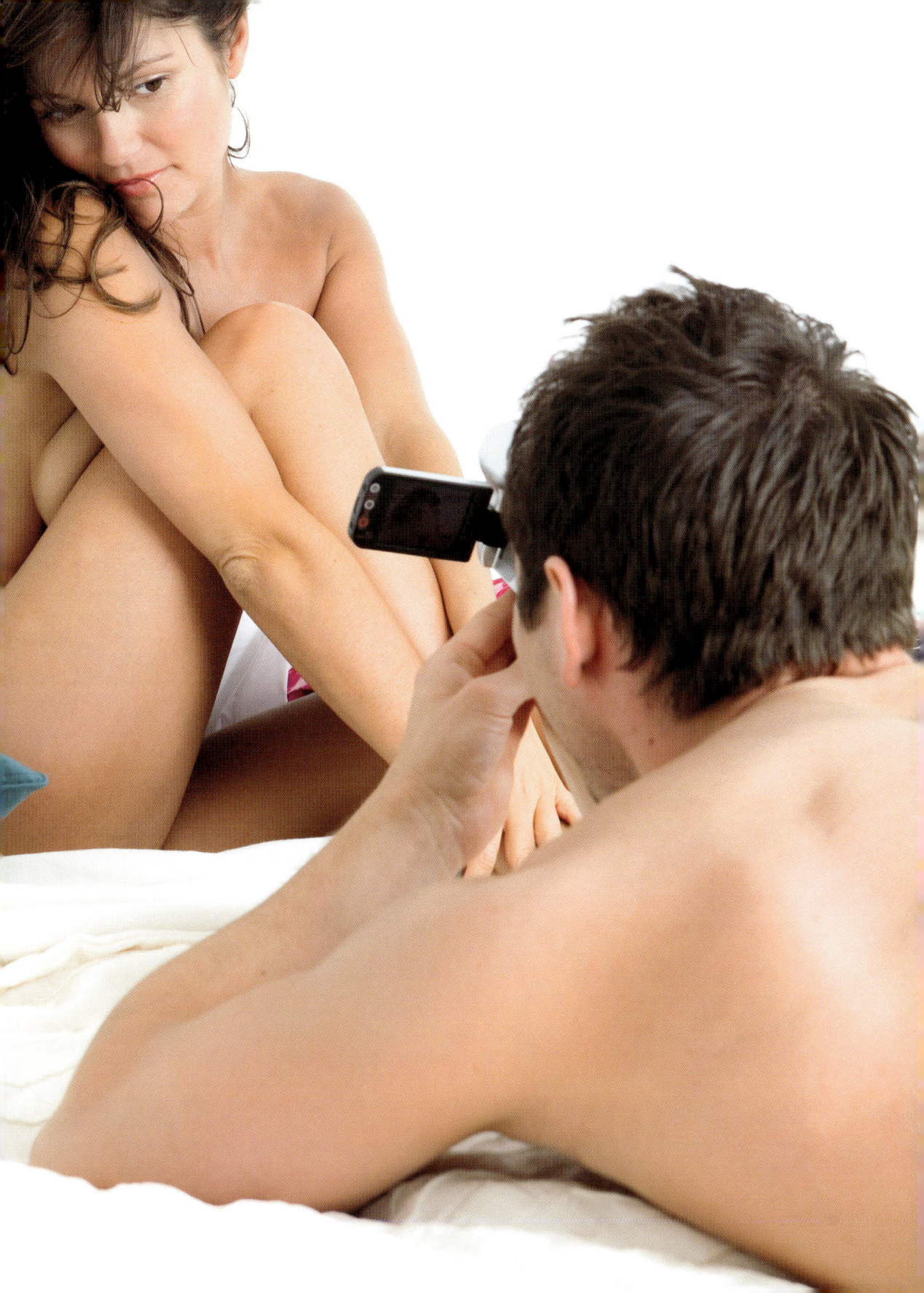

Wenn sich in Ihren Fantasien alles nur um perfekte Pornohäschen dreht, kommen Sie mit der Realität nicht mehr zurecht.

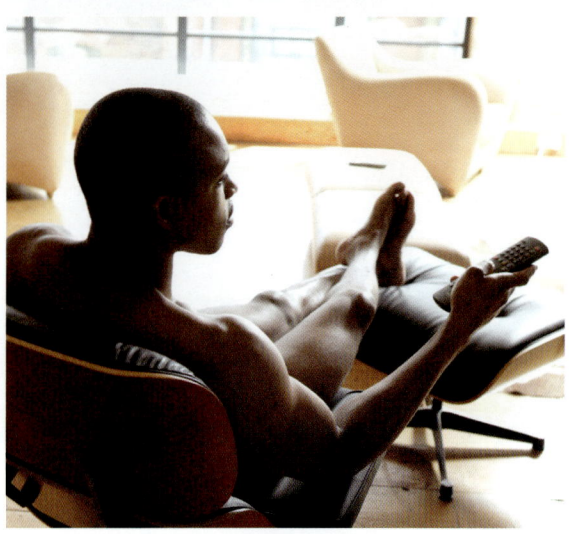

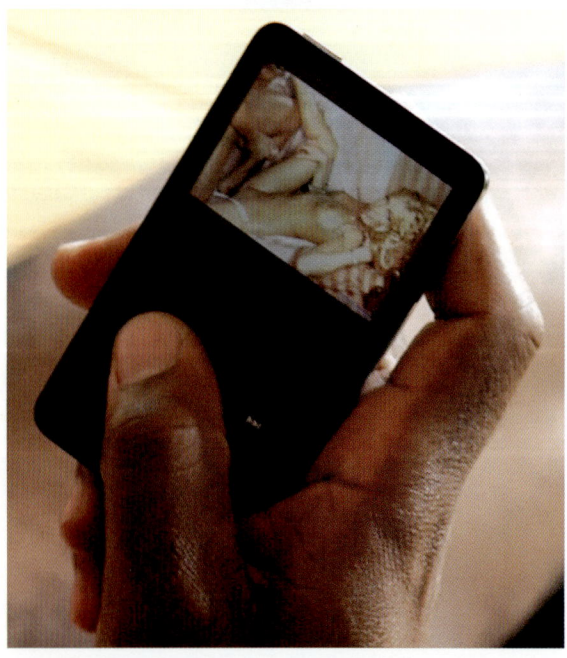

Gemeinsam gucken

Pornos vorschlagen

Wenn Sie offen über Sex reden können, schlagen Sie einfach vor, mal einen Porno zu gucken. Schüchternen empfehle ich die Seiten 148–151. Letztlich kommt es nur auf den richtigen Köder an. In einer holländischen Studie reagierten Frauen unwissentlich positiv auf Pornos, die von Frauen gemacht wurden, und negativ auf »Männer-Pornos«. Woran das liegt? Könnte es etwas damit zu tun haben, dass die Darstellerinnen in den »Frauenpornos« keine Riesenbrüste (Silikon) hatten, keine langen blonden Haare (Verlängerungen), keine perfekten Körper (Chirurgie, Gene) und auch keine perfekten Genitalien (Chirurgie – viele Pornostars lassen sich die Schamlippen verkürzen und die Klitoris vergrößern. Eine Darstellerin ließ sich sogar Wangenimplantate machen, um bei den Blowjobs gut auszusehen!). Ich will hier nicht gehässig sein, sondern klarstellen, dass es sinnlos ist, sich Vorwürfe zu machen, wenn man nicht so aussieht wie diese Girls (falls Sie das überhaupt wollten). Wenn Sie es mal mit einem Porno versuchen möchten, ohne sich vom Aussehen der Darstellerinnen einschüchtern zu lassen, versuchen Sie es mit Amateurpornos, in denen auch Cellulite und Dehnungsstreifen zu sehen sind.

Pornos auswählen

Pornos von Frauen sind subtiler gemacht und ein guter Einstieg sowohl für Männer als für Frauen. Wenn Ihre Partnerin sagt, Sie habe es schon versucht mit Pornos, fand sie aber schrecklich, waren es sicher Hardcorestreifen der übelsten Sorte. Allerdings ist unser Geschmack in Sachen Pornos höchst individuell. Zum Glück ist die Auswahl so groß, dass für jeden was dabei ist. Auch normale Filme mit heißen Sexszenen: Bondage in *Basic Instinct,* Lesbisches in *Henry & June*, Spanking und BDSM in *Secretary*, Voyeurismus in *Eyes Wide Shut*.

– **Wenn das schon gut ankam,** lassen Sie es stärker knistern, indem Sie explizitere Sexfilme ausleihen, wie z. B. *Emmanuelle*, *Die Geschichte der O*, *Wilde Orchidee*, *Lady Chatterleys Liebhaber*. Oder schalten Sie das Pornoprogramm in einem Hotel ein – es ist garantiert Softcore. Als Nächstes gehen Sie ins Internet und googeln »free porn«; die Auswahl an kostenlosen Filmen ist groß. Das kostenlose Angebot ist meist in Kategorien unterteilt wie »Lesben«, »Gruppensex« oder »Amateure«. Der Nachteil des Gratisangebots ist, dass

Gute Gründe für Pornos

– Es macht Spaß, sie sich anzusehen.

– Man kann schnell Druck abbauen.

– Man kann dazu masturbieren.

– Es ist mal was anderes.

– Sie sind Voyeure.

– Sie fühlen sich vor Ihrem Partner so attraktiv, dass Sie das Gesehene nicht negativ beeinflusst.

– Es ist so schön unartig.

– Sie fühlen sich eingebunden, wenn Sie gemeinsam gucken.

– Gespräche über Sex werden anschließend einfacher.

– Sie sehen Dinge, die Sie vielleicht selbst gerne versuchen würden.

– Optische Stimulation hält das Begehren langfristig wach.

Gute Gründe gegen Pornos

– Bei einem gestörten Körperbild.

– Wenn Ihre Beziehung (noch) nicht gefestigt ist.

– Wenn Sie sich im Moment gerade unsexy fühlen.

– Wenn Ihr Partner Ihnen nicht das Gefühl gibt, attraktiv zu sein.

– Wenn er vorzeitig ejakuliert.

– Wenn er Erektionsprobleme hat.

– Wenn es sexuellen Missbrauch gegeben hat.

Sie nur rund drei Minuten bekommen. Genügend Zeit um sich (ähm) rasch einen runterzuholen, aber nicht genug für den Genuss zu zweit. Sie haben die Wahl, eine längere Version herunterzuladen oder eine DVD auf einer der vielen Erwachsenenseiten zu kaufen oder zu leihen. Für Pornos mit etwas Leidenschaft halten Sie sich an weibliche Regisseure oder an Amateurfilme.

– **Empfehlungen:** Bekannte Regisseurinnen sind: Anna Span, Tina Tyler, Veronica Hart, Candida Royalle. Einige Webseiten dienen in erster Linie dem Zweck, Pornofilme zu bewerten. Oder Sie lesen *The Ultimate Guide to Adult Videos* von Violet Blue, um sich einen Überblick zu verschaffen. Von den Internetseiten ist *Triple XXX* die freizügigste; sie zeigt Penetration, Cumshots und Großaufnahmen. Die eher harmlose Variante sind »Aufklärungs«-Filme.

– **Sexy und pfiffig zugleich** sind die Bücher und DVDs von Nina Hartley, einer Ex-Pornoqueen, die in 650 Filmen mitgewirkt hat. Ich habe sie auf einer Fachmesse bei einer Signierstunde kennengelernt. Es war nicht schwer, sie zu finden – sie war umlagert von einer Männertraube, alle völlig hingerissen angesichts dieser Perfektion (sie ist tatsächlich wunderschön!). In ihren Büchern und DVDs gibt sie Sextipps, die sie mit Bildern und Live-Demonstrationen durch ihre »Freunde« illustriert. Man kann sie sogar über Amazon beziehen, sodass keine heiklen Posten auf Ihrem Bankauszug erscheinen. (Aus dem Grund agieren sowieso viele Pornoanbieter unter unverfänglichen Namen.)

– **Zu schwulen Pornos** würde ich Ihnen raten, wenn Sie nicht nur Durchschnittstypen mit Riesenpenissen, sondern wirklich gutaussehende Männer sehen wollen. Die Männer in schwulen Pornos sind um Klassen besser! (Anscheinend wählen die Produzenten »normaler« Pornos bewusst weniger gutaussehende Männer aus, damit der »normale« Konsument – Ihr Durchschnittstyp zu Hause – keine Komplexe kriegt.)

Wechseln Sie ab

Wenn Sie und Ihr Partner unterschiedliche Arten von Pornos bevorzugen, seien Sie großzügig. Wenn Ihr Partner einen Hardcorefilm sehen will und Sie Bedenken haben, gucken Sie den Film vorab alleine mittels Schnellvorlauf. So wissen Sie, was Sie erwartet und können notfalls die Augen zumachen.

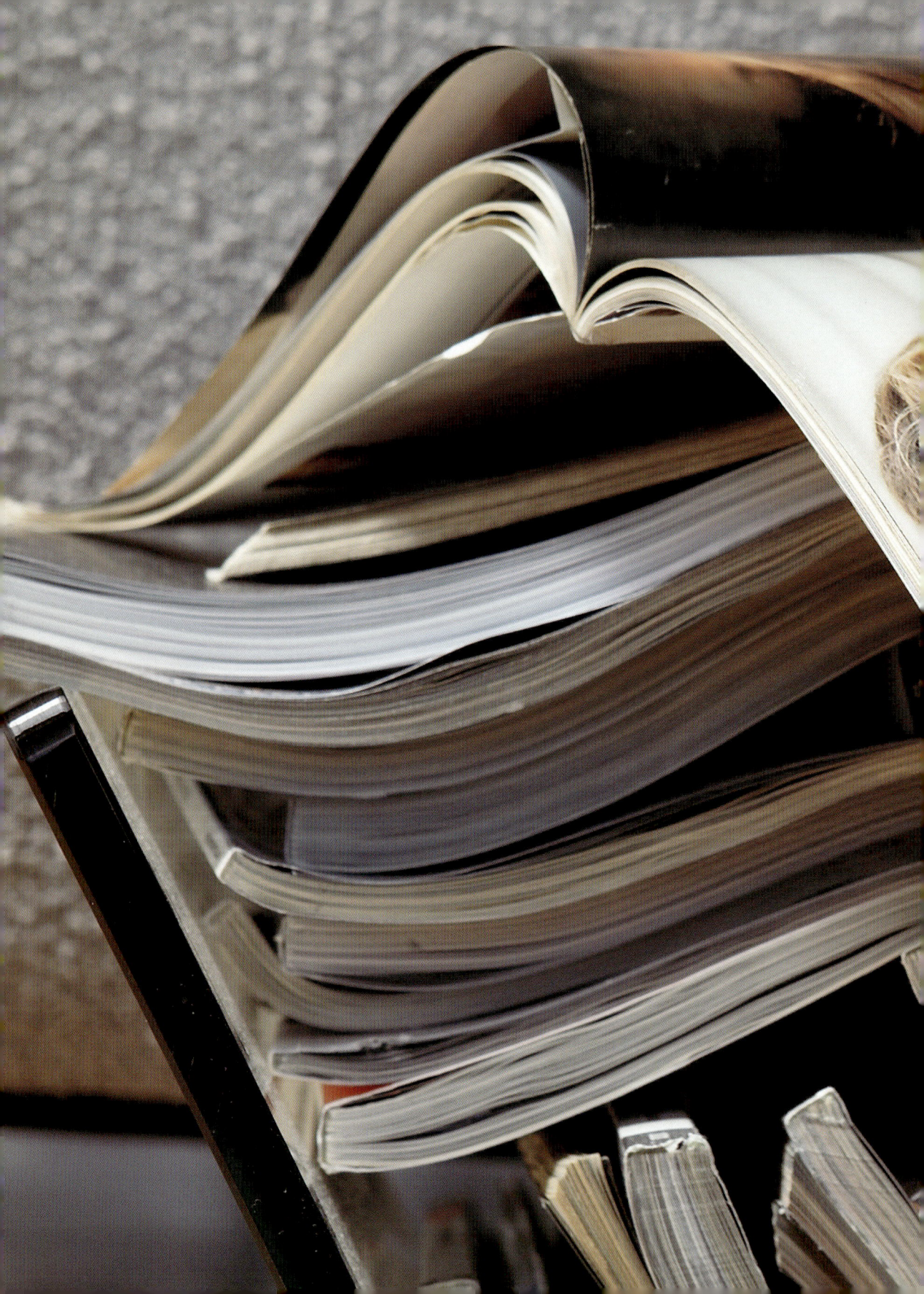

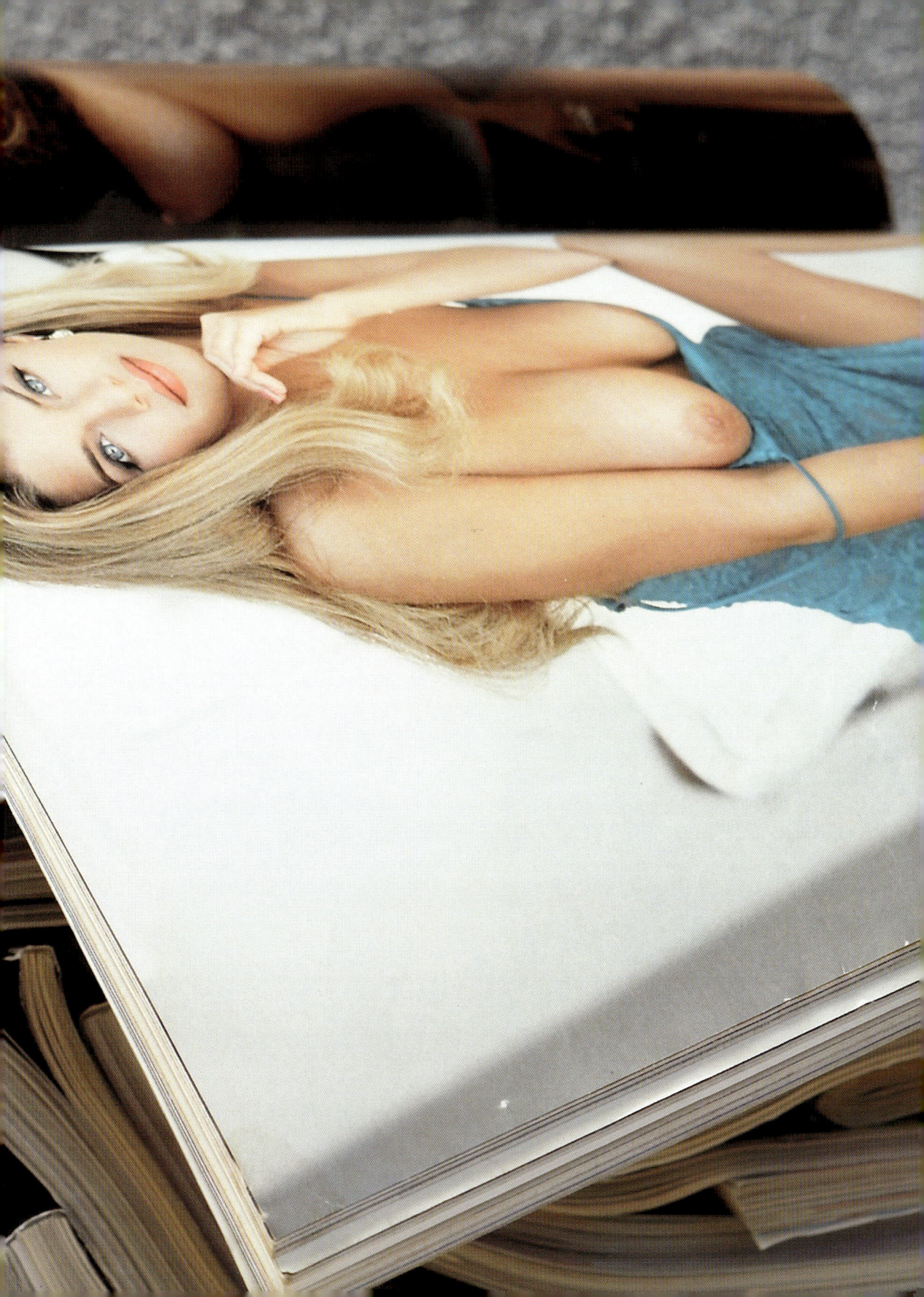

Wie viel ist zu viel?

Porno soll nur anregen, realen Sex aber nicht ersetzen. Sie sollen Lust auf mehr Sex, auf Neues bekommen. Wenn Ihnen Ihre sexuelle Alltagskost fad und langweilig vorkommt, nachdem Sie sich Pornos angesehen haben, schränken Sie entweder Ihren Pornokonsum ein oder bringen Sie mehr Schwung in Ihr reales Sexleben.

Die Realität im Auge behalten

Manche Männer fühlen sich durch regelmäßigen Pornokonsum abgestumpft, sodass nur die eine, nicht mal perfekte Freundin im Bett nicht mehr genügen kann. »Aber dagegen gibt es ein Mittel«, sagt einer meiner Freunde – »Du machst die Augen zu und tust so, als wäre sie das Pornoluder.« Aber irgendwann muss man die Augen auch wieder aufmachen, und es wäre nett für Sie beide, wenn Sie dann nicht denken: »Oh, du bist es«. Wenn sich in Ihren Fantasien alles nur um perfekte Pornohäschen dreht, kommen Sie mit der Realität nicht mehr zurecht. Legen Sie dann eine Pornopause ein, oder gucken Sie Amateurpornos.

Die Mischung macht's

Variieren Sie, um nicht von einer bestimmten Pornosorte abhängig zu werden. Wenn Sie dauerhaft auf Atombusen eingestimmt sind, wird Ihnen der B-Cup Ihrer Freundin nicht mehr genügen. Man gewöhnt sich schnell an bestimmte Reize, vor allem bei entsprechender Wirkung. So wie es *ungesund* ist, nur mit Hilfe eines Vibrators oder durch Oralsex zum Orgasmus zu kommen, ist es auch *ungesund*, ständig dieselbe Art von Pornos zu gucken. Mischen Sie auch mit realem Sex. Männer, die zu oft zu Pornos onanieren, werden zum Schnellspritzer und vergessen, was ein Vorspiel ist.

> ## Ich kenne keinen, der sich je einen kompletten Pornofilm angesehen hat, sie sind meist schlecht geschrieben und gespielt, Sie können es ja mal versuchen!

Was man unterdessen tut

Es ist normal, beim beim ersten Mal zu kichern oder zu lachen. Sie sind nervös, und viele Pornos sind auch so schlecht und blöd. Aber auch wenn die meist abscheulich gespielte Handlung unrealistisch ist, ist es doch sexy, anderen Leuten beim Sex zuzusehen. Probieren Sie doch Folgendes:

– Bringen Sie sich mit dem Film in Stimmung und lassen ihn dann im Hintergrund weiterlaufen, während Sie zur Sache kommen. Gucken Sie nur ab und zu hin, um auf Touren zu bleiben.

– Wechseln Sie sich als Zuschauer ab – Sie blasen ihm einen, während er guckt, und dann revanchiert er sich.

– Nutzen Sie Pornofilme als Vorlage für Dinge, die Sie gerne ausprobieren oder lernen würden. (Seien Sie sich nur bewusst, dass die Darsteller anders sind als die Mehrheit. Sie sind zu Dingen bereit, die wir nicht können oder auch nicht wollen!)

– Lassen Sie sich in Stellungsdingen inspirieren.

– Nehmen Sie Stellungen ein, in denen Sie beide gucken können. Die umgekehrte Reiterstellung (sie oben, aber mit dem Rücken zu ihm) oder er von hinten in der Löffelchenstellung.

– Verwöhnen Sie einander mit den Händen, während die Augen auf den Bildschirm gerichtet sind.

– Fesseln Sie Ihren Partner, machen Sie den Film an und masturbieren Sie vor seinen Augen, ohne ihn zu berühren.

– Machen Sie Ihren gefesselten Partner gnadenlos scharf, ehe Sie ihn so richtig rannehmen.

– Verbinden Sie ihm die Augen, beschreiben Sie ihm genau, was im Film abgeht, und demonstrieren Sie es ihm.

– Sehen Sie sich das Ganze an und stellen es dann im Rollenspiel nach.

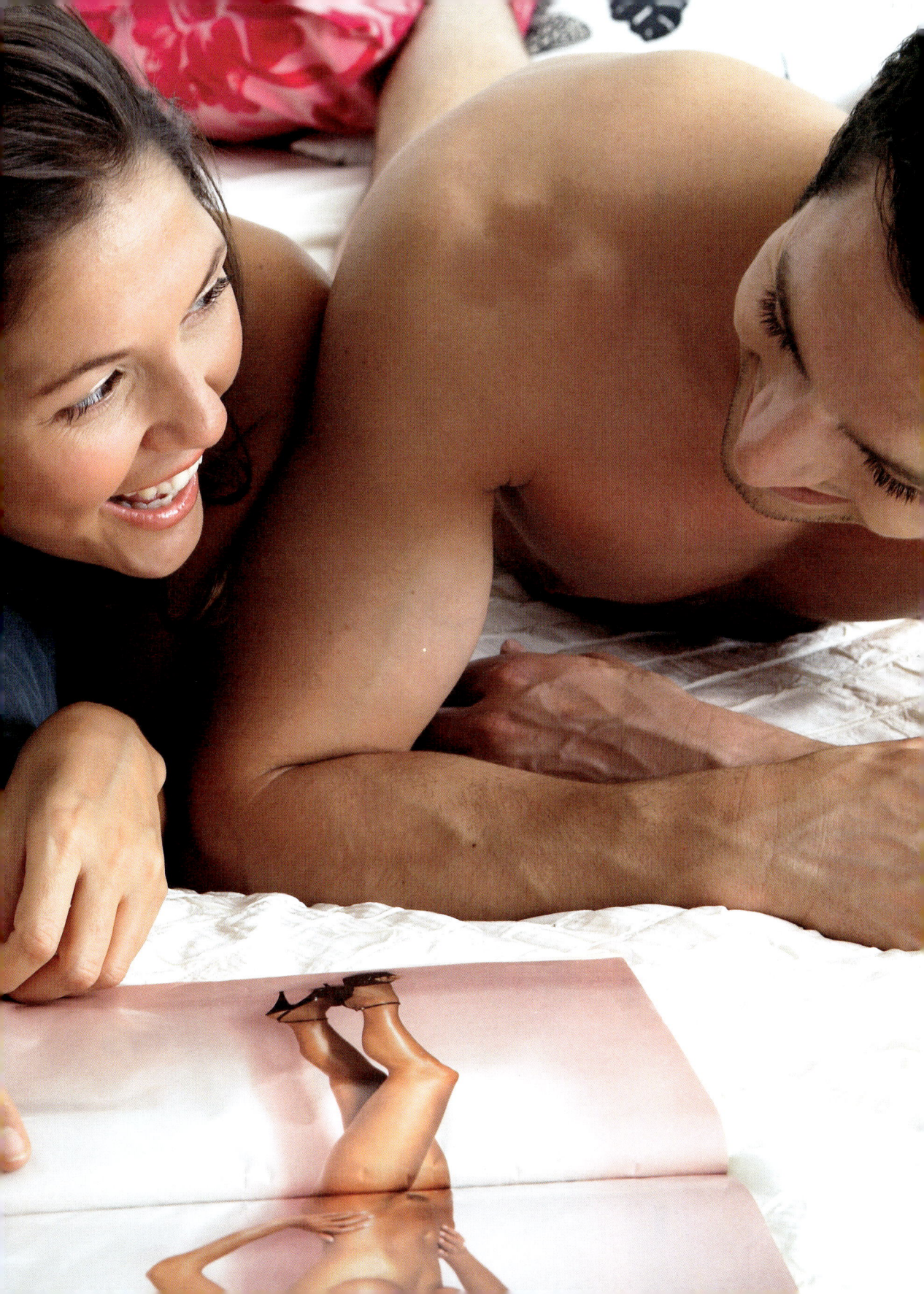

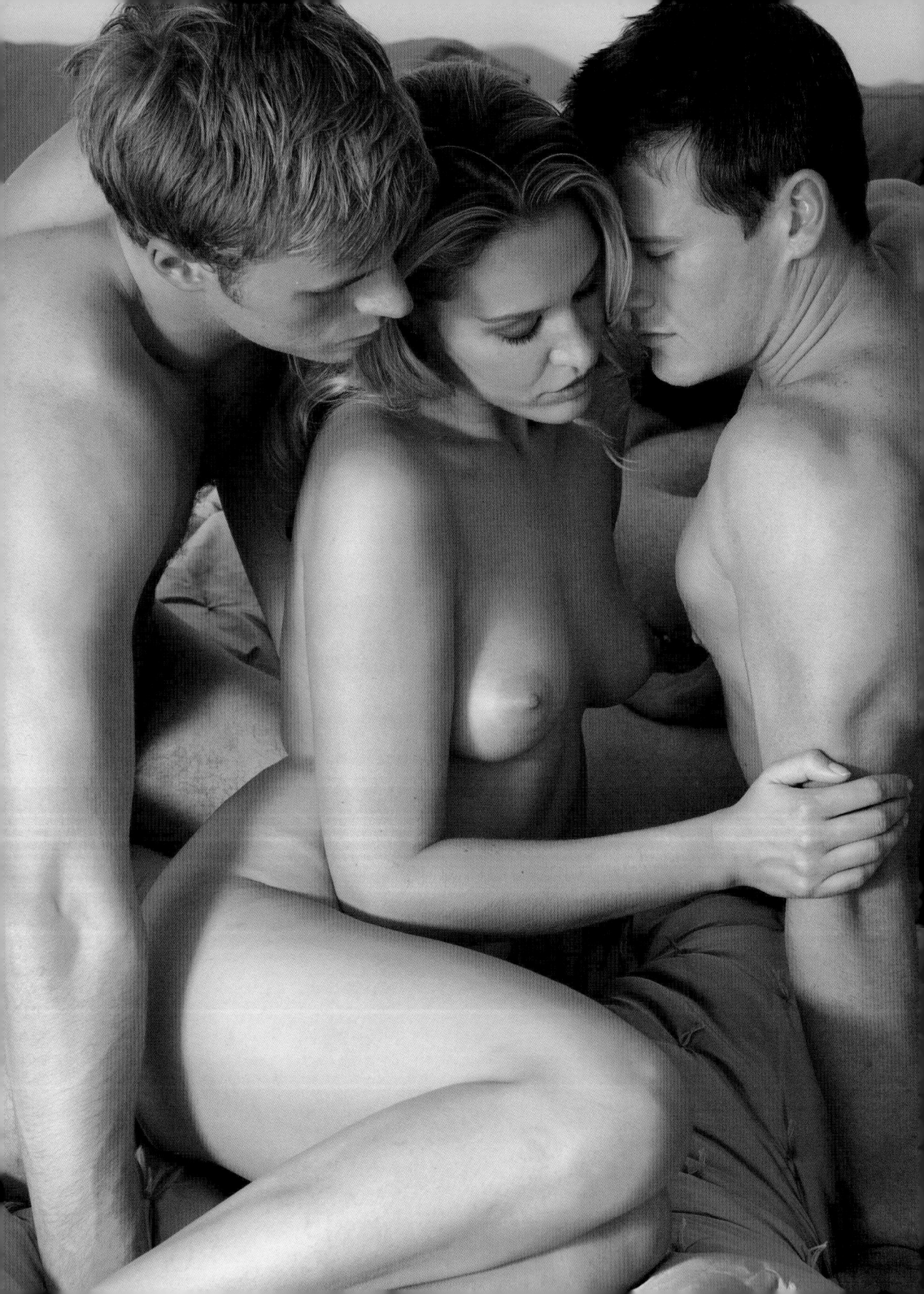

Tipps für einen Dreier

Liebhaber im Doppelpack bedeuten doppelt so viel Spaß, ja? Hmm. Ich bin mir nicht sicher, aber wenn's denn unbedingt ein Dreier sein soll, machen Sie's wenigstens richtig. Hier finden Sie ein paar praktische Ratschläge für Gruppensex ohne allzu große Verletzungen …

Ich muss gestehen, ich hatte noch nie einen Dreier. Viele können das gar nicht fassen (sie glauben wohl, weil ich über Sex schreibe, hätte ich alles ausprobiert). Und warum hatte ich nie einen? Nun, als das für mich infrage gekommen wäre (jung, bekifft, auf der Uni, nicht verliebt), war ich zu begriffsstutzig, um die verschleierten Andeutungen, die gemacht wurden, zu verstehen. Wie z. B. damals, als ich bei einer Schulfreundin übernachtete, die ich lange nicht mehr gesehen hatte. Sie machte mein Nachtlager (eine dünne, klumpige Matratze auf dem Wohnzimmerboden, ein abgewetztes Bettlaken) und zeigte mir dann ihr Schlafzimmer mit dem großen, bequemen, einladenden Kingsize-Doppelbett, das sie sich mit ihrem Freund teilte. Er lag schon drin. »Meinst du nicht, du hättest es hier bequemer?«, sagte sie lächelnd. Sie hatte früher schon mal, als wir alle betrunken waren, ihren damaligen Freund dazu gebracht, mich zu küssen, um zu sehen »wie ich küsse«. Wie konnte mir da nur ihre wahre Absicht entgehen? Aber es war so. »Ich kann euch beide doch unmöglich auf dem Boden schlafen lassen«, sagte ich. Darauf verdrehte sie die Augen und gab auf, sicher in der Meinung, wenn ich so

blöd bin, wäre ich auch im Bett eine Null. (Aber so bin ich nun mal: Ich habe auch nie gekokst, weil mir nie klar war, wer nun eigentlich »JayJoe« sei, und fragen wollte ich nicht, weil außer mir ganz klar jeder Bescheid wusste.) Als ich es dann kapierte – eindeutige Angebote der Art: »Was? Du hattest noch nie einen Dreier? Willst du einen mit uns?« –, war ich entweder liiert oder ich kannte mich selbst zu gut. Ich bin viel zu eifersüchtig, um zu teilen, und hatte obendrein das Gefühl, zu spät dran zu sein. Dreier funktionieren am besten, wenn Sie jung und ungebunden sind und jede Nacht durchmachen. Nun sitze ich auch nicht immer nur zu Hause und stricke, aber ich weiß einfach zu gut, was alles falsch laufen kann. Wie also komme ich dazu, Ihnen Ratschläge zu erteilen? Weil ich mich bei Sexualtherapeuten und Psychologen informiert und Gespräche mit Leuten geführt habe, die einschlägige Erfahrungen gemacht haben. Lassen Sie mich eines sagen, ich glaube nicht, dass ein Dreier eine so tolle Idee ist, und ich rate ganz klar davon ab. Aber ich weiß auch, dass manche Leser dieses Buchs trotzdem einen Dreier versuchen werden, ungeachtet der Risiken. Und wenn Sie schon nicht davon abzubringen sind, dann will ich wenigstens sicherstellen, dass Sie dieses Abenteuer so unbeschadet wie möglich überstehen.

Sprechen Sie mit Freunden über Dreier, vielleicht kommt einer Samstag bei Ihnen vorbei, um nach Zucker zu fragen …

1

Der Reiz besteht
vor allem darin,
im Mittelpunkt
der Aufmerk-
samkeit zu ste-
hen, und wen
das Sexleben
langweilt, reizt
zudem, etwas zu
tun, das tabu ist!

2

Manche finden
es lehrreich, die
Sextechniken
anderer Leute
zu studieren,
andere halten
es für die ehr-
lichere Art, mit
anderen Leuten
zu schlafen.

3

Manche glau-
ben nicht an
Treue, und dass
es besser ist,
den Partner vor
ihren Augen tun
zu lassen, was
er tun muss, um
die Kontrolle zu
haben und dabei
zu sein.

4

Gruppensex
ist eine Art
der schnellen
Befriedigung,
die nicht so
intim ist wie
ein Zweier.
Wenn Sie emo-
tionslosen Sex
suchen, liegen
Sie hier richtig.

Warum es schrecklich schiefgehen kann …

Der naheliegendste Grund ist der, dass Paare, die einander lieben, meist große Schwierigkeiten haben, den
Partner mit jemand anderem zu sehen. Die meisten sind
echt besitzergreifend. Zuzusehen, wie jemand anders
mit Ihrem Partner intim wird, ist eine Herausforderung,
auf die Sie sich nicht vorbereiten können.

- **Fantasie und Realität decken sich nicht.** Im Kopf
laufen die Dinge immer viel glatter ab als im Bett.

- **Es ist peinlich.** Keiner weiß, wer was mit wem
wann anstellen soll. Bei höflichen Paaren kann das
so enden: »Nein, mach du.« »Nein, nein, mach du.«
Inzwischen rollt die dritte Person mit den Augen.

- **Sie fühlen sich beide befangen.** Es ist das erste Mal,
dass der Partner zusieht. Was, wenn der Dritte im
Bunde findet, Ihr geiler Zungenschlag sei das Aller-
letzte? Glaubt er dann auch, dass Sie schlecht im Bett
sind? Versagensängste sind bei Männern und Frauen
weit verbreitet – vor allem, bei wenig Erfahrung.

- **Die meisten von uns sehen sich** mehr in der Nehmer-
Rolle, wenn wir uns einen Dreier vorstellen, und man
ist womöglich irritiert, wenn dem nicht so ist.

- **Männer setzen sich oft so sehr unter Druck,** dass
sie mit zwei Frauen im Bett keine Erektion bekommen. Für das männliche Selbstbewusstsein ist das
eine Katastrophe mit unabsehbaren Folgen. Denn
normalerweise vergisst ein Mann einen einmaligen
schwachen Moment einfach, damit es sich nicht
wiederholt, aber eine derartige Situation vergisst sich
nicht so leicht.

- **Männern ziehen oft den Kürzeren.** Lesbische Frauen
sind mit ihrem Sexleben am zufriedensten. Zu sehen,
dass Ihre Frau mit einer anderen Frau bessere Orgasmen hat, als sie sie mit Ihnen je hatte, untergräbt Ihr
Selbstbewusstsein.

- **In der Variante MMF zu sehen,** wie Ihr Freund oder
Ehemann mit einem anderen Mann agiert, kann ein
ziemlicher Schock sein, denn in Ihrer Fantasie konzentrieren sich doch beide Männer nur auf Sie (was
ja eigentlich der Sinn sein soll). Eine Freundin sagte
mir: »Als ich sah, wie er den Penis des anderen in die

Hand nahm und den Typen danach küsste, war ich so schockiert, dass mir fast schlecht war.« Ich zumindest finde es nicht sexy, sich im Bett zu übergeben. Auch wenn Sie damit umgehen können, ist es normal, hinterher von Gedanken wie »am Ende ist er bi oder schwul« geplagt zu werden.

– **Häufig kommt ein Dreier nur zustande, weil Alkohol oder Drogen im Spiel sind.** Zum Abbau von Hemmungen sind diese Mittel wunderbar geeignet, das Problem ist nur, dass Sie sehr schnell die Kontrolle verlieren – fatal in einer Situation wie dieser. Dazu kommt, dass das Einfühlungsvermögen in den Partner – der vielleicht weniger begeistert ist als Sie – stark abnimmt. Schlecht ist es auch, nur aus »Höflichkeit« weiterzumachen, oder weil man glaubt, der Partner hätte seinen Spaß daran und könnte auf einen Abbruch verärgert reagieren. Sie sollten ein Auge ständig auf Ihren Partner richten – vor allem beim ersten Mal –, um zu sehen, ob es ihm gut geht. Wenn Sie dagegen alles doppelt sehen und sich auf nichts mehr konzentrieren können, haben Sie ein Problem.

– **Einer ist immer schuld,** wenn es nicht gut gelaufen ist. Auch wenn die Idee von Ihnen beiden stammte (was selten ist), ist am Ende immer einer der Sündenbock. So sind wir Menschen nun einmal. Lustig ist das nicht, weder für Sie, noch für Ihren Partner.

– **Es kommt zu einer Vertrauenskrise.** Wenn Sie den Dreier mit einem Bekannten hatten, könnte jeder weitere Kontakt als Wunsch interpretiert werden, »es« zu wiederholen, oder suggerieren dass sich Ihr Partner insgeheim in den anderen verliebt hat und Sie verlassen will; was nicht einmal so selten vorkommt, besonders wenn die betreffende Person ein Freund ist.

– **Es bleibt ein schlechtes Gefühl zurück.** Viele Menschen fühlen sich danach schuldig, billig oder beschmutzt. Manchmal setzen diese Gefühle schon während des Dreiers ein: Wenn Sie einen Orgasmus gehabt haben, schlägt die Stimmung oft schnell um.

– **Das schlechte Gefühl nach einem Dreier** befällt häufig auch die dritte Person im Bett. Meistens bleibt ein Gefühl von Leere und Einsamkeit zurück, wenn das Paar sich aneinanderkuschelt und man selbst ausgeschlossen ist.

Drei sind einer zu viel

Eifersucht ist ein großes Problem, immerhin sind Sie zu dritt im Bett, und es kann sich einer ausgeschlossen fühlen und denken:

– Gefällt ihm die Neue besser als ich?

– Ist diese Person besser im Bett, und verhält sie sich, als wäre Ihr Partner das Beste, was sie im Bett hatte, seit ihrem Vibrator?

– Wenn es zwischen den beiden fast besser funktioniert als zwischen Ihnen und Ihrem Partner, macht es plötzlich nur mehr halb so viel Spaß. Viele trauen sich nicht, dies dem Partner zu sagen, und sind gehemmt. Was aber soll die Aktion dann überhaupt, wenn Sie nicht loslassen und Ihren Spaß haben können?

Einige sehen eine gewisse Selbstbestätigung darin, von mehr als einem Menschen begehrt zu werden. Manche finden, Eifersucht würde eine erschlaffte Beziehung beleben – andere wiederum finden es erregend, wenn der Partner Sex mit jemand anderem hat. Sie fühlen sich selbst begehrenswert, wenn der Partner von jemand anderem begehrt wird.

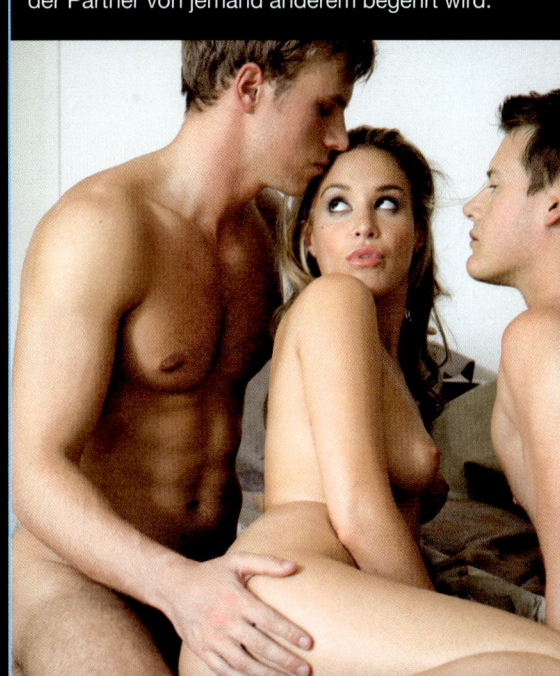

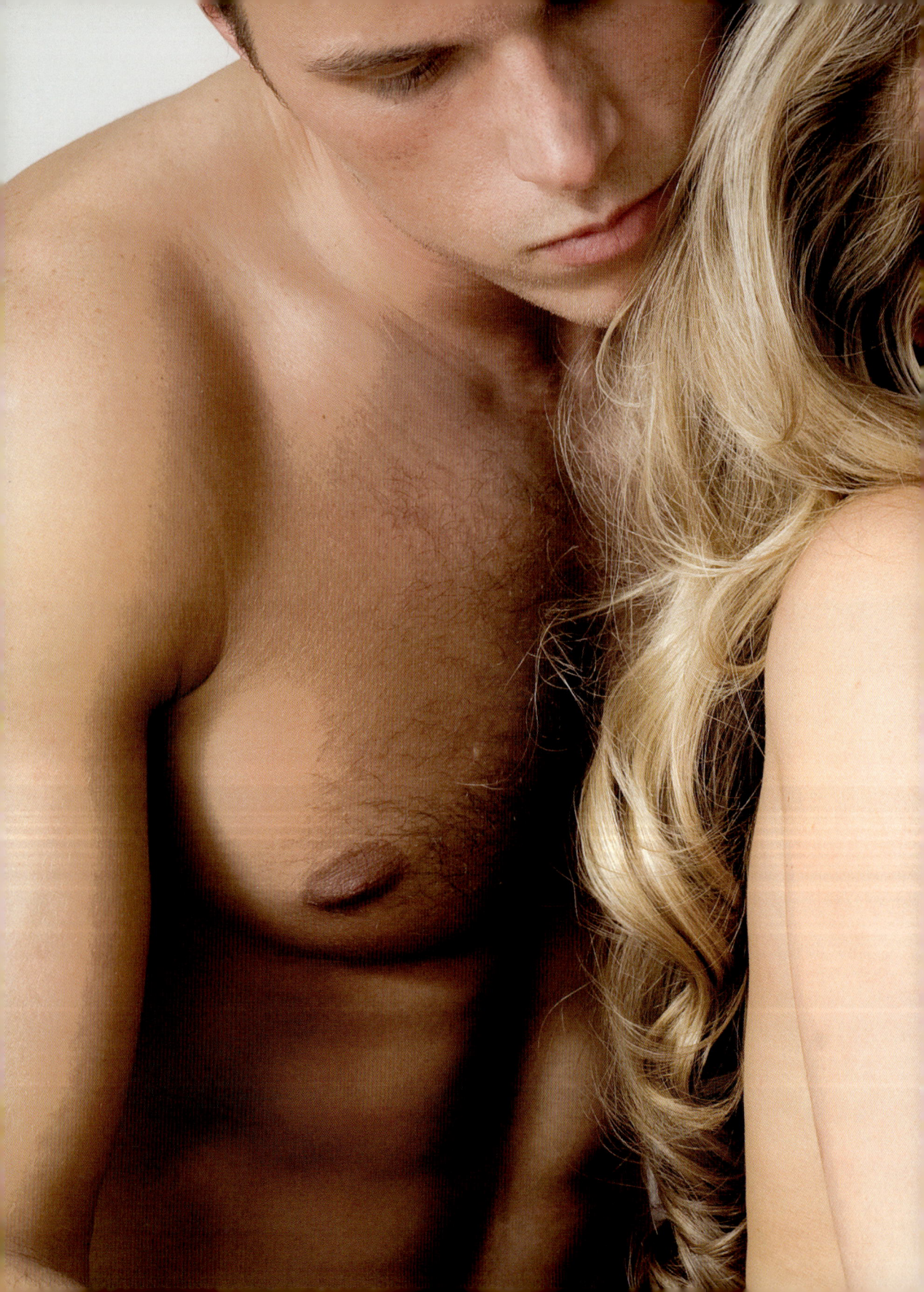

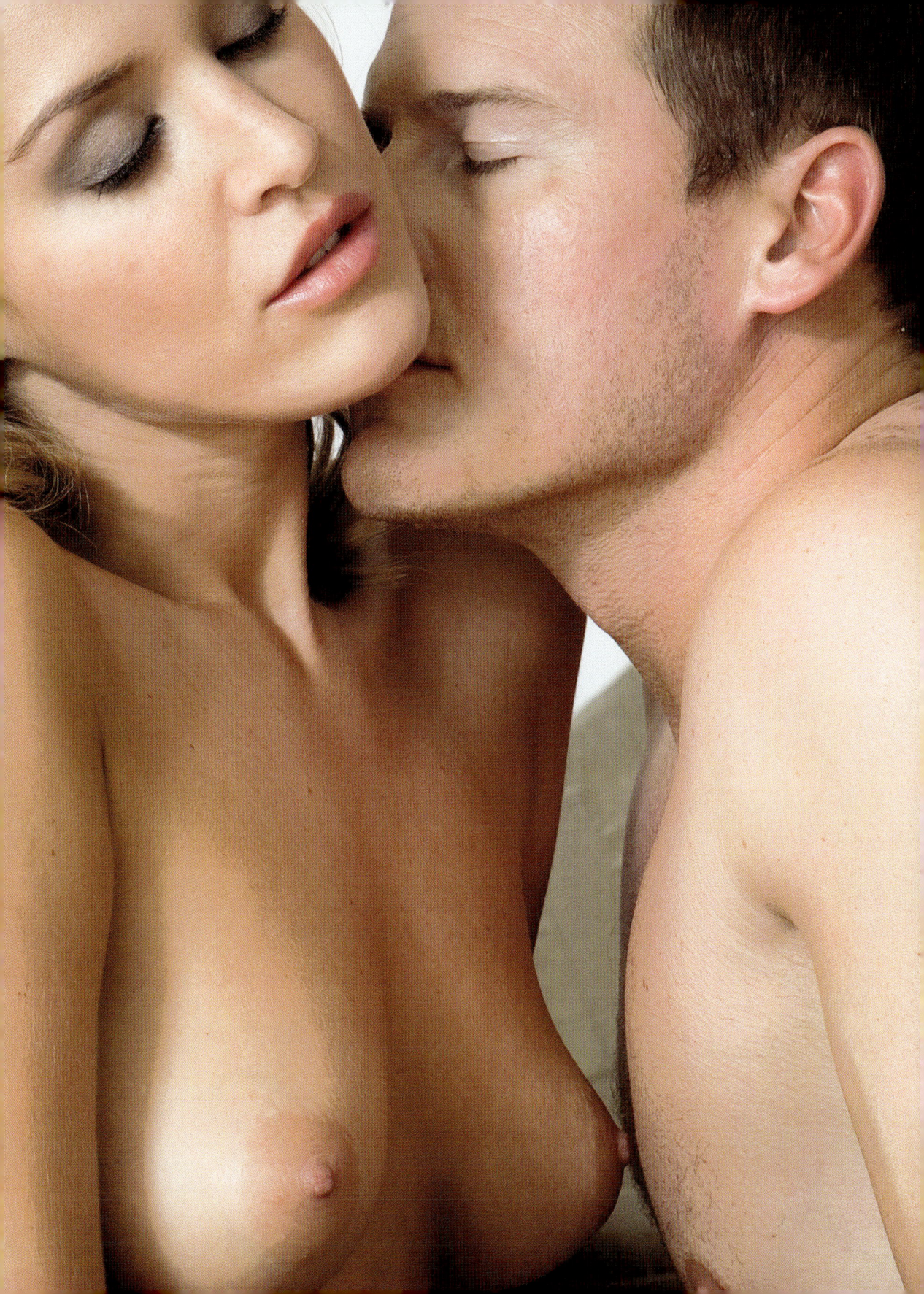

Wer überlebt einen Dreier?

Nur wenige können damit umgehen …

– Schwule Männer besonders gut! So gut wie jeder schwule und nicht in einer Beziehung gebundene Freund von mir hat scheinbar mindestens zwei Dreier im Monat. Männer können Gefühle und Sex besser trennen. Viele haben häufig einen Dreier, obwohl sie in einer festen Beziehung leben. (Im nächsten Leben bin ich ein schwuler Mann.)

– Singles, die mit Paaren oder Leuten schlafen, die sie nicht kennen und nie mehr wiedersehen werden. Noch besser ist es, wenn alle drei nichts miteinander zu tun haben. Diese Konstellation ist die harmloseste.

– Paare in einer offenen Beziehung, die sich mögen, aber nicht lieben.

– Paare, die es verstehen, sich zwischendurch was zu »gönnen«. Bekannte von mir mieteten sich im Ausland einen Sexarbeiter, was ihre Fantasien nachhaltig beflügelte.

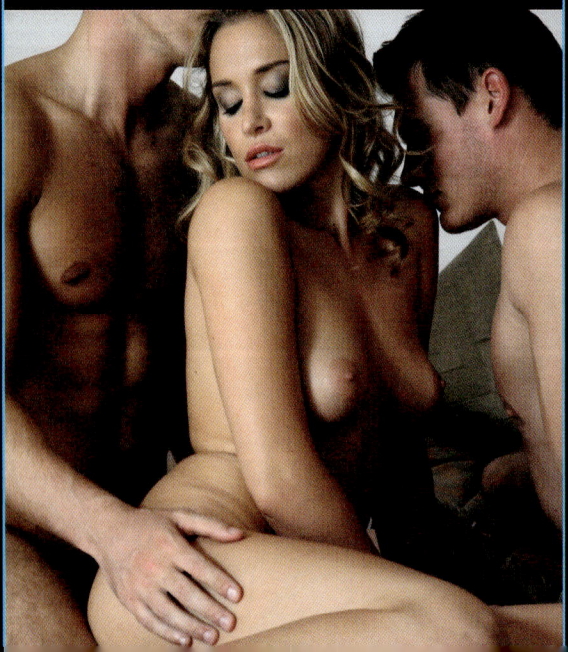

Wie man es anstellt

Den passenden Dritten finden
Welche Kombi wollen Sie? Klar spielt die sexuelle Ausrichtung eine Rolle, aber vergewissern Sie sich immer, auf was genau Sie sich einlassen.

Wo man einen Dreier findet
Sie könnten mit Freunden über das Thema Dreier sprechen, und wer weiß, vielleicht kommt ja plötzlich einer samstags um elf Uhr abends bei Ihnen vorbei, um nach einer Tasse Zucker zu fragen. Aber seien Sie gewarnt, mit Freunden zu schlafen ist die riskanteste Option. Am sichersten ist es für Paare, sich anonym in einem Hotel mit jemand Professionellem zu treffen. Sie fühlen sich dann auch weniger verpflichtet, weiterzumachen, sollte es doch nicht das Richtige für Sie sein. Noch besser ist es, so eine Aktion in den Ferien im Ausland zu starten. Im Internet finden Sie Gleichgesinnte in Chatrooms, oder Sie googeln »Sexparty« oder »Swinger« und finden zahllose Möglichkeiten. Ich sage nicht, dass Sie mit all diesen Leuten sprechen oder gar ins Bett steigen würden, aber Sie wollen zumindest alle dasselbe. Eine weitere Möglichkeit sind Anzeigen.

Sicherheitsmaßnahmen
Manche Clubs verlangen die Vorlage eines aktuellen AIDS-Tests, und es gibt auch »Safer Sex«-Partys, auf denen Kondome und Lecktücher verpflichtend sind, die aber, vielleicht nicht einmal erstaunlich, oft schwer zu finden sind. Vergessen Sie aber nicht, dass Kondome keinen absoluten Schutz vor Geschlechtskrankheiten bieten. Finger, Zungen, Hautkontakt, Sperma – all das birgt ein Infektionsrisiko. (Die einzige Garantie, sich nichts einzufangen, besteht darin, eine Swingerparty zu besuchen und sich seinen Kick nur durch reines Zusehen zu holen.) Vergessen Sie übrigens nicht, bei einem Partnerwechsel auch das Kondom zu wechseln. Wenn Sie sich über das Internet oder eine Anzeige kennengelernt haben, sollten Sie persönliche Details zurückhalten, bis Sie sich nicht vorab einmal getroffen haben, um zu sehen, ob diese Person überhaupt infrage kommt. Vertrauen Sie auf Ihren Instinkt. Vielleicht wäre es obendrein ratsam, sich in einem Hotel zu treffen und die betreffende Person nicht nach Hause einzuladen. Viele nehmen vor oder während eines Dreiers Drogen. Tun Sie das nur, wenn Sie die Leute kennen, mit denen Sie schlafen. Und verzichten Sie darauf, wenn es Ihr ers

Bei höflichen Paaren kann das so enden: »Nein, mach du zuerst.« »Nein, nein, mach du.« Inzwischen rollt die dritte Person längst mit den Augen und inspiziert ihre Fingernägel.

...ter Dreier ist, damit Sie später wenigstens eine Chance haben, emotional damit klarzukommen. Sie sollten sich auch nicht komplett zudröhnen, wenn Sie sich später noch an etwas erinnern möchten.

Bestimmen Sie den Ablauf

Nehmen Sie sich meine Warnungen zu Herzen, damit Sie wissen, was alles schief gehen kann. Und sprechen Sie vorab alles durch: Was, wenn der eine abbrechen möchte, der andere aber nicht? (Vereinbaren Sie ein Codewort, das »stopp« bedeutet.) Was, wenn Sie eine Neuauflage mit derselben Person möchten? (Nun kommen Gefühle ins Spiel.) Was ist erlaubt? Küssen, oral, Verkehr, anal? Wer hat Sex mit wem? Gibt es Kombinationen, die tabu sind? Halten Sie die Regeln ein. Ihre Beziehung ist immer wichtiger als Sex.

Was man alles so machen kann

Bei Dreiern kann einer nur zusehen, während die anderen beiden es treiben. (Häufig bei Paaren, bei denen sie mit einer Frau schlafen möchte, während er ihr gern entgegenkommt, wenn er zusehen darf.) Oder es tun sich zwei zusammen, während der andere zusieht, und dann wird getauscht. Für gewöhnlich versucht man, dass alle drei beschäftigt sind, indem man eine Kette bildet. Achten Sie darauf, dass nicht einer nur gibt und nichts bekommt. Und zum Schluss noch dieser Rat: Ihr Partner sollte immer im Mittelpunkt stehen, nie der andere. Es sei denn, Sie möchten sich zwanzig Jahre lang denselben Vorwurf machen lassen – »Ich war nur noch Luft für dich!« – immer wieder von neuem ... Sie verstehen mich. *Hinweise, wie man einen Dreier anlei-*
ert, finden Sie auf Seite 117.

Wer überlebt einen Dreier nicht?

... andere nicht.

– Paare, die sich sehr lieben und mit der Vorstellung, zu teilen, nicht zurechtkommen.

– Paare, bei denen sich einer unter Druck gesetzt fühlt: »Wenn du nicht mitmachst, verlasse ich dich.«

– Wenn ein Partner in einen Dreier eingewilligt hat, nur weil der andere es so wollte.

– Wenn einer von Ihnen eifersüchtig oder sexuell unsicher ist oder wenn das nötige Vertrauen fehlt.

– Paare, die nicht alle Eventualitäten genau durchdacht haben. Es sollte zu keinen Überraschungen kommen.

– Paare, die schon lange zusammen sind. In diesem Fall endet ein Dreier fast immer in einem emotionalen Desaster, weil es meistens ein ungeklärtes sexuelles Problem gibt, das nur darauf wartet, in einer Situation wie dieser akut zu werden.

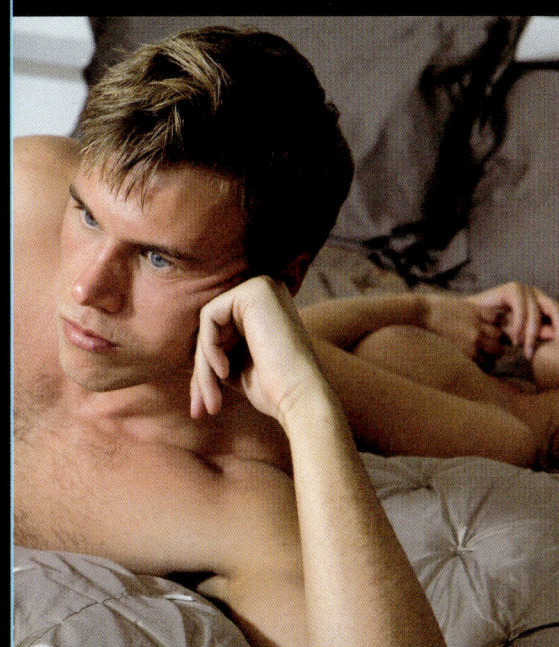

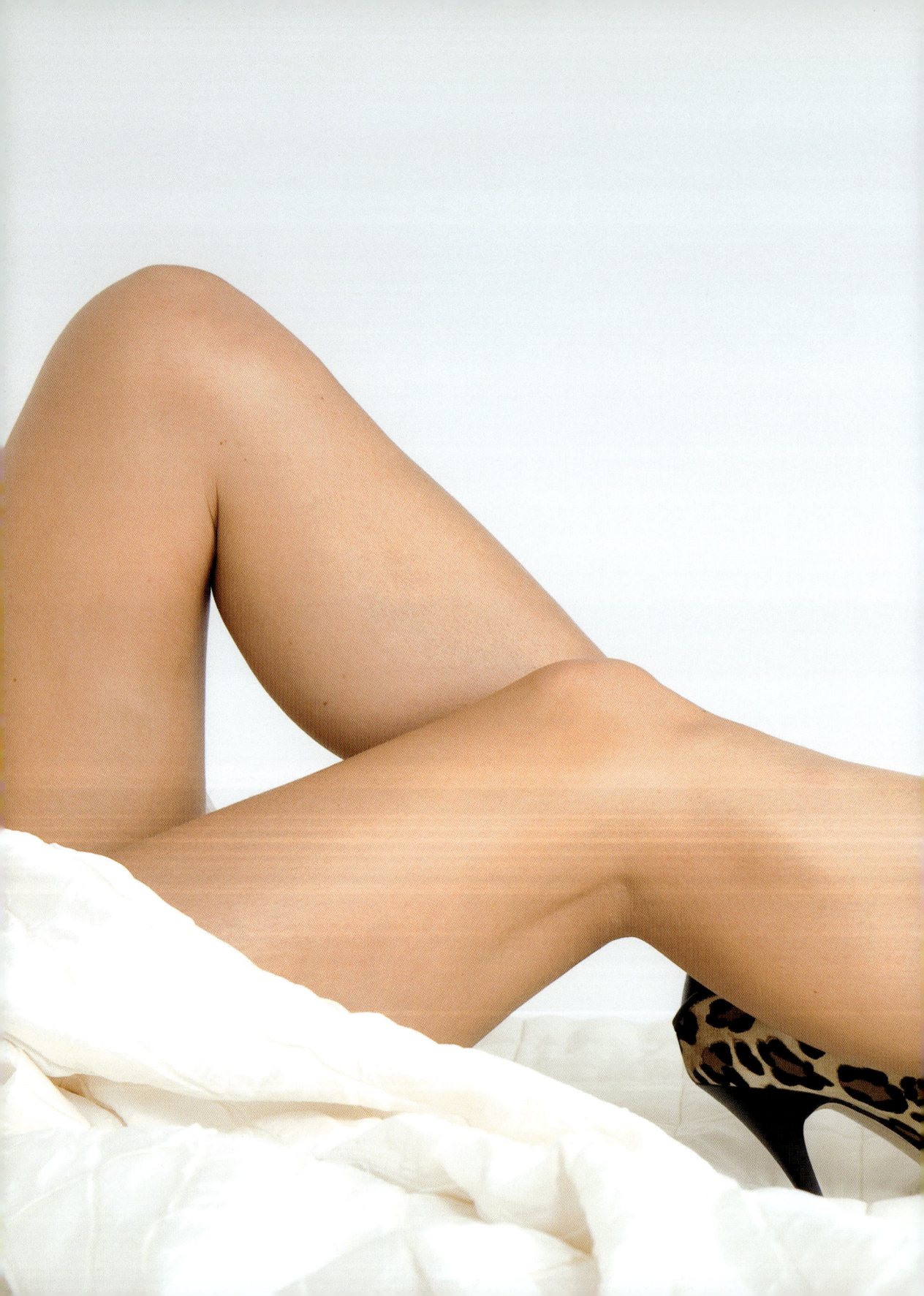

Kapitel fünf

Kurioses und Notfälle

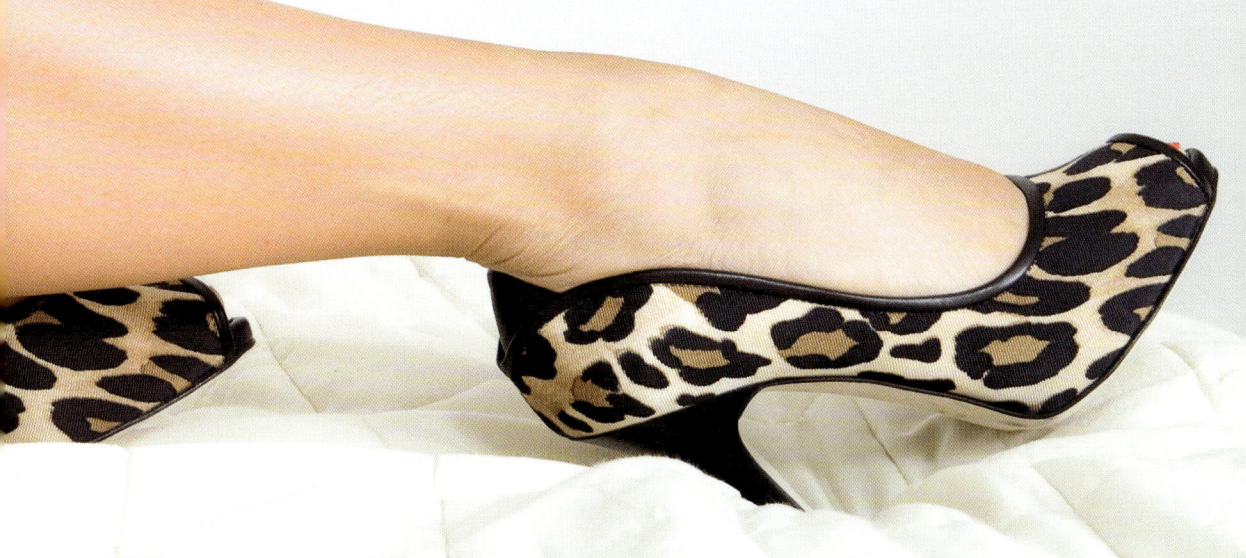

Skurriles rund um das Thema Sex

Jungfrauen, die mit bloßen Händen Lachse fangen, Männer, die Sex mit Müllsäcken haben, die Frau mit 200 Orgasmen an einem Tag … willkommen im schrill-schrägen Absurditätenkabinett des Sex.

Zu einer Verbesserung Ihres Sexlebens trägt dies hier nichts bei. Ich präsentiere es Ihnen, weil es so faszinierend und amüsant ist, und zur Erinnerung daran, wie vielfältig und bizarr die menschliche Sexualität doch ist.

Kurioses von früher
Heutzutage ist es fast eine Schande, mit 16 noch Jungfrau zu sein, aber zu anderen Zeiten und in anderen Kulturen galt und gilt Jungfräulichkeit als hohes Gut. In den verschiedenen Kulturen gab es unterschiedliche Methoden zur Erkennung von Jungfrauen. Die Inkas in Südamerika glaubten, der Hauch einer Jungfrau könnte schwelende Asche neu entflammen. (»Gefallene Mädchen« wurden hingegen hereingerufen, um ein Feuer abzustellen.) Für einen jüdischen Jungfrauentest setzte sich die Betreffende auf ein offenes Weinfass, während ein Rabbi an ihrem Atem roch. War auch sie »geöffnet«, stiegen die Weindünste ungehindert nach oben.

Im alten China indessen gab es den »Taubenei-Test«: Besagtes Ei, eigentlich ein Nichts, wurde gegen die Vagina gedrückt, und wenn es eindrang, hatte die betreffende den Test schmählicherweise nicht bestanden. Das war fatal, denn die Jungfräulichkeit stand damals so hoch im Kurs, dass sich das Leben nehmen musste, wer sich vor der Zeit hingab. Den Selbstmordkandidatinnen wurden eigens »Keuschheitsbögen« errichtet, an denen sie sich erhängten, um die Familienehre wiederherzustellen. Im mittelalterlichen Europa wurden Jungfrauen magische Kräfte zugeschrieben: Sie waren immun gegen Schlangenbisse und Feuer und konnten Lachse mit bloßen Händen fangen.

Kurioses von heute
Heutzutage, möchte man meinen, wären wir endlich vernünftig geworden. Welch ein Irrtum! Es gibt noch immer so unglaublich viele abartige Geschichten über sexuelles Verhalten, dass ich Mühe hatte, mich auf folgende Kuriositäten zu beschränken.

– **Da gibt es diesen Mann aus Hereford,** der 1993 erstmals wegen Sex mit dem Bürgersteig verknackt wurde, dann, zwei Jahre später, weil er es öffentlich mit einem Müllsack getrieben hat.

– **Ein Optiker aus Belgien** kam 1995 hinter Gitter, weil er seine Kundinnen vor dem Anpassen der Kontaktlinsen zu Akkordeonmusik strippen ließ.

– **Ein Richter aus Pennsylvania** ließ 1992 Angeklagte frei, wenn sie sich von ihm das Haar shampoonieren ließen.

– **Ein durchgeknallter US-Amerikaner** wurde 1992 verhaftet, weil es ihn erregte, in schusssicherer Weste auf sich selbst zu ballern.

– **Ein stolzer Franzose** hinterließ sein 25-cm-Teil testamentarisch einem Freund.

Was zum Teufel ist das denn?

Ein Glossar für diejenigen, die an Hardcore-Pornojargon interessiert sind. Vorsicht: Ein Teil von diesem Zeug ist bizarr oder auch höchst unsafe. Machen Sie's zu Hause nicht nach!

ATM
»Ass to mouth«, direkt aus dem Hintern in dem Mund, ob es sich nun um Finger, Sextoy oder Penis handelt

Back Spackle
Auf Rücken oder Po des Partners ejakulieren

CBT
»Cock and Ball Torture«, Schwanz-und-Hoden-Folter

Cream Pie
»Sahneschnitte«, eine Frau, der Samen aus Vagina oder Anus tropft

DA
Doppelanal: zwei Penisse in einem Anus (ja, das geht)

DP
Doppelpenetration: entweder zwei Penisse in der Vagina oder einer in der Vagina, der andere im Anus

Edge Play
Sex unter Inkaufnahme von Demütigungen, Verletzungen oder Tod

Feature
Pornofilm mit Handlung

Felching
Samen oder andere Flüssigkeiten aus Vagina oder Anus saugen

Fingercuffing
Wenn eine Frau oder ein Mann Vaginal- oder Analverkehr hat und dabei einem anderen Mann einen bläst

Fisting
Eine ganze Hand in den Anus oder die Vagina einführen

Gangbang
Vier oder mehr Männer zusammen mit einer Frau

Gaping
Vagina oder Anus, die aufgedehnt oder offengehalten werden

Glory Hole
Ein Loch in einer Wand, durch das jemand seinen Penis steckt, während ein anderer daran saugt

Golden Shower
Andere anpinkeln oder selbst angepinkelt werden

Money Shot/Pop Shot
Ejakulieren vor der Kamera

Perlenkette
Auf dem Dekollete zu ejakulieren, sodass der Samen wie ein Collier aussieht

Pony-Boy/Girl
Mann oder Frau in einem unterwürfigen Rollenspiel, einschließlich Sattel und Zaumzeug

Pro-Am
ein professioneller Amateur, womit angedeutet wird, dass manche »Stars« im Gegensatz zu Pornostars »echte« Menschen sind

Raincoater
Brancheninterner Ausdruck für Käufer von Pornofilmen

Tea-Bagging
Jemandem die Hoden in den Mund oder ins Gesicht drücken

Wall-to-Wall
Pornofilme ohne Handlung, dafür einer Nummer nach der anderen

Wassersport
Natursektspiele bzw. »Golden Shower« aktiv oder passiv

AC/DC

ATM

Autoerotik

Back Spackle

Bondage

CBT

Cream Pie

DA

Dogging

DP

Edge Play

Feature

Felching

Fingercuffing

Fisting

Fluffer

Gangbang

Gaping

Glory Hole

Golden Shower

Money Shot

Nippelklammer

Perlenkette

Pony-Boy/Girl

Pro-Am

Raincoater

Spezial-Pornos

Strap on

Tea-Bagging

Wall-to-Wall

Wassersport

Würgesex

1

Ein Mann spritzte sich Kokain in den Penis und bekam Wundbrand. Das Ding fiel ihm im Bad ab. Er verlor auch beide Beine und neun Finger.

2

1999 stellte sich eine blonde Porno-Aktrice Namens Houston dem größten Gangbang aller Zeiten und befriedigte in einer Session genau 620 Männer.

3

Aus dem männlichen Rektum holten Ärzte schon Teetassen, Handgranaten, Brillen, gefrorene Schweineschwänze und Taschenlampen.

4

Dr. John Harvey Kellogg erfand seine Cornflakes als Mittel gegen Masturbation. Er hielt Sex für »gesundheitsschädlich«.

– **Einer Studie aus dem Jahr 1948 zufolge** hatten 8 Prozent aller erwachsenen US-Amerikaner sexuelle Erfahrungen mit Tieren, woran sich nichts geändert haben dürfte. 1998 wurde ein Mann in San Francisco verhaftet, weil er ein Etablissement mit Ameisenbären, Wasserbüffeln und Aalen betrieben hatte. Wie peinlich muss es gewesen sein, als ein 59-jähriger Mann aus Sussex 1994 seinen Freunden ein Hochzeitsvideo vorführen wollte, dabei aber das falsche Band erwischte, das ihn beim Sex mit dem Hund des Nachbarn zeigte. Man weiß nicht, ob die Nachbarn zugegen waren, sicher jedoch wurde Rover von da an nicht mehr alleine aus dem Haus gelassen.

– **Schief gewickelt** war ein 85-jähriger Sizilianer, der seiner Frau in die Schulter stach, als er einen an sie gerichteten heißen Liebesbrief fand. Er selbst war es nämlich, der den Brief 50 Jahre zuvor geschrieben hatte.

Einfach voll daneben
»Geschmäcker sind verschieden, und ich stehe auf Leichen«, sagte Henry Blot, der berühmte Nekrophile, bei seinem Prozess im 19. Jahrhundert. Er hatte mit seiner Frau noch sieben Jahre nach ihrem Tod geschlafen. Wenn ihnen das merkwürdig vorkommt, sollten Sie auch bei allzu begeisterten Kunstfreunden Verdacht schöpfen. Agalmatophil ist jemand, der sich zu Statuen hingezogen fühlt. Wer an Anaclitismus leidet, meist Männer, braucht Babysachen als Fetisch: Windeln, Schnuller, Rasseln erregen sie. Für Kirchgänger sicher sehr problematisch, ist Homilophilie: Die Betroffenen werden sexuell erregt, wenn sie eine Predigt oder Rede hören oder halten. Interessanterweise liegt der Ursprung hierfür in alten kultischen Riten, welche die Anwesenden tatsächlich erregen sollten, um sie für die darauffolgenden Orgien vorzubereiten. Heute führt man diese bizarre Reaktion auf Schuldgefühle zurück: Predigt jemand inbrünstig gegen sexuelle Ausschweifungen an, kann das die Zuhörer erregen – wirkt doch gerade das Verbotene besonders anziehend. Vergleichweise harmlos dagegen, obwohl es in Wirklichkeit ziemlich anstrengend sein muss, klingt die Geschichte der Engländerin Sarah Carmen, die 200 Orgasmen pro Tag hat. Sie leidet unter sexueller Dauererregung, auch »andauernde genitale Erregungsstörung« genannt. Dies führt zu vermehrtem Blutzufluss in den Genitalien und zu spontanen und andauernden Erregungszuständen, unabhängig von sexuellem Verlangen. Als Auslöser genügen häufig schon das Rattern eines Zuges in der Ferne oder die Vibrationen eines Haarföhns.

Ein Teil dieser Erkenntnisse stammt aus folgenden faszinierenden Büchern: Sex. A User's Guide, *von Stephen Arnott;* The Book of Weird Sex, *von Chris Gordon;* The Encyclopedia of Unusual Sex Practices, *von Brenda Love.*

5

In viktorianischer Zeit durchbohrte man die Vorhaut der Knaben an zwei Stellen und hielt sie mit einem Schloss über der Eichel versperrt, um Onanie zu verhindern.

Ansichtssache

Adolf Frederik, König von Schweden (1751–1771), hatte sieben Mätressen: Zwei waren einarmig, zwei einbeinig, zwei einäugig und eine hatte gar keine Arme. Er galt als acrotomophil: jemand, der sich an amputierten Menschen erregt.

Wer kann, der kann …

Wenn Sie einem Autopäderasten begegnen, zeigen Sie Respekt. Er ist nämlich in der Lage, seinen eigenen Penis in den eigenen Anus einzuführen. Das können nur ganz wenige Männer, und auch nur mit einem halb erigierten Penis.

6

In Japan handelte jemand mit getragenen Höschen von Schulmädchen, Hausfrauen, Krankenschwestern und Witwen. Auch Mädchenspeichel in Flaschen war erhältlich.

Ab mit dem Ding!

Kastration – die Entfernung der Hoden und/oder des Penis – mag heute nicht mehr erlaubt sein, war aber früher so normal wie eine römische Orgie.

– Man entfernte die Hoden durch Quetschen, Drehen oder Abbinden. Bei letzterer Methode wurde durch die Schnur die Blutzufuhr unterbrochen, und die Dinger fielen irgendwann von alleine ab. (Ich sehe förmlich, wie Sie zusammenzucken.) Nur wer Glück hatte, geriet unters Messer. Wozu war das gut? Nun, kastrierte Männer waren bei den Herrschenden sehr gefragt, weil sie als gute, loyale Diener galten. Hauptgrund war natürlich, dass sie Ehefrau oder die Mätressen in Ruhe ließen.

– Im Orient dienten Eunuchen als Haremswächter. Der altpersische König Dareios (5. Jh. v.Chr.) ließ sich jedes Jahr 500 kastrierte Knaben als Palastdiener liefern. Er mochte sie, weil sie fügsam und ruhig waren. Einige jedoch nahmen das »ruhig« zu ernst und starben. Die Todesrate lag bei 90 Prozent, wenn Penis und Hoden entfernt wurden.

– Penisse fielen aber nicht nur dem Zweck zum Opfer, die Männer fügsam zu machen, sondern wurden auch von Kriegern als Schlachttrophäen abgesäbelt. Die Hebräer schnitten gern feindliche Vorhäute als Kriegssouvenir ab (sentimentales Völkchen, das sie waren); die alten Ägypter und Äthiopier machten dagegen Nägel mit Köpfen und kassierten gleich alles. Der Pharao Menephta präsentierte zur Feier seines Sieges 1300 v.Chr. die Penisse von 13240 toten libyschen Soldaten.

– In jüngerer Zeit schritt eine Hausfrau in China dazu, ihren enttäuschenden Gatten einfach zu »beschneiden«. Sie schnitt seinen Penis in der Hoffnung ab, er würde größer und kräftiger wieder nachwachsen. Pustekuchen. Es gibt auch noch die abartige Geschichte zweier Thai-Frauen, die den abgeschnittenen Penissen ihrer Männer gründlich den Garaus machten. Eine, ziemlich einfallsreich, band das Ding an einen Gasluftballon, die andere warf ihn kurzerhand aus dem Fenster – direkt in den Schlund einer Ente.

Was zum Teufel mache ich denn jetzt?

Viele von uns verschweigen peinliche Sexsituationen lieber, weil sie nicht dumm dastehen oder ihren Partner in schlechtes Licht rücken wollen. Sie ziehen es vor, in würdevoller Stille zu leiden. Dabei lässt sich das meiste ganz einfach beheben …

Über manche Sexprobleme plaudern wir nach ein paar Gläsern Wein recht gerne, weil wir glauben, sie ließen uns gut dastehen, wie z. B. das ewige »Er ist zu groß für mich«. Hierüber zu klagen, lässt nicht nur unsere Freundinnen wissen, dass er bestückt ist wie ein Pferd, wir deuten dadurch auch an, eng zu sein wie eine Jungfrau. Zurückhaltender sind wir bei Dingen, bei denen wir nicht so gut wegkommen – dass er etwa nicht hart genug wird oder überhaupt keine Lust hat –, und besonders verschlossen sind wir, wenn herauskommen könnte, dass unser sexueller Horizont beschränkter ist, als wir es gerne vorgeben. Auf den Seiten 116–123 finden Sie schnelle Hilfe bei gängigen Dilemmas; Lösungen für heiklere Probleme und dazu Antworten auf Fragen, die Sie sich vielleicht nicht zu stellen trauen, weil Sie Ihnen als zu banal erscheinen.

Was tun, wenn …

Ein Sexspielzeug verloren geht

Und ich meine hier nicht, dass Sie nicht wissen, in welcher Schublade Sie es gelassen haben könnten. Im Eifer des Gefechts nämlich können Kondome, Dildos, Vibratoren oder Analplugs schon mal im Inneren des Rektums oder der Vagina verschwinden. Letzterer Fall ist das geringere Problem – aufgrund der vorhandenen natürlichen »Grenze«. Gut möglich, dass dieses verflixte Kondom oder das Liebesei sich über oder hinter dem Muttermund versteckt. Um es herauszubekommen, fischen Sie einfach mit den Fingern herum, bis Sie etwas finden, das sich wie Ihre Nasenspitze anfühlt, und dann greifen Sie in den Hohlraum dahinter. Ein Problem haben Sie, wenn etwas in Ihrem Hintern verschwindet, weil der Gegenstand im Dickdarm noch oben wandern kann. Deshalb sind Analplugs mit einem deutlich breiteren Ende versehen, um zu verhindern, dass Sie den Plug zu tief einführen und er sich selbständig macht. Es ist schwer, nicht in Panik zu geraten, falls das passiert, aber am besten ist es, einfach den nächsten Stuhlgang abzuwarten und zu sehen, ob das abtrünnige Objekt wieder erscheint. Wenn das nicht der Fall ist, und Sie Fieber, Bauchschmerzen oder Blutungen bekommen, müssen Sie *sofort* zum Arzt. Das wird sicher peinlich, aber glauben Sie mir, diese Leute kennen weitaus Schlimmeres.

Sie wissen nicht, wie man mit einem Vibrator umgeht

Vielleicht lesen Sie zuerst einmal die Gebrauchsanleitung. Testen Sie die verschiedenen Stufen und Einstellungen und bekommen Sie ein Gefühl für die Position der Schalter. Dann stimmen Sie sich auf gewohnte Weise ein – mit einem Buch oder Pornoclips aus dem Netz, oder Sie greifen auf eine bewährte Fantasie in Ihrem Kopf zurück. Machen Sie es sich bequem – und suchen Sie sich etwas aus. Je nach Vibrator können Sie sich draufsetzen, oder Sie legen sich auf den Bauch oder Rücken und halten ihn entweder zwischen die Beine, oder klemmen ihn zwischen die Schenkel. Drücken Sie ihn auf die Klitoris, wechseln Sie die Geschwindigkeit,

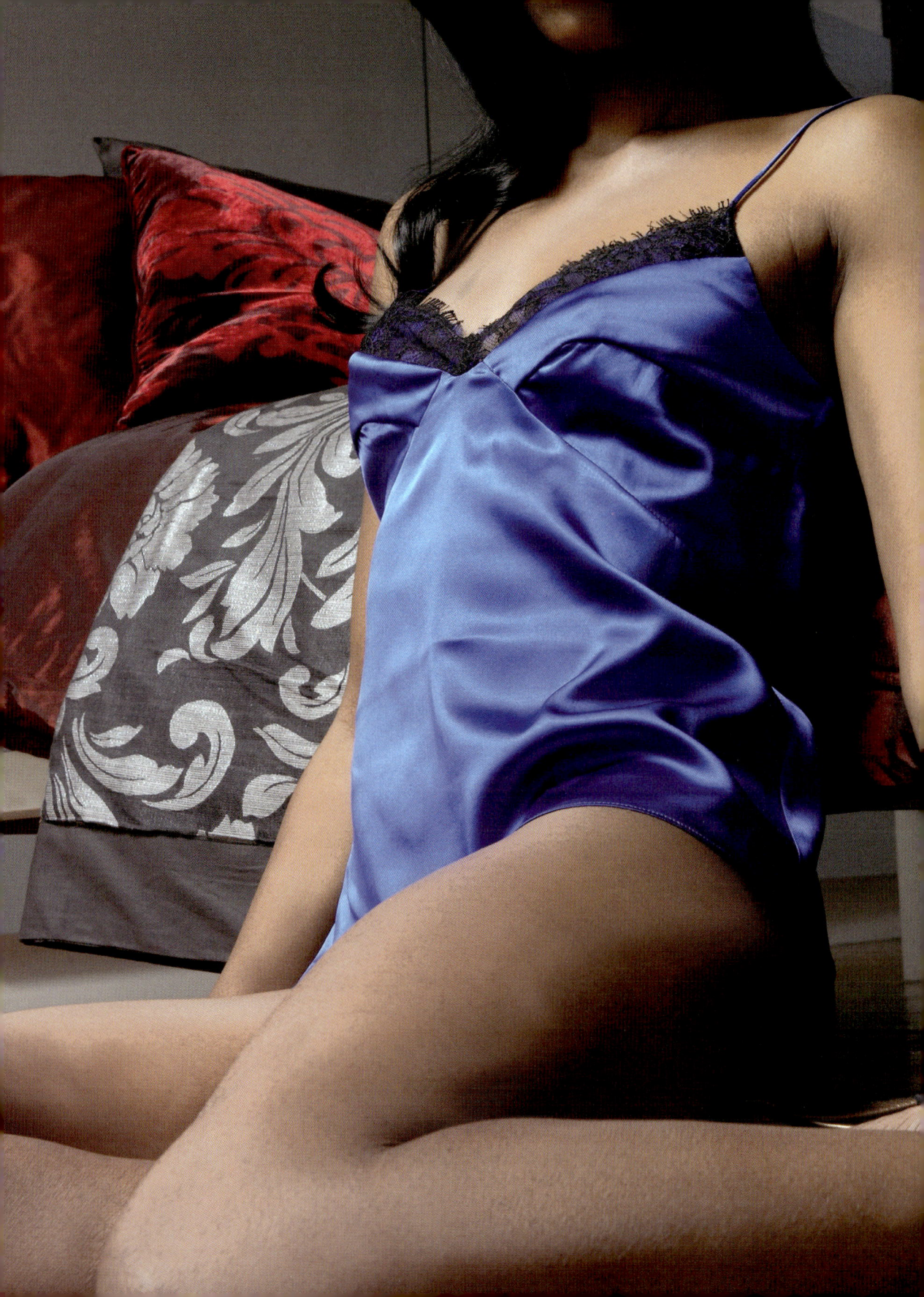

Was tun, wenn er ständig herausgleitet

Das kann passieren, wenn Sie zu viel Gel genommen haben oder Sie sehr feucht sind, beides lässt sich mit einem kleinen Handtuch leicht beheben. Eine Rolle spielen auch die Stellung, die Penisgröße und die Art sich zu bewegen. Wenn sein Penis eher kurz ist und er sich in langen Stößen bewegt – d.h., sich mit jedem Stoß ganz zurückzieht, statt tief drin zu bleiben –, passiert es unweigerlich. Je größer er gebaut und je fester er sie hält, umso geringer ist die Wahrscheinlichkeit des Herausgleitens.

– Ziehen Sie ihn eng heran, indem Sie seine Pobacken umklammern oder die Beine um ihn schlingen, wenn er Sie penetriert.

– Umfassen Sie mit der Hand seinen Penisansatz und achten darauf, dass er drinbleibt.

– Berücksichtigen Sie bei der Wahl der Stellung, dass sich Ihre Vagina gekrümmt ist. Zeigt seine Erektion in eine bestimmte Richtung? Die meisten zeigen nach oben, aber anderes stehen gerade ab oder zeigen nach unten.

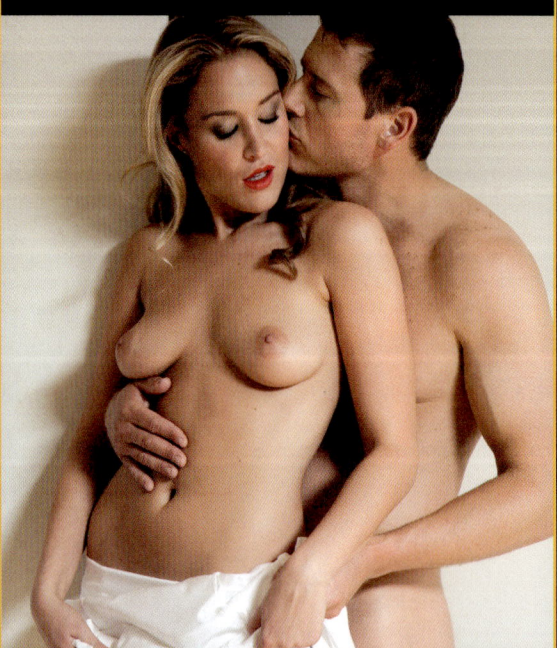

den Druck und den Winkel, bis es sich gut anfühlt. Wenn es zu intensiv ist, legen Sie ein T-Shirt dazwischen. Halten Sie ihn seitlich an die Klitoris, mit den Schamlippen als Puffer. Passen Sie die Intensität an, indem Sie die Vibration mit einer Hand absorbieren. Sie können auch den Mittelfinger auf die Klitoris legen und den Vibrator darüber. Wenn Sie den Dreh heraus haben – was etwa fünf Minuten dauern dürfte –, werden Sie mehr als beeindruckt sein. Genau aus dem Grund rate ich dazu, sich Ihre Orgasmen nicht nur mit dem Vibrator zu verschaffen. Vibratoren machen keine Fehler, Menschen schon. Zungen ermüden, Finger zittern. Und eine Klitoris kann den Orgasmus verweigern, wenn Sie immer gleich vorgehen. Versuchen Sie, mindestens zwei von fünf Orgasmen durch Zunge, Finger oder (wenn Sie zu den Glücklichen gehören) durch Penetration zu bekommen.

Sie mag keinen Verkehr

Geschlechtsverkehr ist zwar nicht unbedingt die Methode, eine Frau sicher zum Orgasmus zu bringen, aber die meisten Frauen genießen es trotzdem, gut »gepudert« zu werden – vorausgesetzt, es wird richtig gemacht. Wenn Sie dagegen zu schnell eindringen und »losrammeln« wie ein Tier, wird sie kaum etwas davon haben. Langsam, lautet also die oberste Regel. Lassen Sie sich genügend Zeit für das Vorspiel, und verwenden Sie bei Bedarf ausreichend Gel. Variieren Sie bei Ihren Bewegungen Tempo, Tiefe, Winkel und Rhythmus. Halten Sie Beckenkontakt, umfassen Sie ihre Pobacken, und bleiben Sie, vorzugweise kreisend, so dicht wie möglich an ihr dran. Halten Sie Blickkontakt, küssen Sie ihren Mund und den Hals. Stimulieren Sie zusätzlich ihre Klitoris – entweder mit den Fingern oder mit einem klassischen Vibrator in Zylinderform. Machen Sie nicht einfach endlos so weiter, sondern lernen Sie, sich zurückzuhalten. Mit allem, was zwischen fünf und zehn Minuten liegt, sind die meisten Frauen schon sehr zufrieden.

Sie passen körperlich nicht ideal zusammen

Er ist ein wahrer Hüne, und Sie bringen es gerade mal auf einsfünfzig, einer von Ihnen ist schwerer als der andere … Liebe überbrückt alles, aber beim Sex wird es schwierig, wenn die Maße nicht passen. Bleibt nur, einen Ausgleich zu finden – nutzen Sie die Treppe, Kissen oder spezielle, für diesen Zweck bestimmte Möbel. Wer ein gut platziertes Kissen unter dem Becken zu schätzen weiß, versteht, was mit Sexmöbeln gemeint ist. Von Sexschaukeln haben wir alle gehört, aber das ist nur die

Spitze des Eisbergs. Spezielle keilförmige Sexkissen benutzt man, um sich draufzulegen oder um sie sich beim Verkehr oder Oralverkehr unter den Po zu legen. »Sexrampen« ermöglichen den Zugang zu bisher völlig unbekannten Körperteilen. Sexmöbel sind ideal für körperlich nicht zusammenpassende Paare, aber auch sonst bieten Sie jede Menge Spaß. Testen Sie aufblasbare Kissen, Kissen mit integriertem Vibrator und Sexsofas, von der aufblasbaren Billigvariante bis zum exklusiven Designermodell. Von der Decke herabhängende Sexschaukeln sind nicht einfach zu installieren, bringen aber viel, wenn das Gewicht stark variiert.

Sie wissen nicht, wie man einen Dildo benutzt
Dildos (siehe Seite 143–144) sind nützlich, wenn Sie lesbisch sind, wenn Sie an mehr Stellen als nur einer penetriert werden möchten oder wenn er gerne anal penetriert wird. Kunstpenisse sind weitaus vielseitiger als das reale Ding, weil kein Körper dranhängt. Wenn Sie solo experimentieren, geben Sie etwas Gel auf sich selbst oder den Dildo, und dann kann's losgehen. Wenn er einen Saugfuß hat, bringen Sie ihn in der passenden Höhe an und nähern sich ihm »doggystyle«, oder setzen Sie sich drauf. Oder Sie legen sich auf den Rücken und führen ihn mit der Hand ein, wobei Sie zwischen langen und tiefen sowie kurzen und flachen Stößen variieren. Gleichzeitig können Sie noch Ihre Klitoris mit der Hand oder einem Vibrator stimulieren.

Bei Dildospielen mit Ihrem Partner, können Sie sich einen Dildo einführen lassen, während er Sie leckt. Manche Frauen mögen nur den Druck, der dabei entsteht, andere lieben Stoßbewegungen. Wenn Sie Lust auf einen Dreier haben, sich aber doch nicht trauen, kann sich das anfühlen, als hätten Sie zwei Männer im Bett. Denselben Effekt haben Sie, wenn er neben Ihnen liegt, Sie küsst, mit Ihren Brüsten spielt und dabei den Dildo in Sie gleiten lässt. (Das alles lässt sich übrigens auch mit geeigneten Vibratoren bewerkstelligen.)

Er kommt beim Verkehr nicht zum Orgasmus
Vergessen Sie zuerst einmal, dass Männer immer problemlos zum Orgasmus kommen. Manche Frauen können ja auch nur auf bestimmte Weise kommen (meist durch Oralsex oder mit Hilfe eines Vibrators), und das ist bei Männern nicht anders. Am verlässlichsten und häufigsten kommt er durch Masturbation zum Orgasmus – mit der eigenen Hand. Wenn er beim

Verkehr nicht kommen kann, liegt es meistens daran, dass er eine bestimmte Berührung braucht, die ihm nur eine Hand bietet. Ihre Vagina kann (natürlich) keinen festen, rhythmischen Gleitdruck erzeugen (Beckenbodenübungen sind nicht schlecht, bringen aber doch nicht so viel). Oder er fasst beim Onanieren wirklich sehr kräftig zu – selbst die engste Vagina kann eine stramme Faust nicht ersetzen. Lassen Sie ihn vor Ihren Augen masturbieren, um zu sehen, wie er vorgeht. Dann bitten Sie ihn, Ihnen zu helfen, seine eigene Vorgehensweise nachzumachen. Wenn er das nächste Mal eindringt, umfassen Sie kräftig seine Peniswurzel, und während er in Ihnen auf- und abgleitet, gleiten Sie zusätzlich mit der Hand seinen Penis entlang, so fest, wie er es gern hat. Je fester er es jedoch vom Onanieren gewohnt ist, umso geringer ist die Wahrscheinlichkeit, beim Verkehr mit Ihnen zu kommen. Durch eine sanftere Vorgehensweise kann er seinen Penis allmählich resensibilisieren.

Sie müssen ständig an jemand anderen denken
Vielleicht hatten Sie auch schon mal Schuldgefühle wegen kleiner schmutziger Fantasien mit höchst unpassenden Personen (dem Partner Ihrer besten Freundin, Ihrem Chef, Ihrer Mutter oder dem Schwiegervater). Die meisten von uns tun diese erotischen Eskapaden, die wir allenfalls zum Masturbieren nutzen, mit Recht als harmlos ab. Aber sie können auch zu einer Obsession werden, sodass Ihnen die Anwesenheit der betreffenden Person peinlich ist und Sie sich unwohl oder schuldig fühlen. Eine Möglichkeit, sie abzustellen, besteht darin, der Fantasie ein negatives Ende zu geben. Sie werden nicht nur in flagranti erwischt, sondern verlieren darüber hinaus auch noch Ihren Partner, Ihre Kinder, Ihr Zuhause,

Problematischer ist es, wenn etwas in Ihrem Hintern verschwindet. Damit Analplugs sich nicht unversehens selbstständig machen, sind sie mit einem breiten Ende versehen.

Am verlässlichsten kommt er durch Masturbation zum Orgasmus – mit der eigenen Hand. Selbst die engste Vagina kann eine stramme Faust nicht ersetzen.

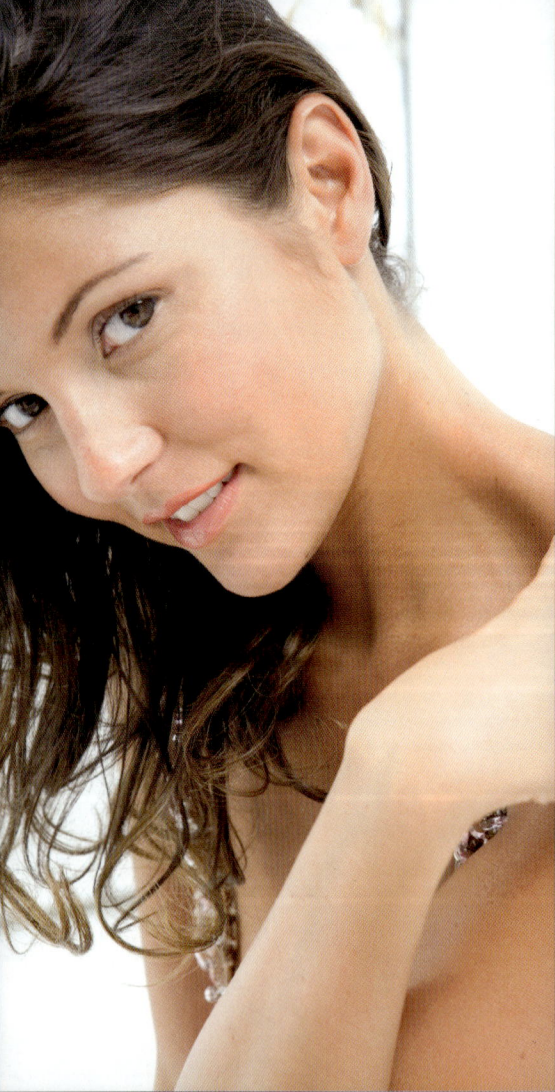

alles. Die fragliche Person will mit Ihnen nichts zu tun haben. Sie bleiben allein zurück und wofür? Für einen schnellen Kick. Mit diesem Szenario vor Augen, das verspreche ich Ihnen, ist das Problem schnell gelöst.

Sie mag es nicht, wenn Sie sie lecken
Häufig ist sie besorgt, sie könnte da unten nicht gut aussehen oder riechen. Und Sie bekommen schließlich viel tiefere Einblicke als Ihre Partnerin selbst, es sei denn sie hat sich mal mit einem Spiegel untersucht. Die weiblichen Genitalien stehen in einem seltsamen Ruf – entweder sie sind »fischig« oder matschig, auf alle Fälle aber riechen sie schlecht, denn wofür würde man sonst so viel »Intimpflege« brauchen? Kein Wunder, dass viele Frauen verunsichert sind. Zunächst sollten Sie ihr zu verstehen geben, wie hübsch sie da unten aussieht und wie sehr Sie ihr Anblick anmacht. Wenn sie Bedenken hat, lassen Sie sie zuvor duschen, und sagen Sie ihr auf alle Fälle, wie sehr Sie ihren Geschmack mögen. Vielleicht tauchen Sie mit einem Finger bei ihr ein und geben ihr eine Kostprobe, wie sie riecht und schmeckt. Manchen Frauen ist das eine Beruhigung, andere mögen es gar nicht (ich überlasse es Ihnen, dies einzuschätzen). Sie dahingehend zu beruhigen, müsste eigentlich helfen, sollte sie aber danach noch immer zögern, liegt es vielleicht daran, dass sie mit der Vorstellung aufwuchs, Genitalien seien »schmutzig«. Oder sie hat schlechte Erfahrungen gemacht. Versuchen Sie, herauszubekommen, warum Sie es nicht mag. Wenn Sie nicht darüber sprechen mag, schlagen Sie ihr vor, ein Buch zu Rate zu ziehen oder für eine oder zwei Sitzungen zu einem Therapeuten zu gehen. Oder vielleicht liegt es gar an Ihnen? Wenn Sie zu grob sind, könnte sie den Oralsex aus diesem Grund ablehnen.

Er verliert seine Erektion
Frauen können mit Erektionsproblemen schwer umgehen. Wir greifen beherzt zu, wenn er fest und steif ist, beginnen aber beim geringsten Anschein einer Erschlaffung zu zögern. Dabei ist genau das Gegenteil gefragt, denn gerade in halb erigiertem Zustand weiß er einen festen Griff und eine feste Massage zu schätzen. Wenn dann noch die richtige Einstellung dazukommt (es ist normal und nicht schlimm), sollte es kein Problem mehr sein. Und um einzudringen, muss er nicht einmal ganz steif sein. Helfen Sie mit den Fingern nach, und lassen Sie die Hand dort, um sicherzustellen, dass er drinbleibt. Streicheln Sie seine Hoden, während er vorsichtig sich zu bewe-

gen beginnt, und, falls Sie hinkommen, massieren Sie seinen Damm kräftig mit den Fingerkuppen. Machen Sie keinen Druck und geben Sie ihm zu verstehen, dass Sie gelassen sind. Ist die Beziehung noch frisch und hatte Ihr Partner früher bereits Probleme dieser Art, braucht er vielleicht noch etwas Zeit, um sich an Sie zu gewöhnen.

Sie mag Ihre Handarbeit nicht

Allgemein gilt, wenn sie von Ihrer Hand abrückt, sind Sie zu grob, und wenn sie Ihnen entgegendrängt, sind Sie zu sanft. Wenn ich aber wetten müsste, würde ich sagen, die meisten Männer gehen zu heftig vor. Die meisten Frauen mögen es weich, sanft, feucht und anhaltend. Beginnen Sie beim nächsten Mal damit, ihre äußeren Schamlippen zu streicheln, bis sie sich von alleine öffnen. Dann gleiten Sie behutsam mit einem (feuchten oder gegelten) Finger zwischen die inneren Schamlippen. Gehen Sie nicht direkt an Ihre Klitoris, so lange sie nicht richtig erregt ist. Dann erst umkreisen Sie sie mit der Fingerspitze, ehe sie wieder zwischen den Schamlippen hin- und hergleiten. Vielleicht tauchen Sie zwischendurch mit den Fingern in die Vagina ein, um alles schön feucht zu halten – und auch, weil sich das Eindringen gut anfühlt. Vergessen Sie nicht, sichtbar ist nur die Spitze der Klitoris; stimulieren Sie auch den verborgenen Teil. Wie beim Oralsex auch sollten Sie ihre Vorgehensweise nicht mehr ändern, sobald sie kurz vor dem Orgasmus steht, lediglich Druck und Tempo können Sie etwas steigern.

Manche Sexprobleme verraten wir gerne. Das ewige »Er ist zu groß für mich« etwa lässt unsere Freundinnen wissen, dass der Neue bestückt ist wie ein Pferd, und wir deuten dadurch an, eng zu sein wie eine Jungfrau.

Wie sich Kondome besser anfühlen

Wenn er ein Kondom trägt und die Erektion verliert, passt es vielleicht nicht. Experimentieren Sie mit unterschiedlichen Größen und Typen. Vergessen Sie nicht, manche Kondome sind zwar so dünn, dass man sie kaum mehr spürt, aber ihr Zweck besteht darin, Schutz zu bieten. Halten Sie sich an namhafte Marken, die alle Sicherheitsstandards erfüllen. Verwenden Sie Gel im Inneren des Kondoms, um ihm ein Maximum an Empfindung zu bieten, und etwas mehr außen, damit es nicht reißt und auch sie ein angenehmes Gefühl hat.

Wie Sie Kondome richtig verwenden

Überprüfen Sie das Verfallsdatum, und reißen Sie die Packung nicht mit den Zähnen auf. Lassen Sie etwas Raum an der Spitze für den Samen, und achten Sie auf einen raschen Rückzug, ehe der Penis ganz erschlafft, wobei einer von Ihnen das Kondom am Penisansatz festhält, um ein Abgleiten zu verhindern. Sie wären nicht das erste Paar, das mit einem entsetzten Blick nach unten feststellt, dass er den Penis herausgezogen hat, aber das Kondom drinnen geblieben ist.

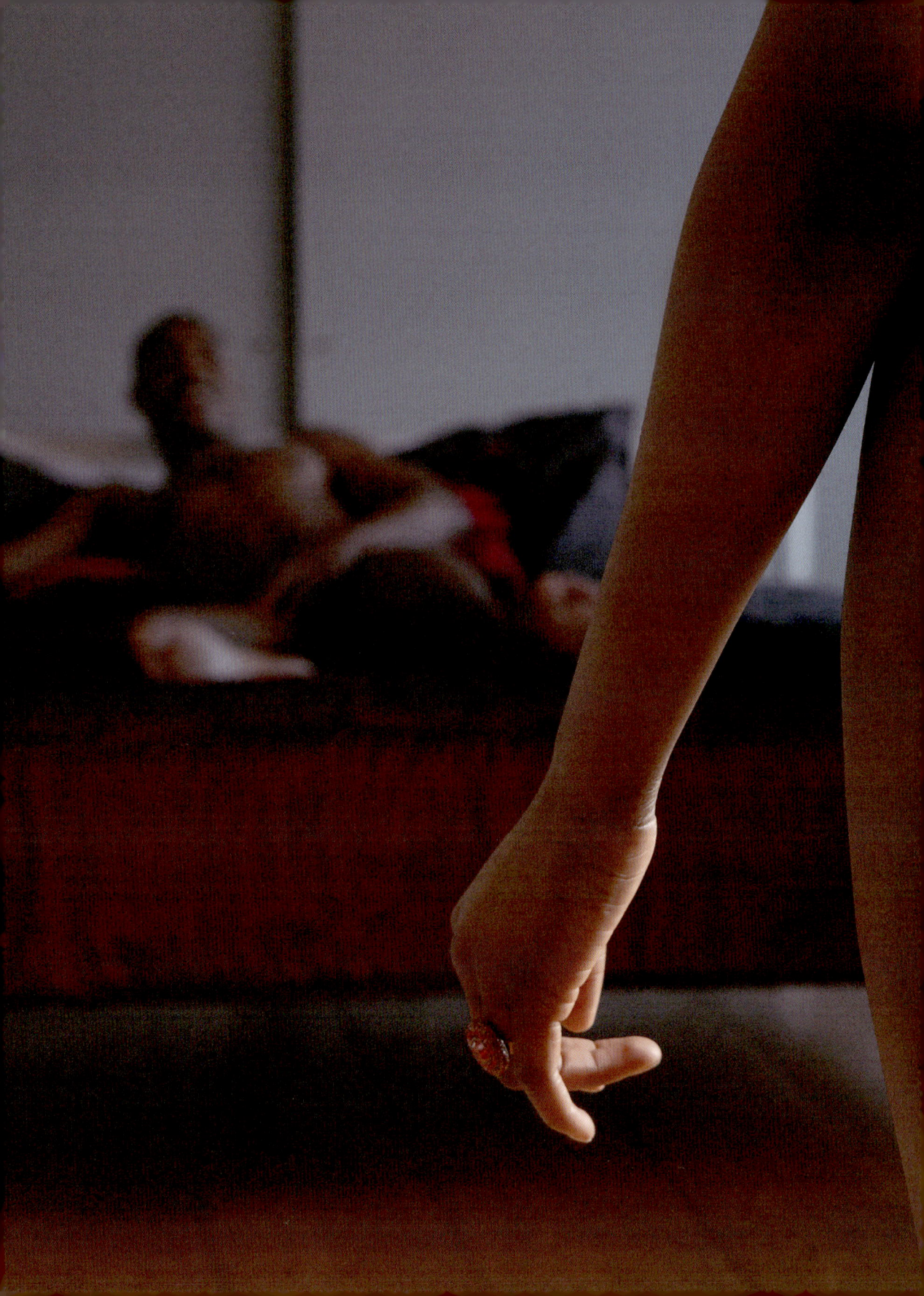

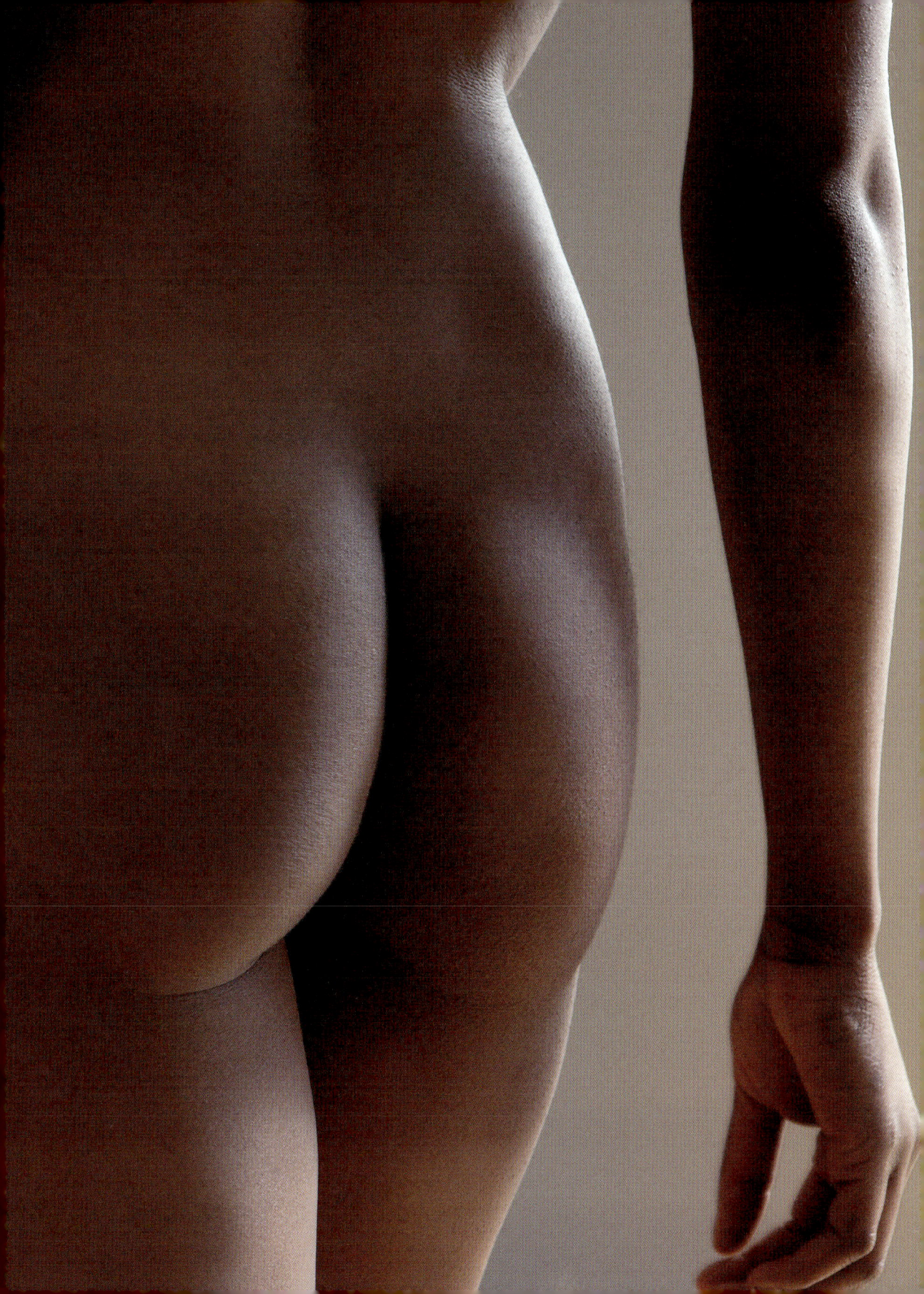

Register

Dank

Man kann ohne die Unterstützung guter Freunde, der Familie und fähiger Kollegen nichts Vernünftiges zustande bringen, und ich bin glücklich für *Sextasy* diese volle Unterstützung von allen Seiten gehabt zu haben. Großer Dank gebührt allen für ihre Geduld, Freundlichkeit und Ermunterung in Zeiten, in denen ich angespannt, gereizt und deprimiert war angesichts des näher rückenden Abgabetermins. Obwohl ich mir sicher bin, dass ihr alle schon innerlich aufstöhnt, wenn ich wieder ein neues Buchprojekt ankündige, lasst ihr euch nichts davon anmerken, und dafür bin ich euch dankbar.

Dies ist mein zwölftes Buch und das erste Mal, dass ich die Liste der Familienmitglieder, denen ich danke, korrigieren muss. Letztes Jahr war ein Jahr der Trauer, weil Terry, der langjährige Lebenspartner meiner Mutter, plötzlich verstarb. Wir vermissen ihn. Ich liebe meine Familie über alle Maßen, was keinem entgeht, der uns zusammen erlebt. Dank an meine Mutter Shirley, meinen Vater Patrick und seine Frau Maureen, meinen Bruder Nigel und seine zukünftige Frau Diana, meine Schwester Deborah und ihren Mann Dough sowie an Maddie und Charlie, meine Nichte und meinen Neffen. Ich trage euch alle im Herzen, in der Hoffnung, euch gut zu beschützen.

Ich bedanke mich auch bei Vicki McIvor, meiner Agentin und besten Freundin. Du beeindruckst mich immer wieder, weil du so hart arbeitest, dich kaum beklagst und so großzügig mit deiner Zeit und deiner Zuneigung umgehst. Danke auch, weil du Lara mit mir teilst, deine Tochter und meine Patentochter. Sie ist unglaublich unterhaltsam und liebenswert, und jedes Mal, wenn sie mich »Tante Tracey« nennt, geht mir das Herz auf.

Dank an meine engsten und besten Freunde, die es hinnahmen, wenn ich nicht zum Spielen rauskommen konnte: Sandra Aldridge, Peggy Bunker, Rachel Corcoran, Claire Faragher, Catherine Jarvie, Karen Reid, Kate Morey, Steph Harris, Tracy Forsyth, Jeremy Milnes und Fenella Thomas.

Dank an meinen Lektor, Dawn Bates, der irre viel Zeit und Mühe in dieses Buch investiert hat und seine hohen Ansprüche nie aufgibt. Es macht Spaß, mit dir zu arbeiten, und ich glaube nicht, dass ich das ohne dich geschafft hätte. Dank wie immer auch an Peter Jones von DK, der ein kluges und kritisches Auge auf jeden einzelnen meiner Sätze wirft. Du gabst mir Rückhalt, als ich es am dringendsten brauchte, und ich weiß es mehr zu schätzen, als du dir vorstellen kannst.

Dank an SEA, das Design-Team hinter *Sextasy*, und den Fotografen Andrew G. Hobbs, für das frische, unverwechselbare neue Erscheinungsbild und für die große Geduld im Umgang mit meinen (möglicherweise überzogenen) Ansprüchen. Das Endergebnis ist überwältigend, und ich danke besonders Ryan Jones und Lynsey McCarthy. Dank auch an Kat Mead, bei DK für Design zuständig. Es war ein Vergnügen, mit jemandem zu arbeiten, der so engagiert und begeistert ist, ganz zu schweigen von jeder Menge Spaß und einem brillanten Sinn für Humor.

Dank auch an Richard Longhurst und Neal Slateford von »Love Honey«, nicht nur für das Sexspielzeug, das sie für das Shooting zur Verfügung gestellt haben, sondern auch für die Produktion meines eigenen Spielzeug-Sortiments und für die gute Zusammenarbeit.

Schließlich bedanke ich mich noch bei allen Mitarbeitern von Dorling Kindersley weltweit, für die so angenehme Arbeitsatmosphäre. Im UK-Office: der temperamentvollen Stephanie Jackson, John Roberts, Deborah Wright, Serena Stent, Hermione Ireland, Catherine Bell, Adèle Hayward, Helen Poultney und Helen Spencer. Im US-Office, Gary June, Therese Burke, Tom Korman und Rachel Kempster, in Kanada: Chris Houston und Loraine Taylor.

DK dankt Andrew G. Hobbs und John Ross für die Fotoaufnahmen, Andi Sisodia für das Korrektorat und Dr. Laurence Errington für das Erstellen des Registers.

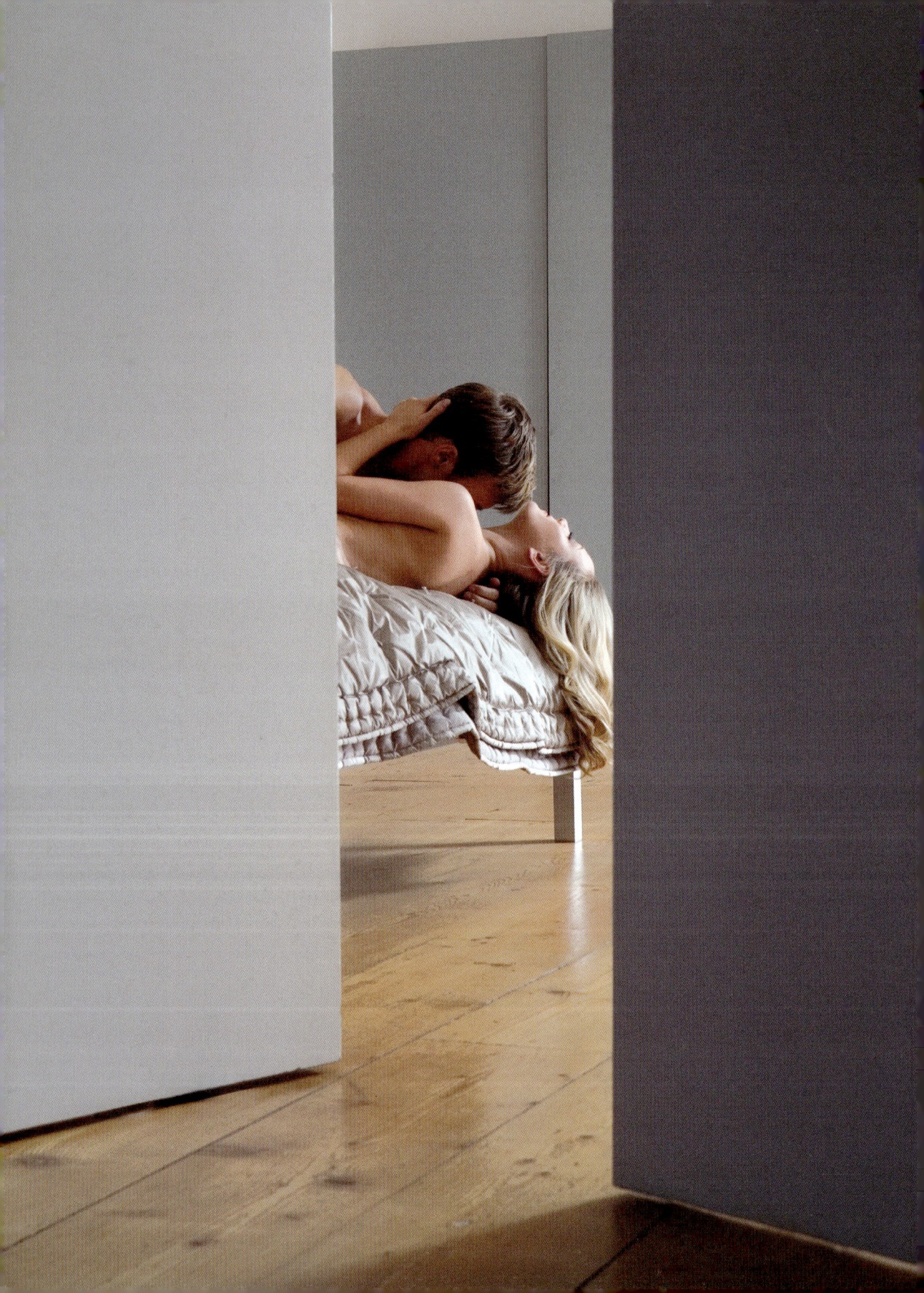